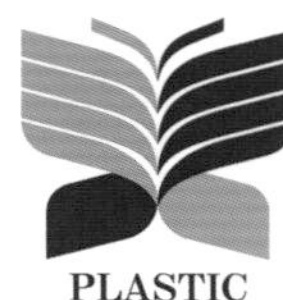

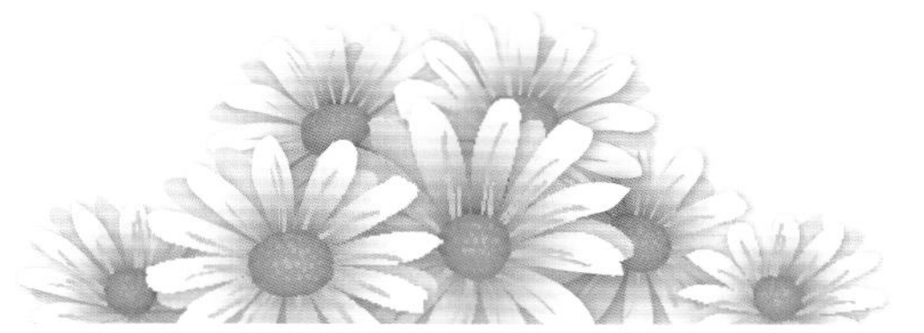

面部填充术

Facial Filler

（日）岩城 佳津美 著
いわきクリニック形成外科・皮フ科

主 译
陶 凯 覃春丽 王琪海

副主译
袁玉坤 王丕佳 李云飞 周林帅

北方联合出版传媒（集团）股份有限公司
辽宁科学技术出版社

图书在版编目（CIP）数据

面部填充术 /（日）岩城佳津美著；陶凯，覃春丽，王琪海主译．—沈阳：辽宁科学技术出版社，2024.9
ISBN 978-7-5591-3432-5

Ⅰ．①面…　Ⅱ．①岩…　②陶…　③覃…　④王…
Ⅲ．①面—整形外科手术　Ⅳ．① R622

中国国家版本馆 CIP 数据核字（2024）第 027663 号

出版发行：辽宁科学技术出版社
（地址：沈阳市和平区十一纬路25号　邮编：110003）
印 刷 者：辽宁新华印务有限公司
经 销 者：各地新华书店
幅面尺寸：210 mm × 285 mm
印　　张：11
字　　数：300 千字
附　　件：4
出版时间：2024 年 9 月第 1 版
印刷时间：2024 年 9 月第 1 次印刷
责任编辑：凌　敏　于　倩
封面设计：刘　彬
版式设计：袁　舒
责任校对：闻　洋

书　　号：ISBN 978-7-5591-3432-5
定　　价：198.00元

联系电话：024—23284356
邮购热线：024—23284502
E-mail:lingmin19@163.com
http://www.lnkj.com.cn

序 言

2016 年 4 月，在福冈举行的第 59 届日本整形外科学会年会和学术会议期间，我在研讨会上作了题为“掌握了面部轮廓的关键，就等于掌握了填充物注射”的演讲，时长约为 1 h。演讲结束后，我感到安心和释怀，神情轻松，漫无目的地在会场周围散步。就在这时，克诚堂出版社的堀江拓先生走过来对我说：“岩城先生！根据您刚刚的演讲内容，想不想尝试写一本书？”这件事好像是很久以前的事情了。关于填充物注射，我之前曾有很多次机会在学术会议和医生研讨会上发表演讲，一直希望能够以某种形式留下这些经验。正当我还在考虑时，这个机会突然来临，我当场欣然接受了。

回顾起来，这就是考验的开始。与现场演讲不同，写书不能有任何马虎之处。注射填充物的精髓，用一句话来概括就是“逆转老化过程”，但实际上这是非常困难的。面部是人体的一个特殊部位，需要进行复杂的动作才能做出丰富的表情，其解剖学结构也非常复杂。此外，面部老化的过程非常复杂，相邻层次也会发生继发性改变。另外，在日新月异的医学美容领域，近年来填充物注射也取得了显著进展，新配方、新技术和新课题层出不穷。即使在这 10 个月的写作期间，我也经常修改已经写过的内容，因为它们可能已经过时。为了写好每一句话，我不得不阅读许多我并不十分擅长的英文文献。同时，我读得越多，就陷得越深。有一段时间，我越是重复这个过程，越想“尽可能做到完美”，就越写不出原稿。很多次我都想放弃，曾想着“我写不下去了。请当这个事从来没有发生过吧”。但就在我挣扎着想要放弃的时候，我的一位有编写图书经验的医生朋友告诉我：“老师，如果你想从第 1 版开始就把内容写得完美无缺，那将是不现实的，你会发疯的。”这个建议拯救了我，让我感到轻松了很多（虽然我不知道还会不会有第 2 版）。

从我开始从事填充物注射工作至今已有 18 年，这已成为我毕生的工作之一，我将毫无保留地在本书中记录我目前掌握的所有知识和技术。但是，填充物注射并没有一条固定的道路，我自己的想法和注射方法也在不断变化。因此，我希望本书能够帮助医生们扩展他们在填充物注射方面的思路和技巧。

最后，我要由衷地感谢克诚堂出版社的堀江拓先生给予我这个宝贵的写作机会，以及高柳进院长在“出版寄语”中对我说的亲切话语。非常感谢你们的支持和鼓励。

いわきクリニック形成外科・皮フ科

岩城 佳津美

观看视频方法

本书附赠了 29 个填充操作视频。要观看视频需要微信扫描下方二维码。此为一书一码，为避免错误扫描导致视频无法观看，此二维码提供两次扫描机会，扫描两次后，二维码不再提供免费观看视频机会。购买本书的读者，一经扫描，即可免费观看本书视频。该视频受版权保护，如因操作不当引起视频不能观看，本出版社均不负任何责任。切记，勿将二维码分享给别人，以免失去自己的免费观看视频机会。操作方法请参考视频使用说明。

视频使用说明

扫描二维码即可直接观看视频。视频下有目录，点击目录可以进入相关视频的播放页面直接观看。

扫描二维码观看视频

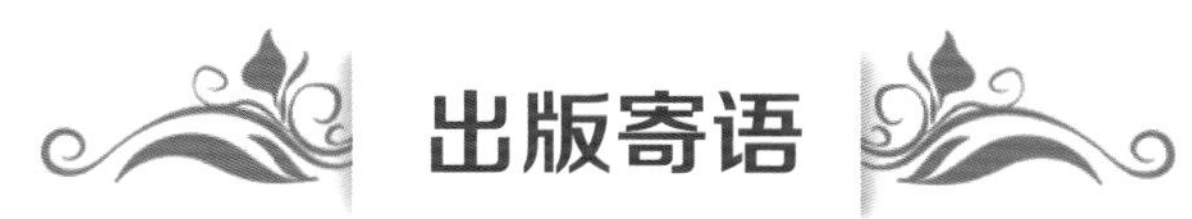

出版寄语

根据全球美容整形领域的统计数据，近年来非手术治疗呈现增长趋势。从患者接受治疗的角度来看，虽然手术可以取得显著的外观变化，但非手术治疗方式（如注射填充物）更容易被接受，因为它们不会留下手术切口痕迹，并且不需要数日的康复期。此外，市场上也出现了非常易于使用的填充物产品，医生们也将其作为一种方便的治疗方法。因此，预计今后其受欢迎程度将进一步增加。然而，在不具备足够知识的情况下进行治疗也存在一定的危险性。实际上，因注射填充物而导致并发症的患者也在不断出现。

本书的作者岩城先生在学术会议上经常分享各种技巧，这些技巧常常给人很多启发。在听她的讲座时，我恍然大悟。这次，她根据自己的经验，总结了获得更好的治疗效果所需的诀窍和要点，并将其整理成一本对填充物注射治疗领域的医生非常有参考价值的书。对此我深表感谢。

由于注射填充物是一种简便的治疗方法，因此衷心希望在掌握可靠的基础知识和技术，并明确适应证的前提下，将其应用于患者身上。

在作者每天忙碌的诊疗工作之余，能编写这样有价值的医学参考书，想必是很辛苦的。能够总结出这么有意义的指南，为作者感到高兴，并向她致以最诚挚的感谢。

メガクリニック 院長
第23回国際美容外科学会（ISAPS）会長
高柳 進

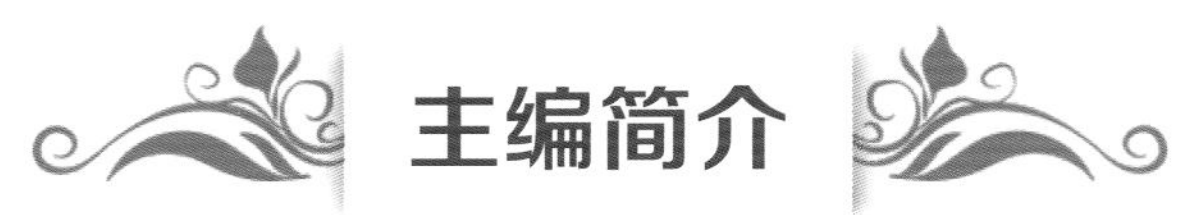

主编简介

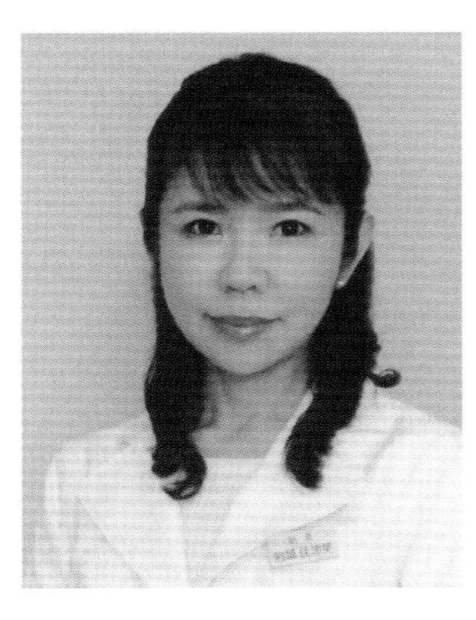

岩城　佳津美（いわき かつみ）

いわきクリニック形成外科・皮フ科　院長

简历

1995年　大阪医科大学医学部　卒業

1995年　京都大学医学部附属病院　麻酔科研修医

1997年　済生会中津病院形成外科　専修医

1998年　城北病院〔現：北山武田病院（京都市）〕形成外科・美容皮膚科　常勤医

2003年　京都府長岡京市にて「いわきクリニック形成外科・皮フ科」開業

【所属学会】

日本形成外科学会，日本皮膚科学会，日本美容外科学会，日本抗加齢美容医療学会（理事），日本臨床形成美容医会，アメリカレーザー学会，日本臨床皮膚外科学会，日本美容皮膚科学会

【擅长领域】

レーザー治療全般をはじめ，あらゆる皮膚のトラブルに対応すべく，美容皮膚科診療にも力を注いでいる。特にフィラー注入においては18年の治療経験をもち，多くの学会発表に加え，医師向けの講演会，セミナーなどの講師依頼も多数あり。

【兴趣爱好】

Siesta（昼寝），写真撮影（特に風景・花），旅行（一人旅），トレッキング，ポール・マッカートニーの追っかけ

【著作】

论文

- フィラー注入による顔面の若返り治療．日美容外会報38：81-91，2016
- 炭酸ガスフラクショナルレーザーを用いた痤瘡後瘢痕の治療．形成外科58：769-779，2015
- 下眼瞼のちりめんじわ・眼瞼のくすみに対する治療戦略．PAPERS 75：55-63，2013

图书（合著）

- ヒアルロン酸およびレディエッセの注入手技；治療の基本と私の考え方．Non-surgical美容医療超実践講座，宮田成章編者，全日本病院出版会，東京（近刊予定）
- フィラー注入の極意は？　専門医でも聞きたい皮膚診療100の質問，宮地良樹編，メディカルレビュー社，大阪（近刊予定）
- スキンケアの基礎知識．患者満足度ベストを目指す非手術・低侵襲美容外科，高柳進編，pp18-23，南江堂，東京，2016

他多数

主译简介

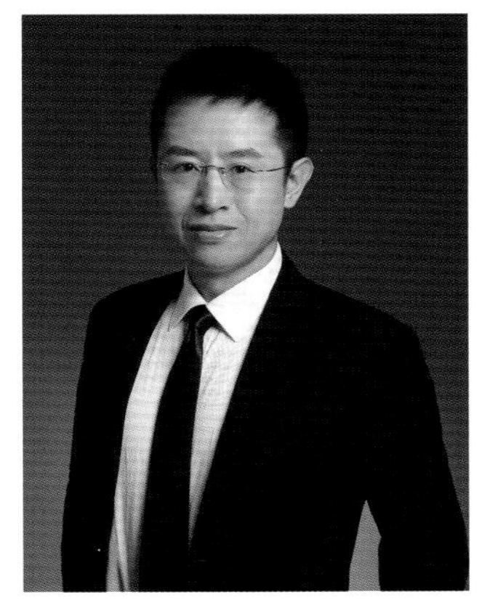

陶 凯

中国医科大学第四附属医院烧伤整形科主任，博士研究生导师。曾任北部战区总医院烧伤整形科主任。现任中国康复医学会修复重建外科专业委员会副主任委员，中华医学会显微外科学分会委员，中国医师协会显微外科医师分会委员，《中国美容整形外科杂志》常务副主编，*Stem Cells International* 国际编委，《中华显微外科杂志》编委。曾任中国医师协会美容与整形医师分会常务委员，中华医学会整形外科学分会委员，全军整形外科专业委员会副主任委员，辽宁省医学美学与美容学分会主任委员，沈阳市医疗美容专业质量控制中心主任。主持国家自然科学基金等基金项目 8 项，先后在国内外期刊发表论文 100 余篇，其中 SCI 收录文章 30 余篇，主编参编专著 30 余部。

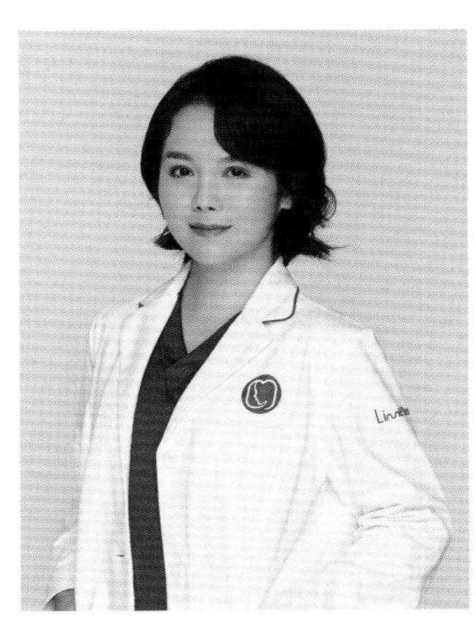

覃春丽

南宁丽美医疗美容门诊部创始人兼院长，曲靖丽汇美医疗美容院长，从事医学美容工作20余年。擅长面部及身体自体脂肪移植填充术、钻石精雕、超动力溶脂、各类型馒化修复、微创精准科技抗衰、眼部综合整形手术、鼻部综合整形手术、线性提升术、私密整形术、注射美容面部年轻化、不剃发植发等医学美容手术，有着丰富的临床经验。现任中国整形美容协会民营医疗美容机构分会第三届理事会理事，中国整形美容协会中西医结合分会眼鼻综合医学专业委员会委员。

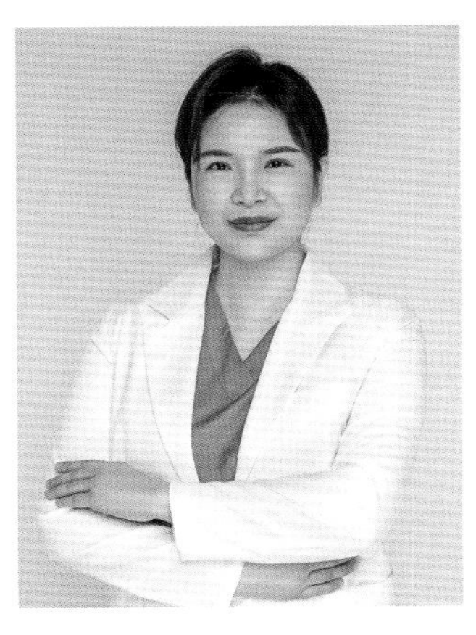

王琪海

广西医科大学医学硕士，整形外科主治医师。曾就职于广西医科大学第二附属医院整形外科。中国医师协会美容与整形医师分会委员，中国整形美容协会脂肪医学分会委员，中华医学会整形外科分会脂肪移植专业委员，广西整形美容协会整形美容外科分会委员。2019 年国内首次提出手臂整体化吸脂“吊带套餐”概念，吸脂针口保护“无痕吸脂”理念。擅长身体各部位精细化吸脂、体型雕塑、脂肪移植丰胸、脂肪移植丰臀、腹壁整形，以及微整形注射治疗等。

副主译简介

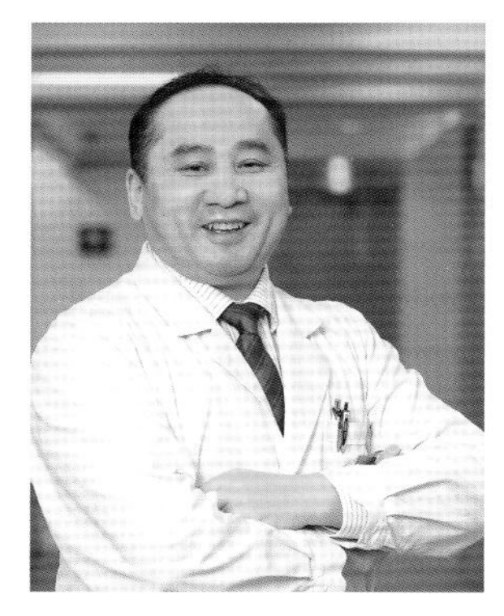

袁玉坤

主任医师，教授，硕士研究生，研究生导师，上海美莱医疗美容门诊部院长。长期在三甲医院一线工作，临床经验丰富且扎实。擅长自体脂肪身体塑形、面部年轻化、薇拉美提升、珊瑚骨及ADM脱细胞真皮基质面部轮廓雕塑。在自体脂肪丰胸方面追求自然，利用ADSCs结合自体脂肪、肉毒毒素、线雕进行综合全面的治疗，提升皮肤紧致程度，完美还原年轻状态，效果自然、持久。获得患者的认可和国内外同行的赞誉。

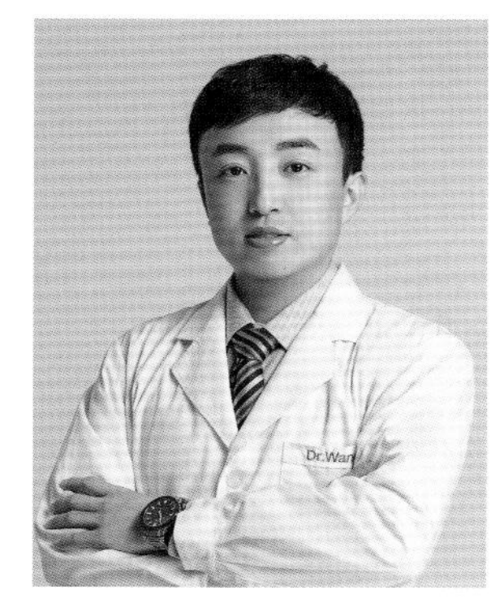

王丕佳

整形外科医师，于创伤外科工作6年后转入整形外科工作8年余，将解剖逻辑与鲁脂道脂肪美学相结合，融会贯通手术与非手术技术壁垒，提出“脂肪提升”“全层抗衰”等理论。擅长眼部整形、全面部脂肪移植及注射年轻化、各种注射并发症及后遗症修复等。

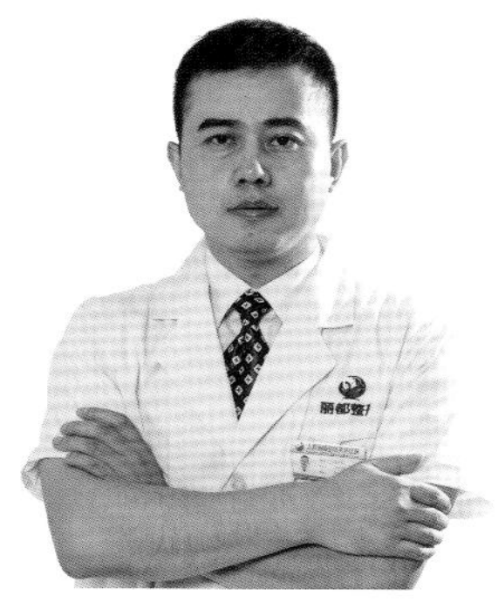

李云飞

太原丽都医疗美容医院无创中心院长，副主任医师。太原市医学美容协会副会长，中国整形美容协会脂肪医学分会会员，中国整形美容协会微创与皮肤美容分会会员。从事医美整形10余年，发表学术论文2篇，擅长体型精雕、脂肪移植、除皱年轻化、注射抗衰等。

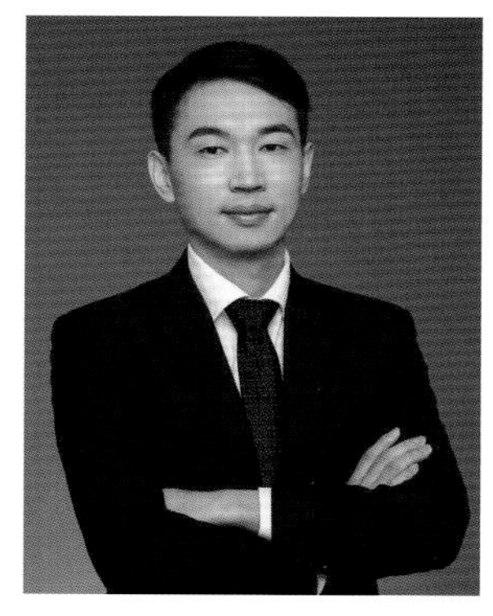

周林帅

整形外科主治医师，深圳嘉柏瑞医疗美容技术院长。面颈部创新技术专业委员会委员，中国研究型医院学会美容医学专业委员会青年委员，美容整形技术与艺术专业委员会委员，鲁脂道脂肪整形专业委员会委员。擅长眼周年轻化手术及面部抗衰的微整形治疗。

译者简介

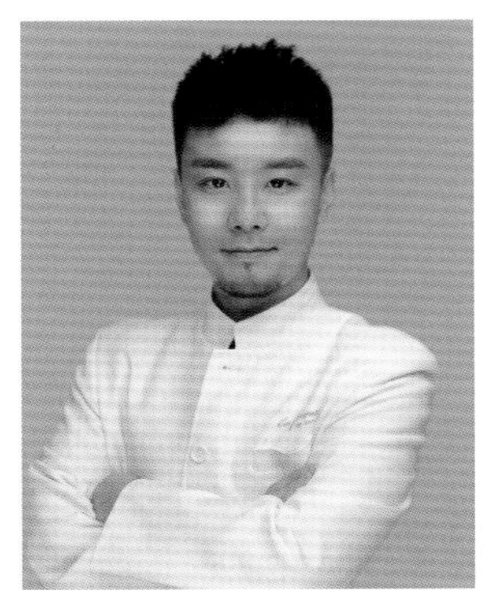

许　鹏

琅梵医疗美容集团技术院长，整形外科副主任医师。中华医学会整形外科分会微创学组委员，中华医学会整形外科分会脂肪学组委员，世界内镜医师协会中国整形外科联盟面部年轻化常务委员，天津市医学会整形外科分会委员，中国大众文化学会脂肪技术与美学设计学组常务委员兼秘书，中国解剖学会会员。《注射填充科学与艺术》译者。获得脂肪复合体装置专利一项。

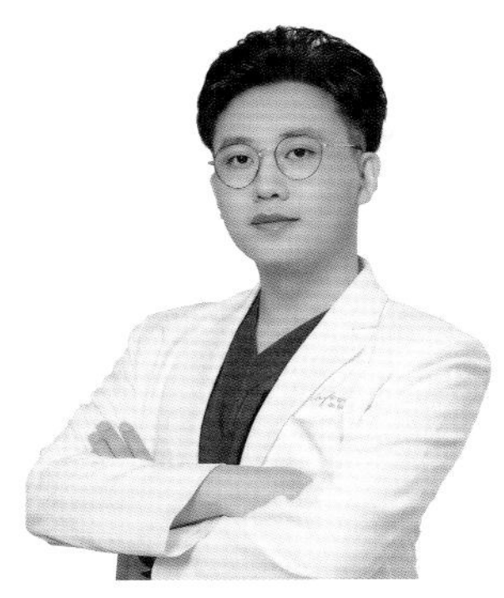

陈鲲鹏

琅梵医疗美容集团技术院长。世界内镜医师协会中国整形外科联盟面部年轻化专业委员会常委，亚太医美共同体理事，中华医学会整形外科学分会面部年轻化专业学术工作组委员，天津抗衰老学会第一届医学美容专业委员会委员，天津市医疗健康学会第二届医学美容专业委员会委员。

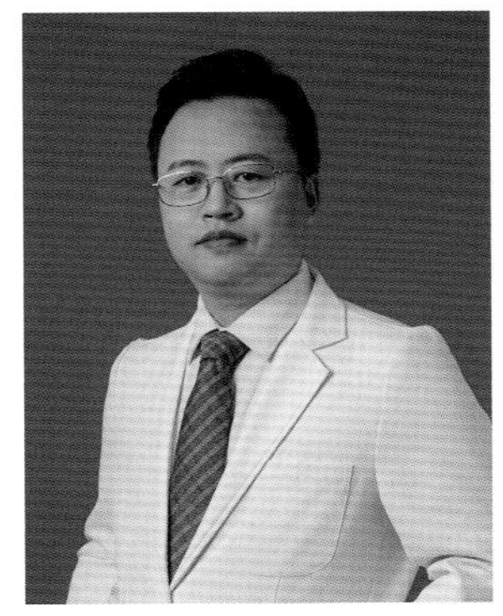

张红芳

整形外科博士，副主任医师，张红芳医疗美容诊所创始人，师从四川大学华西医院整形外科岑瑛教授。从事医美整形 20 年，对面部五官精雕及脂肪移植有独到的见解，独创 NSE（自然、立体、精致）设计理念，使术后面部更接近自然，呈现高贵、大气、温婉的塑美效果。

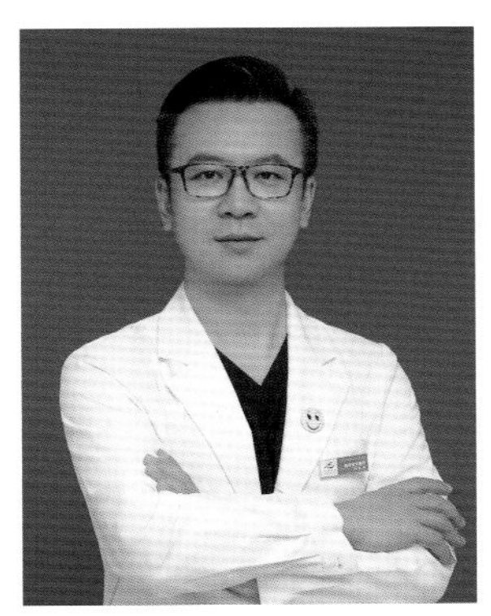

马文海

主治医师，美容主诊医师，毕业于吉林大学，获双学士学位，长春芳澜国际整形医院技术院长。曾在中国人民解放军赤峰 220 医院任职。擅长眼整形、鼻整形、除皱手术、吸脂塑形、脂肪移植、脂肪加减法、钻石精雕、面部抗衰微整形注射、线雕、私密整形等。鲁脂道医生集团脂肪整形专业委员会第一届核心专家，吉林省性学学会医学专业委员会常务理事。

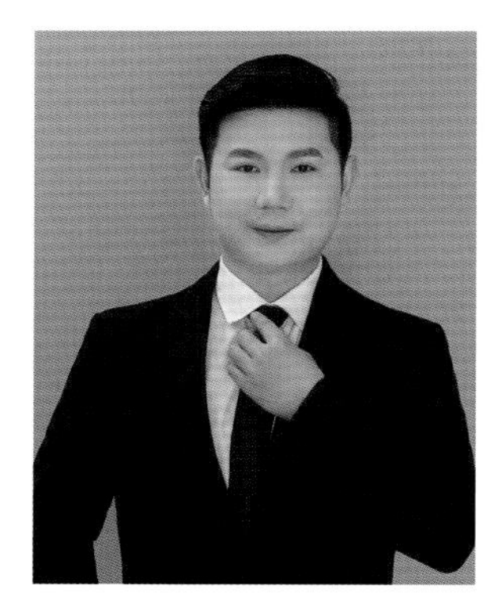

徐海瑞

整形外科主治医师，美容外科主诊医师。中国整形美容协会委员，中国医师协会美容与整形医师分会委员。注重专业知识与现代审美相结合，积累了丰富的临床经验，擅长眼、鼻、胸部整形美容手术，面部脂肪移植年轻化，面部微创提升年轻化，微整形注射美容等。

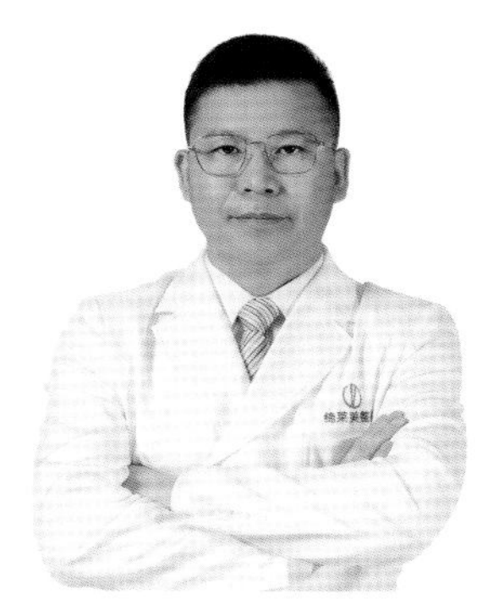

周红亮

郑州缔莱美医疗美容医院技术院长，6V 青春立体面创研者，持有面部抗衰实用新型专利 2 项。著有《整形美容外科理论与实践》《整形美容外科临床实践》等医学美容著作。擅长轮廓精雕、面部无创提升、面部联合抗衰、各种针剂的联合注射等。

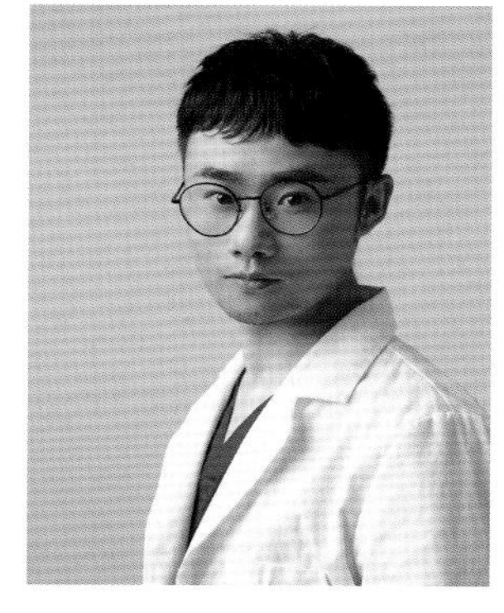

段义越

整形外科医生，毕业于华中科技大学同济医学院，江苏省美容外科主诊医师。中国整形美容协会会员，世界内镜医师协会中国整形外科联盟委员会鼻整形分会委员。从事医学相关专业 10 余年。擅长仿生理重睑成形术、解剖学再造鼻综合、注射微整形（透明质酸、肉毒毒素、胶原蛋白）、抗衰、面部年轻化等。

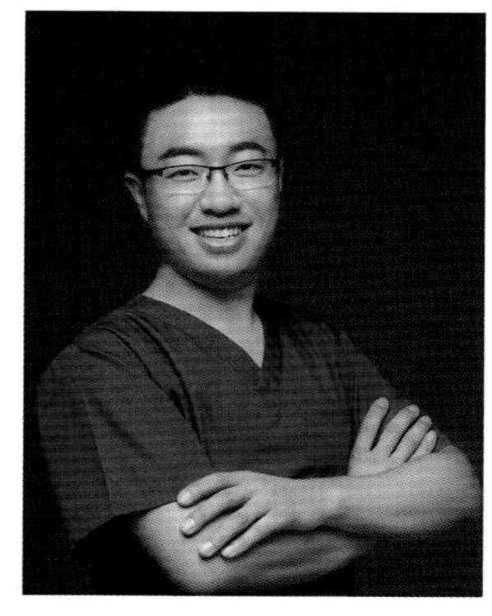

刘英男

烟台英男医疗美容医院院长，鲁脂道医生集团脂肪整形专业委员会核心专家，从事整形美容 22 年。多次赴上海九院、北医三院、北京黄寺学习深造，师从我国老一辈整形美容专家，拥有多项国家专利，多次参加国内和国际整形外科学术会议及整形技术研讨会，并做专题学术发言。

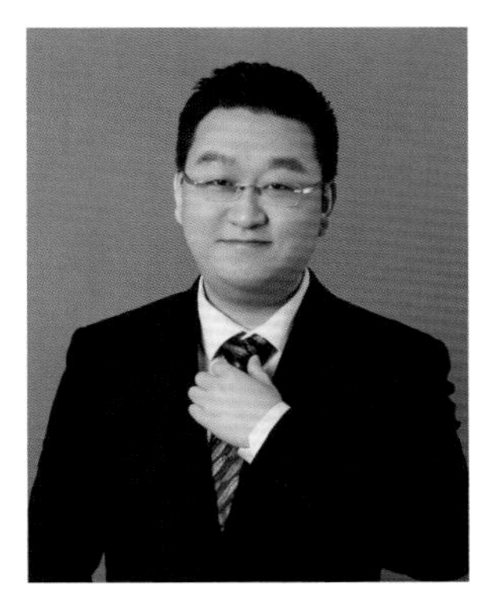

李　钢

深圳芳华医疗美容诊所创始人。毕业于华中科技大学同济医学院，曾就职于第四军医大学西京医院整形外科。从事整形美容外科工作 10 余年，师从鲁开化、易成刚、夏文森教授，整形技术娴熟。擅长眼部整形修复、自体脂肪填充、乳房整形、眼周及面部年轻化等。

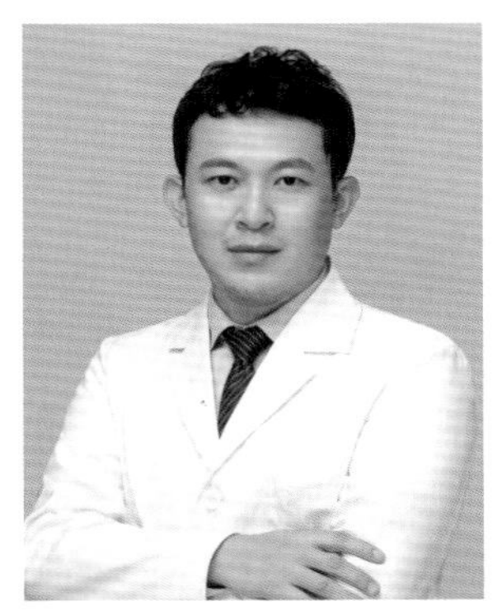

李兵园

整形外科主治医师，整形外科硕士，毕业于第一军医大学，中国人民解放军总医院解放军军医学院硕士。曾在解放军总医院第四医学中心整形外科、深圳武警边防总医院整形外科、鹏爱悦心医疗美容医院工作。中国整形美容协会脂肪医学分会第二届委员，鲁脂道医生集团核心委员。

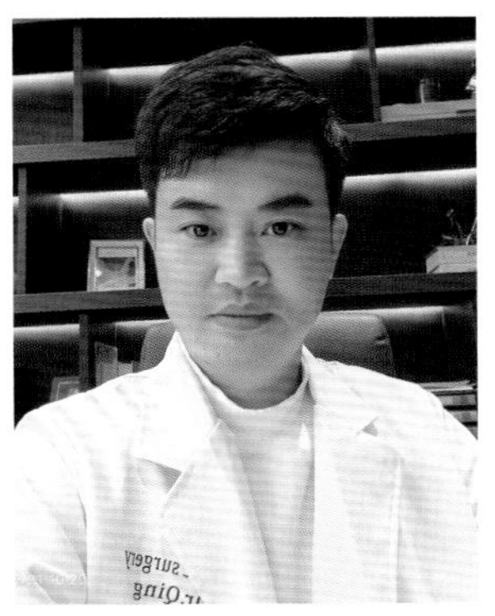

卿晓玲

邵阳格莱美医疗美容医院业务院长，整形外科副主任医师，美容主诊医师。中国整形美容协会会员，湖南省整形美容协会脂肪分会第一届委员，湖南省中医药与中西医结合学会医学美容专业委员会第一届乳房整形学组组员。擅长眼鼻整形、面部年轻化、脂肪雕塑以及微整形美容。

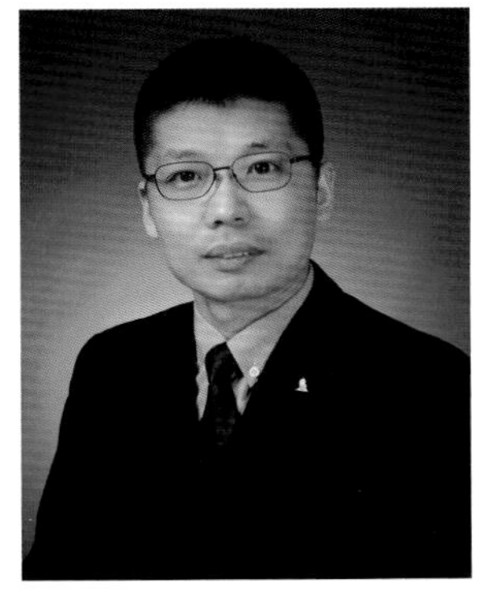

刘　超

国家美容主诊医师，毕业于吉林大学白求恩医学部，曾工作于国家临床重点专科吉林大学第一医院整形美容修复重建外科。参与写作并发表中英文学术文章近 20 篇，参与编写医学著作 2 部，参与吉林省科学技术厅科技发展计划项目 1 项，获得国家实用新型专利 1 项。

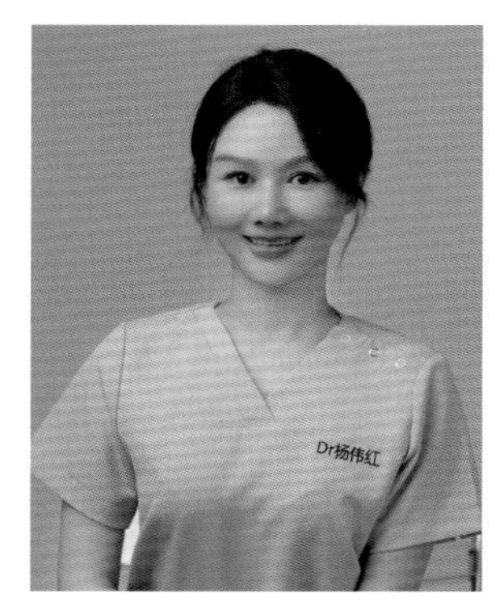

杨伟红

毕业于中南大学湘雅医学院，硕士研究生，整形外科主诊医师。深圳医师协会会员。从事医学相关专业 10 余年。艾尔建乔雅登指定注射医师、艾维岚认证注射医师、弗缦胶原填充剂卓能医师、Botox 认证注射医师、爱拉丝提认证注射医师。擅长面部微整形、各种填充物注射美容、私密紧致、私密年轻化等。

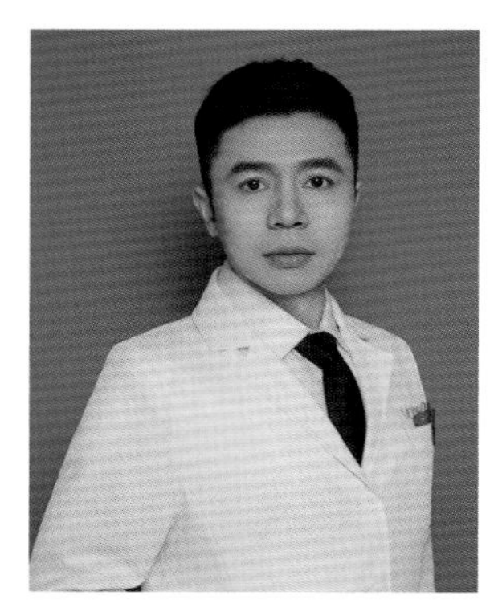

李　坤

整形外科主治医师，浙江省美容主诊医师。中国整形美容协会委员，中国医师协会美容与整形医师分会委员，浙江省整形美容行业协会抗衰老分会委员。《新编整形外科治疗学》副主编。擅长眼部整形美容、微整形、面部年轻化综合治疗等。

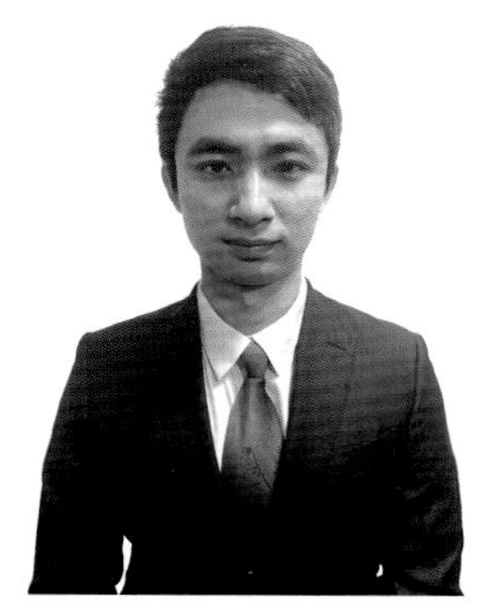

刘书昊

现就职于中国医科大学附属口腔医院，曾在北部战区总医院烧伤整形科接受整形美容专科医师培训。擅长颅颌面美学综合设计和面部美容外科治疗。曾获得“咬合面定位下颌角截骨引导器”“外鼻侧貌角度估算尺”和“隆颏假体厚度估算尺”等实用新型专利。兼任辽宁省口腔医学会唇腭裂及颌面整形美容专业委员会委员。

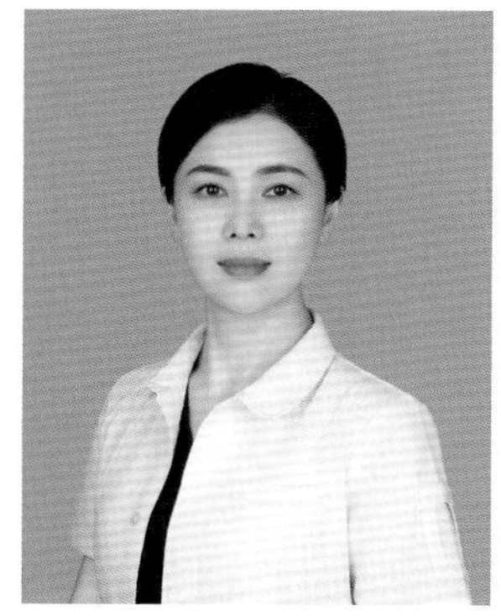

王　亮

烧伤整形科副主任护师。从事烧伤整形护理工作 20 余年，在烧伤、整形、显微外科和美容外科护理方面积累了丰富的临床经验。担任中国整形美容协会护理分会理事。发表论文 5 篇，参编专著 5 部。

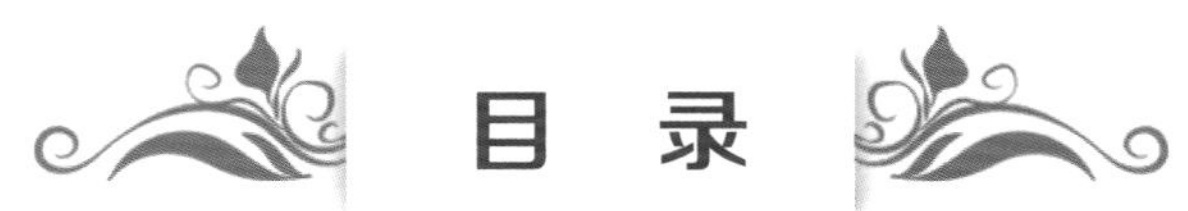

目 录

第一章 面部填充精髓

第二章　各部位注射技巧

第三章　案例展示

第一章

面部填充精髓

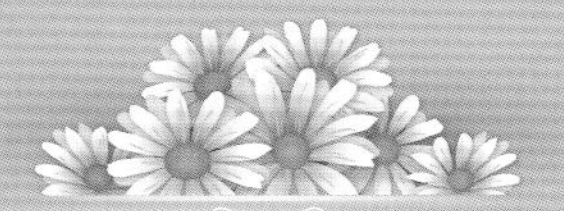

Essence 引言

面部主要皱纹

关于面部皱纹的名称，不同的书略有不同，本书将统一如下（图 1.1.1）：

①泪沟：从眼眶下内缘沿着眼眶下缘延伸到瞳孔正中线的深色凹陷的沟。也可见于年轻人。

②睑颊沟：泪沟延长线上的沟。随着年龄的增长变得更加明显。

③泪沟线：泪沟稍微向下的皱褶。位于眼轮匝肌和提上唇鼻翼肌之间，与眼动静脉走行一致。

④中颊沟：泪沟线延长线上的沟。与下眼眶脂肪的下缘走行一致。通常被称为“颧弓线”。

⑤法令纹（NLF，鼻唇沟）：从鼻翼延伸到口角的沟。通常被称为“鼻唇沟”。

⑥唇颌沟：从口角延伸到下颌韧带（mandibular lig.）的沟。通常被称为“木偶纹”或“口角纹”。

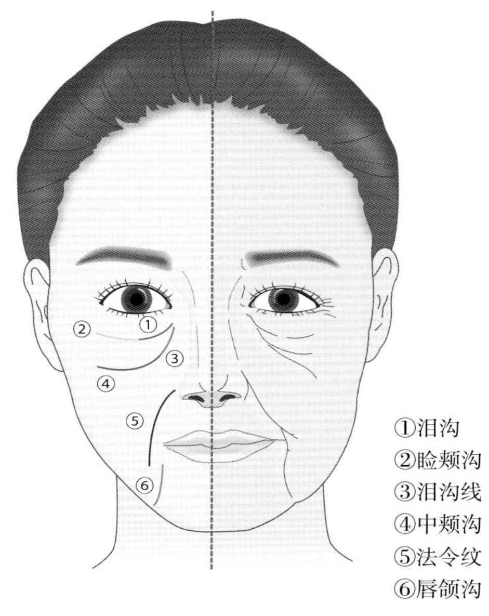

图 1.1.1　**面部主要皱纹的名称**

注射针、注射方法和注射层次

1 注射针

注射针分为前端尖锐的锐针和前端圆润且不易损伤组织的钝针（图 1.1.2）。根据制剂种类、注射部位及层次来选择不同长度和粗细的针头。

一般来说，锐针增加了内出血和栓塞的风险，但使注射更为精细，而钝针减少了内出血和栓塞的风险，但缺点是难以进行浅层注射和精细注射。所以医生必须能够熟练使用这两种注射针。

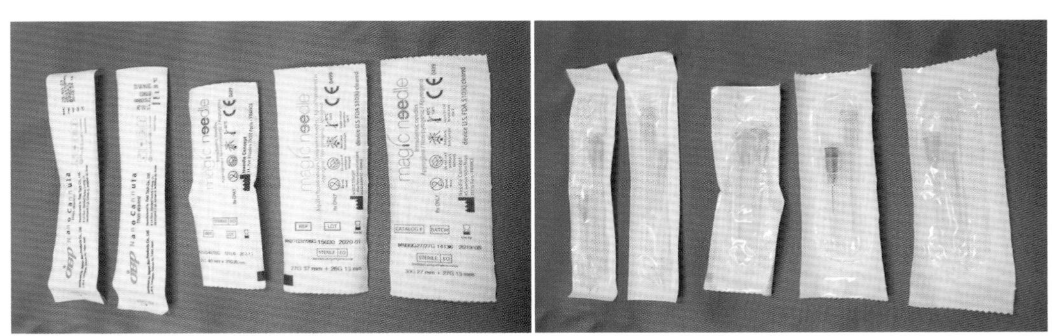

图 1.1.2 **各种钝针**

需要常备多种长度和粗细的钝针（包括用于制备穿刺点的引导针）。

2 注射方法

填充物注射有多种方法，医生均需要掌握并熟练运用。

基本的注射方法是退针直线注射法（retrograde linear threading）（图 1.1.3）。在缓慢退针的同时，将填充物呈线状进行注射，当距离皮肤表层稍有距离时停止注射。若继续注射，填充物将会被注射在皮缘浅层。

进针直线注射法（anterograde linear threading）是在进针的同时进行注射。由于其风险较高，通常不建议使用（图 1.1.4）。

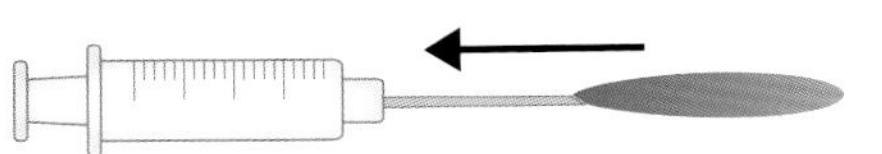

图 1.1.3 **退针直线注射法**

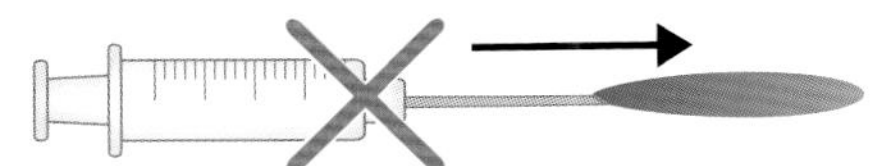

图 1.1.4 **进针直线注射法**

退针直线注射法有多种具体的应用方法，包括扇形注射法（fanning 法）（图 1.1.5）、与扇形注射法相似的交叉断面注射法（cross-hatching 法）（图 1.1.6），以及网格注射法（grid 法）（图 1.1.7）等。

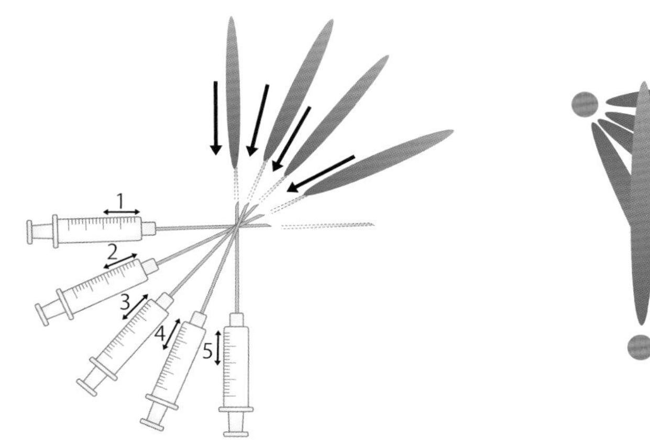

图 1.1.5 **扇形注射法（fanning 法，retro-fanning 法）**

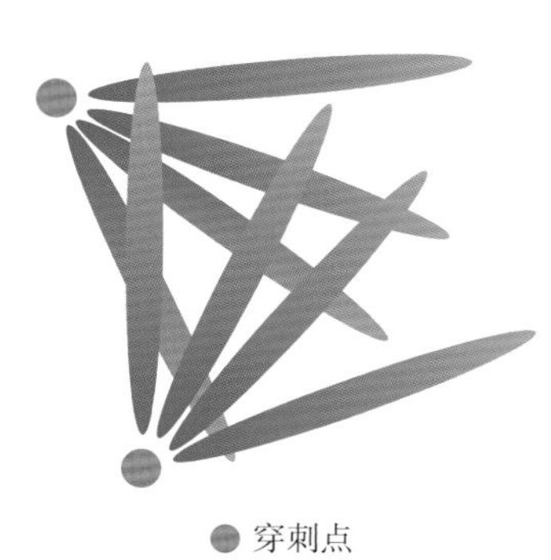

图 1.1.6 **交叉断面注射法（cross-hatching 法）**

微滴法（depot 法），即在每个注射点处注射一个微滴状填充物（当每处注射量较大时称为微球法，bolus 法）（图 1.1.8），通常用于深层注射填充物。其他注射方法还有注射成像铺路石一样的串珠法（serial puncture 法）（图 1.1.9）等。

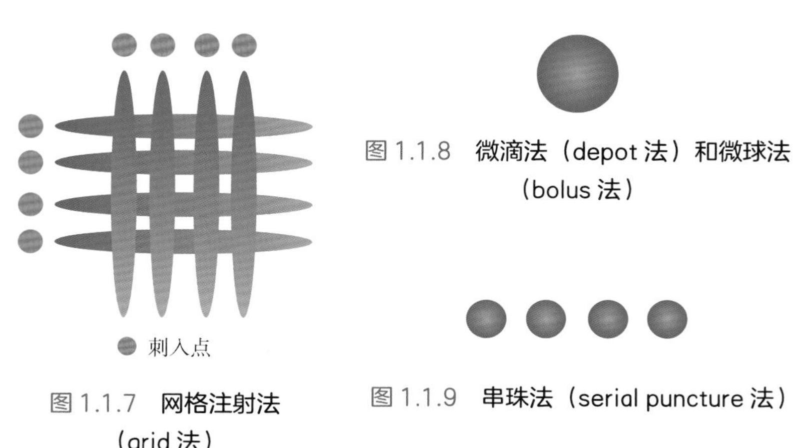

图 1.1.7 **网格注射法（grid 法）**

图 1.1.8 **微滴法（depot 法）和微球法（bolus 法）**

图 1.1.9 **串珠法（serial puncture 法）**

对于浅层的皱纹，可以使用极细的锐针（33 ~ 34G），并采用蕨树叶样退针注射法（retrograde ferning）在真皮浅层进行注射（图 1.1.10）。

根据注射部位、深度和目的，可以联合使用以上方法进行注射。

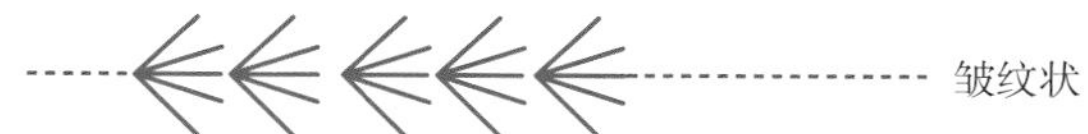

图 1.1.10 **蕨树叶样退针注射法（retrograde ferning 法）**

3 注射层次

填充物注射至不同的层次会有不同的手感（图 1.1.11）：

①**真皮浅层**：无法使用钝针。在注射填充物时会感到相当大的阻力，透过皮肤可略微看到注射针的深度。

②**真皮中层～深层**：注射填充物时可感到轻微的阻力，无法透过皮肤看到注射针。

③**皮下组织、脂肪层**：即使使用钝针，进针时也几乎感觉不到阻力。如果感觉到阻力，则可能是注射针碰到了血管、神经、支持韧带等。注射填充物时的阻力也非常小。

④**骨膜上层**：在肌肉和骨膜之间进针时，可感到轻微的阻力。在缓慢剥离的同时进针。注射填充物时的阻力非常小。

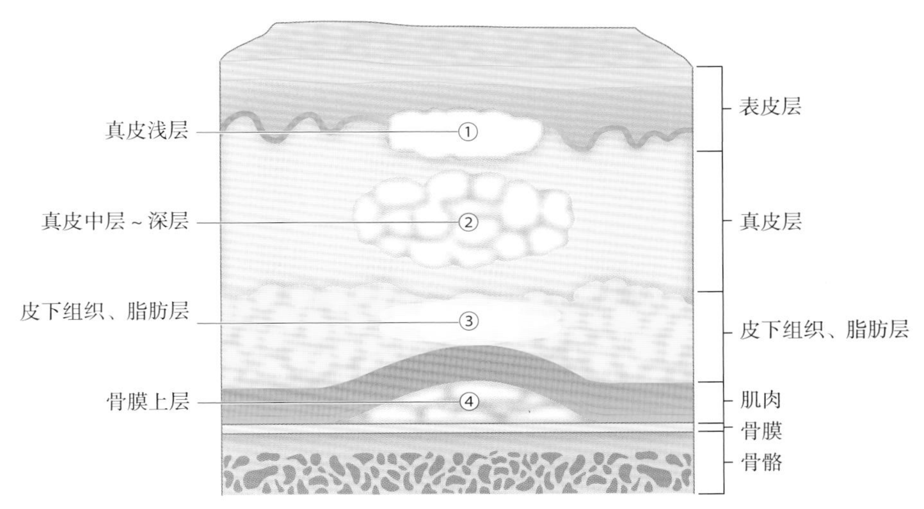

图 1.1.11 **填充物注射的层次**

麻醉

一般仅需对额部和口唇实施阻滞麻醉。通过仔细注射和适当的部位选择，在大多数情况下可以使用局部麻醉膏和冰敷来缓解疼痛。虽然通过阻滞麻醉等方法消除疼痛感后使患者可以感到轻松，但是也存在动脉栓塞时掩盖异常表现的可能。在没有局部麻醉膏的情况下，有的医生尝试使用利多卡因胶带（Penless® 胶带，日本 Maruho 公司生产），但是实际上它并不适合作为注射填充物的麻醉剂。因为贴敷型局部麻醉剂不适于大范围的麻醉，如果有与皮肤未贴合的地方，针刺时就会引起疼痛。近年来，很多填充物本身都添加了利多卡因，大大减少了注射时的疼痛感。

此外，医生技术不佳和注射部位不当也是增加患者疼痛感的主要原因。

患者方面的因素，如睡眠不足、疲劳和处于月经周期等，也可能增加疼痛感。另外，疼痛也受到心理因素的影响，因此通过不断与患者交谈来缓解他们的恐惧和焦虑也非常重要。

1 局部麻醉膏

局部麻醉膏应在手术前 30 ~ 60 min 涂抹于手术部位，但在使用长钝针等情况下，注射部位和穿刺点可能会分开。另外，在实际注射过程中，也有可能会突然向预定以外的部位进行注射，因此不能完全依赖其他辅助工作人员。在涂抹局部麻醉膏之前，再次与患者进行交谈，并确定涂抹范围，以确保涵盖所有预期注射范围。

在涂抹麻醉膏前一定要确认患者是否有局部麻醉膏过敏史。在出现瘙痒、肿胀等症状时，应立即擦拭并涂抹类固醇软膏。当大范围涂抹局部麻醉膏时，偶尔会有因过敏而感到不适或出现皮疹等异常情况，因此工作人员必须在可以随时观察到患者的地方等待。使用敷料封闭技术（如保鲜膜），药物吸收效果会更好。有时涂抹部位可能会出现发红的症状，但通常在短时间内消失（数小时 ~ 次日）。

作者所在机构使用的局部麻醉膏：

①EmLa® 乳膏（日本佐藤制药）：含有利多卡因和丙胺卡因的药膏。

②Lido-K 乳膏®（韩国 Kolmar 公司）：1 g 产品中含有 105.6 mg 利多卡因的药膏。

2 冰袋

使用局部麻醉膏可以明显减轻针刺时的疼痛感，使用冰袋冰敷可以进一步有效缓解疼痛。在进行针刺之前，将冰袋放在皮肤上冰敷约 5 s。对于疼痛耐受性较高的患者，也有不少人希望不使用局部麻醉膏，只使用冰袋冰敷进行手术。由于市面上没有方便使用的冰袋，所以可以自制冰袋。

简易冰袋的制作方法

需要准备 3 样物品：凝胶冷却剂、带拉链的 A4 塑料袋（Unipac®，日本新一公司生产）、封口机。具体操作步骤如图 1.1.12 所示。

如果内容物是水，质地会很硬，且会很快融化并滴出水滴，因此使用起来很不方便。采用图示方法可以制作出不易融化且不滴水的冰袋，使用起来非常方便。此外，还可以根据需要制作不同大小的冰袋。

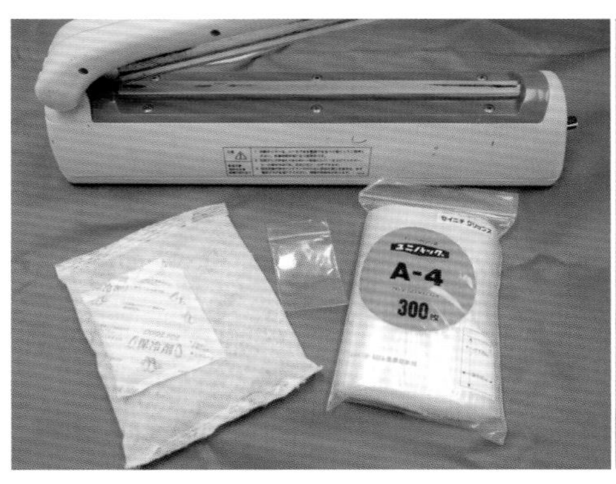

①准备所需材料和工具。

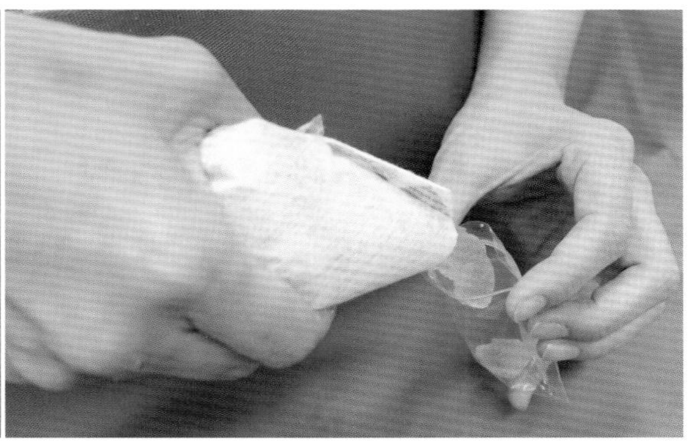

②将凝胶冷却剂从包装中挤出，并放入带有拉链的 A4 塑料袋中。

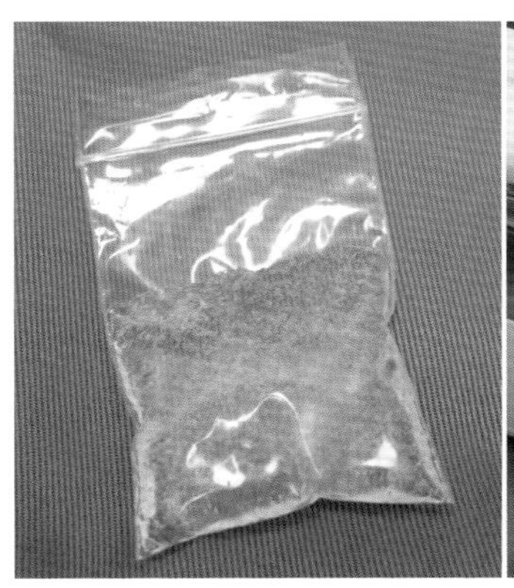

③调整凝胶的容量，使其达到带拉链塑料袋的 60%，然后拉上拉链，防止空气进入。

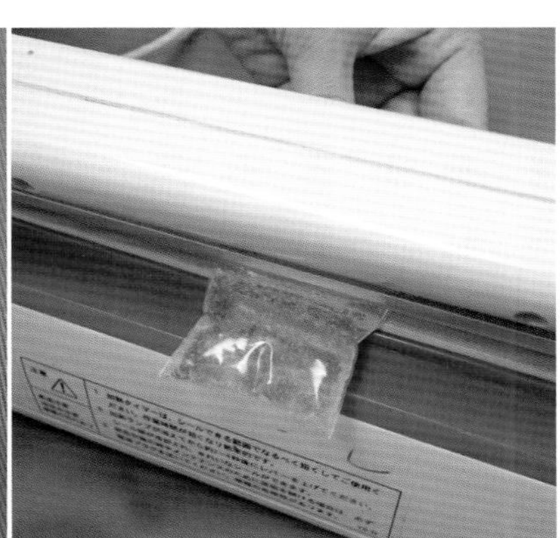

④用封口机封住塑料袋的顶部，并剪掉多余的部分。

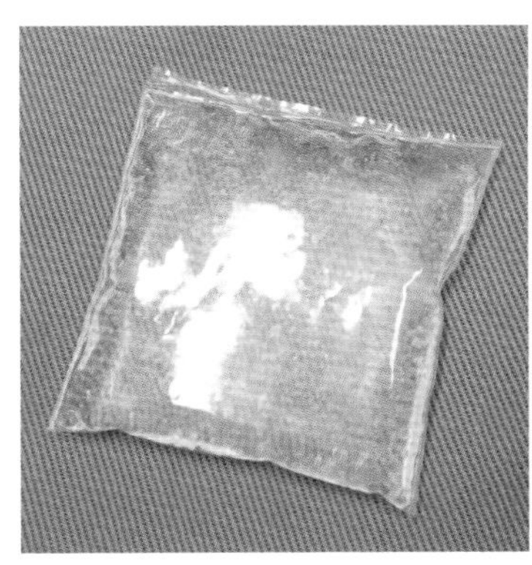

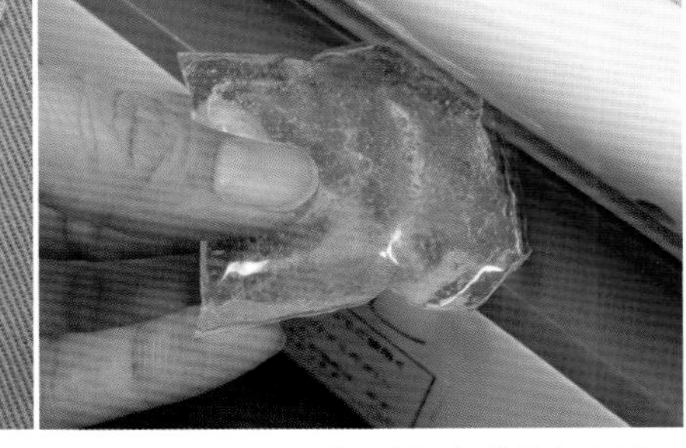

⑤为了避免边角刺痛皮肤，并能够贴合细小部位，再次使用封口机将边角密封后剪掉。

图 1.1.12 **简易冰袋的制作方法**

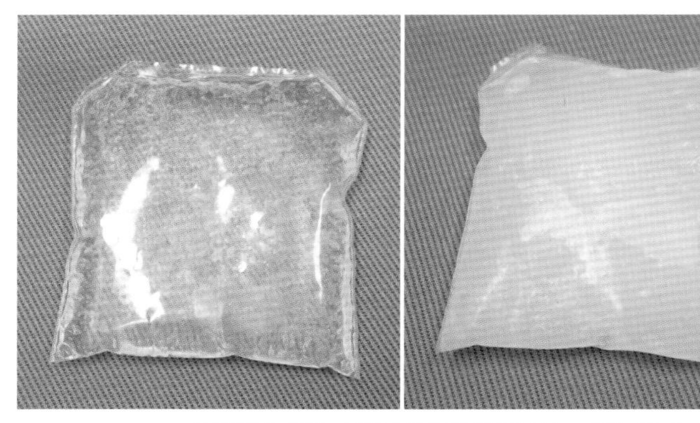

⑥将制作好的冰袋平放在冰箱里冷冻，制作完成。

图 1.1.12 **简易冰袋的制作方法（续）**

3 局部浸润麻醉

当使用粗的钝针时，需要在穿刺点周围注射极少量的利多卡因进行局部浸润麻醉。

拍摄照片

尽管有些患者可能对拍摄照片有所抵触，但为了避免可能发生的纠纷，在术前和术后一定要拍摄照片。照相时必须包括正位、斜侧位和侧位（左侧和右侧）3 个方向。必要时还应拍摄不同角度和表情的照片。

通过拍摄照片避免纠纷的情况有：

① 患者因完全感觉不到任何效果而投诉：通过对比注射前后的照片，可以观察到效果。

② 患者自觉在填充物注射后，出现针刺和内出血痕迹变成的斑点：通过照片可以确认在注射前已存在这些斑点。

③ 患者自觉注射后出现面部左右不对称而投诉：通过照片可以确认注射前就已存在面部左右侧的差异。

以上是最常见的 3 种情况，一般只要在治疗前进行拍照，就可以有效解决。患者在治疗后，会通过镜子更仔细地观察自己的面部。因此，他们可能会观察到平时没有注意到的斑点或左右不对称等情况，并可能认为是“由于治疗而变成这样的”。为了避免与患者发生不必要的纠纷，务必在治疗前拍摄照片。

注射的禁忌证

为了确保安全性，需要在治疗前进行详细的问诊。患者存在以下情况属于注射的禁忌证：

① 怀孕期间；② 手术部位存在感染（如疱疹、痤疮等）或皮炎；③ 凝血功能异常（如正在服用抗凝剂等）；④ 免疫功能异常（如正在口服免疫抑制剂等）；⑤ 全身健康状况不佳（如身体不适、患有恶性肿瘤等）；⑥ 对填充物的成分（如交联剂、利多卡因等）过敏；⑦ 存在多发性重症过敏反应的体质；⑧ 存在精神疾病；⑨ 要求结果无法实现等。

此外，虽然患者存在以下情况不属于禁忌证，但需要慎重治疗：

① 具有瘢痕体质；② 有过敏性休克史；③ 患有严重的糖尿病或结缔组织病等。

注射后的护理

虽然不需要另外使用口服药物和局部药物，但是使用粗的钝针（直径< 27G）时，应在患者回家前在穿刺点涂抹抗生素软膏（Gentacin®，美国 MSD 公司生产），并贴上创可贴。嘱咐患者在洗澡时取下创可贴并清洗穿刺点。为预防穿刺点感染，嘱咐患者在注射后 24 h 内保持皮肤清洁，避免使用粉质化妆品（注射后可立即使用其他化妆品）。根据注射部位（额部等）的不同，可能需要在注射后几天内每天按摩 1 ~ 2 min。

为了防止发生意外情况（如栓塞等），必须在注射后 24 h 内与患者保持联系。

一点建议

在术前、术后拍照或手术时，不要将头发扎得太紧（如马尾辫等）。将头发轻轻盘起，不要过度拉扯皮肤，以免改变脸部轮廓和松弛状态，妨碍拍照和手术的进行。

参考文献

[1] Kontis TC, Lacombe VG. Anesthesia techniques. Cosmetic Injection Techniques, pp96–99, Thieme, Medical Publishers, New York, 2013.

[2] 佐藤英明 . 麻酔の基礎知識. 患者満足度ベストを目指す非手術・低侵襲美容外科 , 高柳進編，pp26–32，南江堂，東京，2016.

[3] 征矢野進一 . 美容外科注入療法. pp30–32，全日本病院出版会，東京，2014.

[4] Small R, Hoang D. A Practical Guide to Dermal Filler Procedures. pp5–27, Wolters Kluwer Health, Philadelphia, 2012.

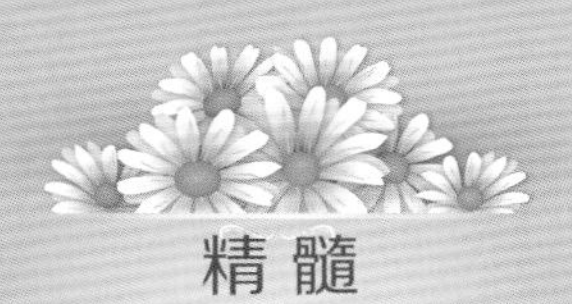

精髓 Essence 1

了解面部的衰老过程

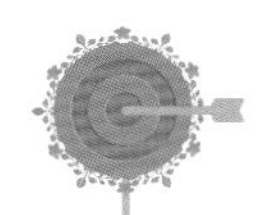

要点!

为了在填充物注射中获得自然且明显的效果，最重要的是从解剖学方面了解面部衰老的过程。填充物注射的关键是“取得与衰老过程相反的效果”。

面部衰老是同时多发的“恐怖袭击”

面部衰老用一句话概括就是，“多层次、以组织容量减少和下垂为主的复杂的累积性变化”。面部的衰老与年龄的不断增长呈正相关，并相互影响。需要特别了解的重要因素有面部骨骼、支持韧带、脂肪组织、肌肉（表情肌）和皮肤的变化。

1 面部骨骼

面部骨骼是整个面部的基础和框架。由于种族、性别和年龄的不同，个体之间的面部骨骼差异很大，随着年龄的增长，特定部位可能会发生选择性骨吸收。容易发生选择性骨吸收的部位有眼眶、梨状孔、颞骨、下颌骨、上颌骨和额骨（图 1.2.1）。对于天生面部骨骼发育较差的人来说，从年轻的时候就开始出现选择性骨吸收，由此就开始出现衰老的容貌。

为了在填充物注射后获得自然的外观，分析面部骨骼的变化是成功治疗的基础，也是一个不可忽视的重要因素。在眼眶、梨状孔等部位，可以使用填充物来弥补容量的不足，恢复其形状（图 1.2.2）。对于因骨吸收而导致变形的部位，可以在骨膜上注射填充物，并根据部位的不同，在不同的层次注射填充物。具有高黏度、高弹性以及良好的形状保持能力的填充物适用于骨骼外形矫正。作者主要使用 Radiesse® （德国 Merz 公司生产）。

一点建议

通过触摸骨骼分析评估骨骼情况。在注射填充物之前，对面部骨骼的基础情况进行评估是至关重要的。根据骨骼的变形程度，需要考虑在哪些部位、何种深度以及注射多少填充物。请仔细触摸患者的面部，用自己的手感受骨骼的轮廓。另外，通过触诊不仅可以了解骨骼的形态，还可以了解之前注射的填充物是否存在残留，以及下颌等部位是否有植入物等患者隐瞒的信息。

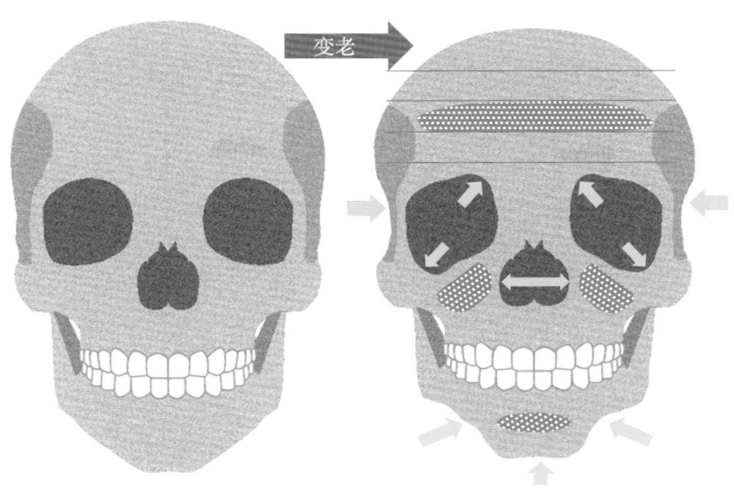

图 1.2.1 **随着年龄的增长面部骨骼发生的变化（容易发生选择性骨吸收的部位）**

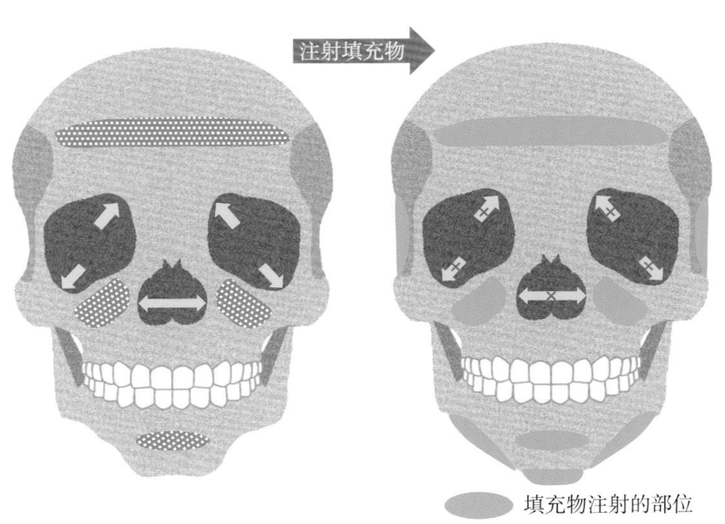

图 1.2.2 **因骨吸收导致的面部骨骼变形可以采用填充物进行矫正**

2 支持韧带

支持韧带（retaining ligament）就像木桩一样，以纤维性韧带的形式起于骨骼（或深层筋膜），止于真皮层，起到将软组织固定在面部骨骼上的作用（图 1.2.3）。人脸可以看成是由皮肤、皮下组织和表情肌构成的面具，凭借类似于黏性胶水的支持韧带悬挂在面部骨骼上。面部主要支持韧带如图 1.2.4 所示。

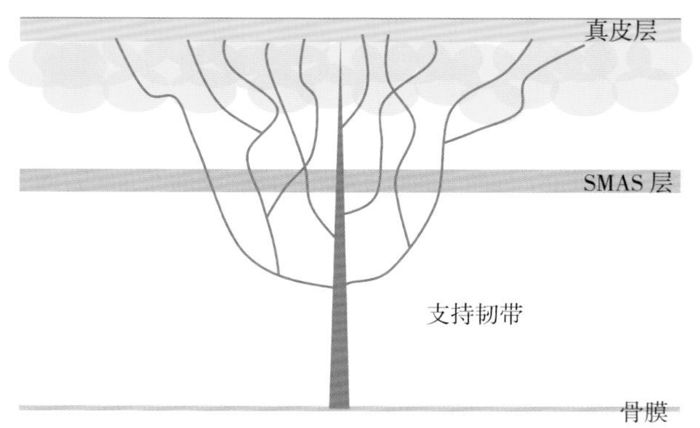

图 1.2.3　**支持韧带（retaining ligament）示意图**

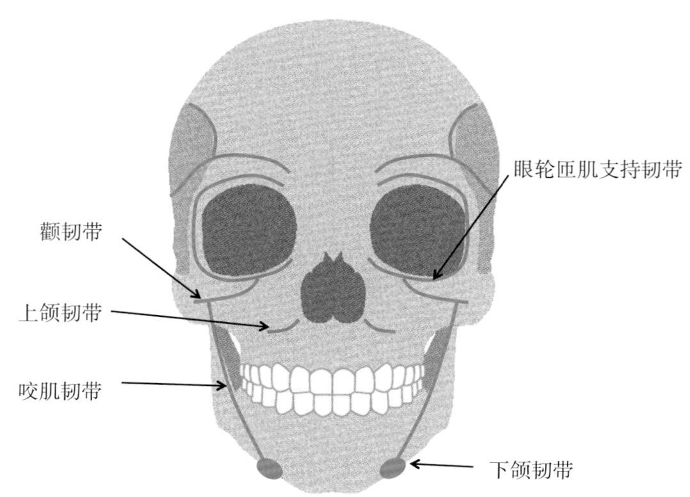

图 1.2.4　**主要支持韧带**

就像面具的黏性胶水会被拉长一样，支持韧带也会随着时间的推移而变得衰老和松弛。这种松弛并不是均匀地发生的，某些部位更容易发生松弛，这与面部出现的皱纹和松垂有很大的关系（图 1.2.5）。

另外，在韧带与韧带之间，存在着疏松的结缔组织或脂肪组织，此部位称为“间隙”。该结构位于表情肌深面，使表情肌能够平滑地伸缩（图 1.2.6）。在年轻人中，肉眼难以看出间隙的边界。但是随着年龄的增长，间隙会扩大、下垂，导致韧带松弛，形成沟样结构（皱纹）。

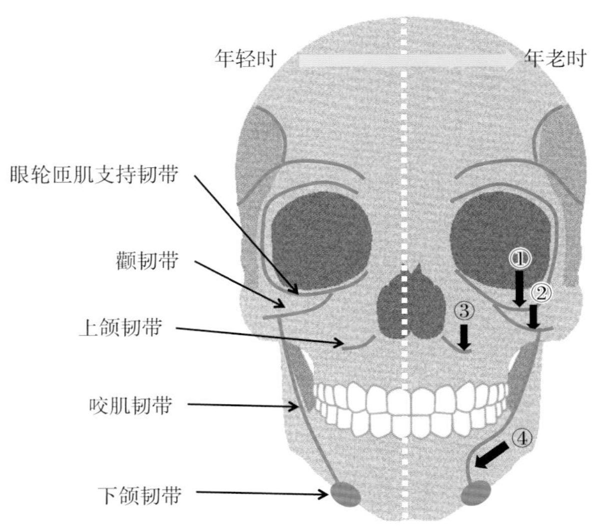

图 1.2.5 **支持韧带容易松弛的部位**

①眼轮匝肌支持韧带（ORL）的外侧；②颧韧带的外侧（ORL 比颧韧带更容易发生松弛）；③上颌韧带；④咬肌韧带下方更容易向内下方松弛。

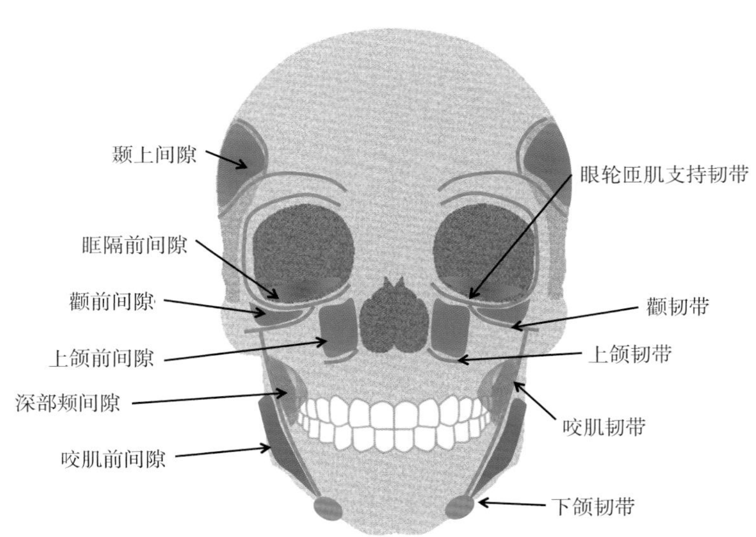

图 1.2.6 **面部间隙（space）和支持韧带（retaining ligament）**

眶隔前间隙：位于下睑的眼眶内间隙，眼袋形成的原因主要与该间隙有关。颧前间隙是位于 ORL 和颧韧带之间的颧骨上的三角间隙，下睑皱纹和颊中沟的形成与此有关。上颌前间隙是位于上颌骨（提上唇鼻翼肌起点）上方的长方形间隙，法令纹的形成与此有关。咬肌前间隙是位于咬肌下半部、咬肌和颈阔肌之间的菱形间隙，木偶纹的形成和下颌轮廓的不平整与此有关。颊间隙是位于肌肉深面的深层间隙（位于口角上方、咬肌前方内侧），木偶纹的形成与此有关。

> **小知识**
>
> ▶ **间隙存在的原因**
>
> 与其他动物不同，人类是一种表情丰富的生物。为了表达丰富的表情，需要表情肌进行精细和微妙的动作。间隙存在于表情肌的下方，为表情肌自由活动提供了所需的空间。

3 脂肪组织

脂肪分为深层脂肪（位于表情肌深层）和浅层脂肪（位于表情肌浅层），每个脂肪室都独立存在，并有支持韧带。有些脂肪室有特定的名称，如眶下脂肪室被称为眼袋（图 1.2.7）。

脂肪也会随着年龄的增长而萎缩。另外，随着面部骨骼发生变化和支持韧带的松弛，脂肪室也会下垂或偏移，其位置和形状也会发生变化，导致出现皱纹、松弛和不平整的面部外观。特别是颊部的深层脂肪对于面部轮廓的形成有重要作用，因此了解其位置和形状非常重要。

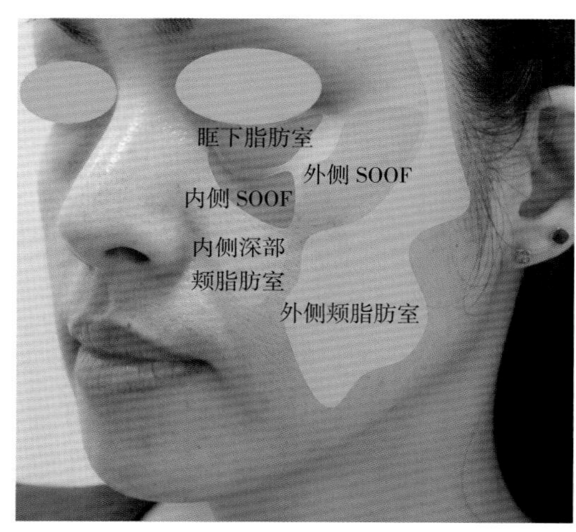

a. 深层脂肪室（deep cheek fat compartment）

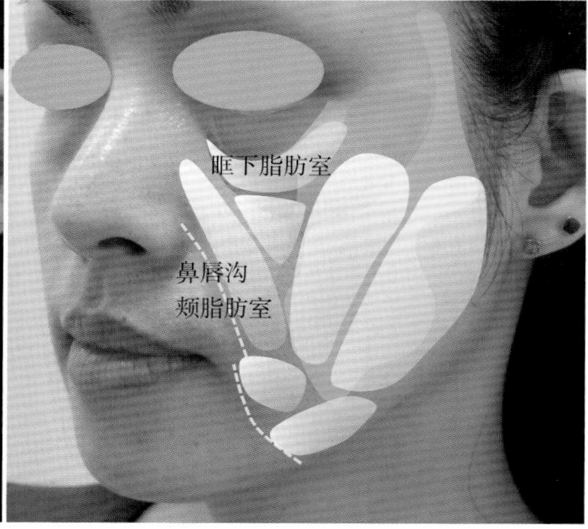

b. 浅层脂肪室（superficial cheek fat compartment）

图 1.2.7 **面颊部的深层脂肪室和浅层脂肪室**

（注：脂肪室的位置和形状在不同的书中会有较大的不同，以上图片参考了一本使用了大量真实解剖图片的书）

4 肌肉（表情肌）

表情肌位置较为表浅，通过表情肌的收缩产生面部表情，并与其浅面的皮下组织、皮肤一起活动。表情肌覆盖在眼眶和口腔等部位时，为了能够自由活动，只能最小限度地附着在骨骼上，或者通过支持韧带间接附着在骨骼上。表情肌与骨骼肌性质不同，随着年龄的增长，表情肌会变得松弛。

小知识

▶ 表情肌是否会随着年龄的增长而变瘦？

表情肌即使不进行肌肉锻炼，由于每天为了做出面部表情而不断地运动，所以不会像骨骼肌那样随着年龄的增长而萎缩。但是有报道称，颞肌、咬肌、口轮匝肌会随着年龄的增长而萎缩。

5 皮肤

皮肤除了自然衰老外，还受到光老化的影响，导致皮肤弹性纤维减少，失去弹性，皮肤变薄，并且变得松弛，皱纹加深，而且数量增加。特别是经常活动的部位（如眼睑周围、口腔周围），皮肤较薄，更容易出现衰老的变化。

面部分区

在评估面部的各个部位时，通常会以水平方向将面部分为 3 个部分：上部、中部、下部。在分析面部衰老状况时，可以根据从眼眶外侧缘垂直向下的假想线，将面部分为正面和侧面（图 1.2.8）。

表情肌主要分布在面部的正面区域。面部正面区域因为有眼眶、梨状孔、口腔等的存在，所以没有骨性基础的区域较多。此外，表情肌以最小的限度地附着在骨骼上，所以随着年龄的增长容易出现松弛。

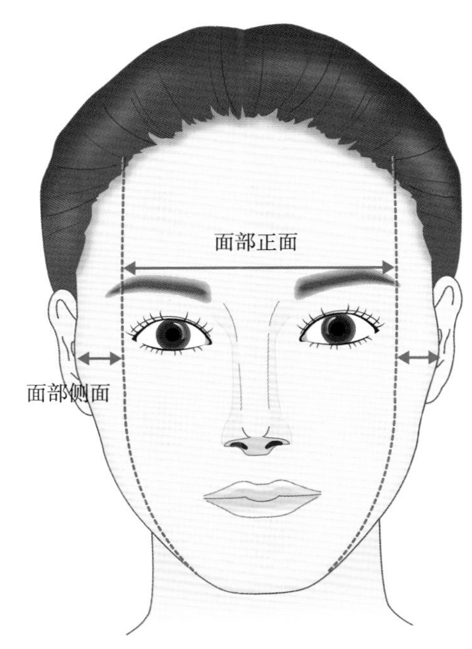

图 1.2.8 **面部分区**

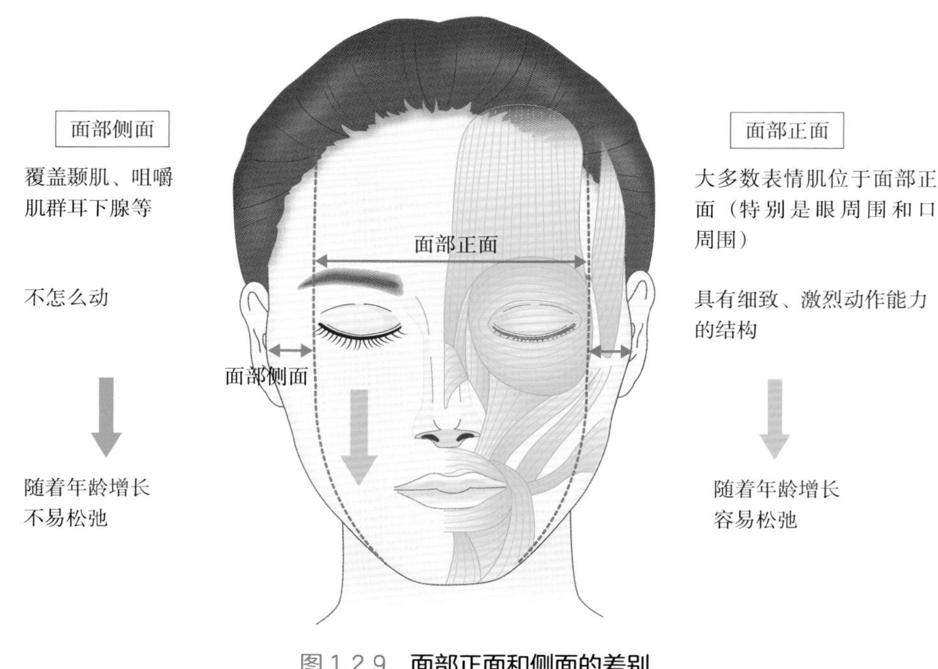

图 1.2.9　**面部正面和侧面的差别**

面部侧面是相对固定的结构，具有年龄增长后不容易松弛的特性（图 1.2.9）。利用这个特性常将面部侧面作为各种治疗的锚着点。上面提到的支持韧带大多分布在面部正面与侧面的分界线上。

了解面部衰老过程的意义

如果了解了衰老的过程，就可以通过手术进行反向干预加以逆转。但是，正如前文所述，随着年龄的增长，变化发生在所有层次、所有部位，并且相邻部位之间会产生相互作用。此外，一旦组织萎缩或皮肤受到拉伸，就无法完全复原。尽管这是一个相当复杂和困难的问题，但是从解剖学上了解衰老的过程，对于从事抗衰老治疗的医生来说非常重要，而不仅仅是从事填充物注射的医生。

参考文献

[1] Mendelson B, Wong CH. Anatomy of the aging face. Plastic Surgery (3rd ed), edited by Warren RJ, et al, Vol.2, pp78–92, Elsevier Saunders, London, 2012.

[2] Minami RT, Lance SH, Wong GB. Special considerations in cosmetic surgery of the Asian facial skeleton. Aesthetic Plastic Surgery in Asians, edited by Pu LL, et al, Vol.Ⅱ, pp657–666, CRC Press, Boca Raton, 2015.

[3] Mendelson B, Wong CH. Changes in the facial skeleton with aging: implications and clinical applications in facial rejuvenation. Aesthetic Plast Surg 36: 753–760, 2012.

[4] Lemaire T. Infraorbital area: anatomy and dangers. Anatomy & Volumising Injections, edited by Garcia P,

Master collection 2, pp66-75, E2e Medical Publishing, Paris, 2011.

[5] Mendelson B, Wong CH. Facial soft-tissue spaces and retaining ligaments of the midcheek: defining the premaxillary space. Plast Reconstr Surg 132: 49-56, 2013.

[6] Mendelson B, Freeman ME, Woffles W, et al. Surgical anatomy of the lower face: the premasseter space, the jowl, and the labiomandibular fold. Aesthetic Plast Surg 32: 185-195, 2008.

[7] Mendelson B. Facelift anatomy, SMAS retaining ligaments and facial spaces. Aesthetic Plastic Surgery, edited by Aston SJ, et al, pp53-72, Elsevier Saunders, London, 2009.

[8] Furnas DW. The retaining ligaments of the cheek. Plast Reconstr Surg 83:11-16, 1989.

[9] Wong CH, Mendelson B. Facial soft-tissue spaces and retaining ligaments of the midcheek. Plast Reconstr Surg 132: 49-56, 2015.

[10] Wong CH, Mendelson B. The tear trough ligament: the anatomical basis for the tear trough deformity. Plast Reconstr Surg 129: 1392-1402, 2012.

[11] Rohrich RJ, Pessa JE. The fat compartments of the face: anatomy and clinical implications for cosmetic surgery. Plast Reconstr Surg 119: 2219-2227, 2007.

[12] Pessa JE, Rohrich RJ. The cheek. Facial Topography: Clinical Anatomy of the Face, pp47-93, Quality Medical Publishing, St. Louis, 2012.

[13] Penna V, Stark GB, Eisenhardt SU, et al. The aginglip: a comparative histological analysis of age-related changes in the upper lip complex. Plast Reconst Surg 124: 624-628, 2009.

[14] Pessa JE, Zadoo VP, Yuan C, et al. Concertina effect and facial aging: nonlinear aspects of youthfulness and skeletal remodeling, and why, perhaps, infants have jowls. Plast Reconstr Surg 103: 635-644, 1999.

[15] 花田勝美 . 光老化のメカニズム．光老化皮膚，川田暁編，pp13-20，南山堂，東京，2005.

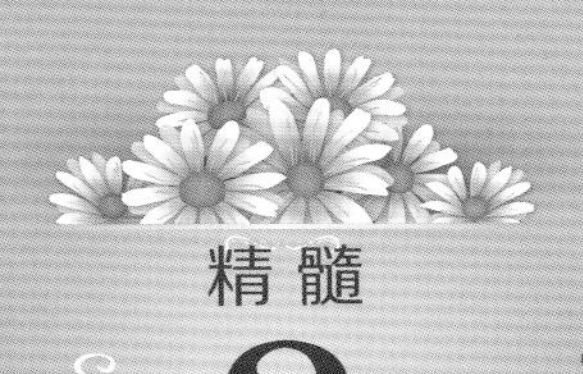

精髓 Essence 2

灵活使用填充物

要点！

填充物注射是一种很常用的治疗方法，不仅可以淡化皱纹，还可以恢复组织容量，提升、支撑组织，塑形及紧致皮肤。通过灵活地运用填充物注射，可以获得良好的效果。

填充物的作用

填充物注射不是简单地注射到皮肤的皱纹处，而是在解剖学合适的部位和层次注射适量的填充物，通过增加组织的容量，间接地实现提升的效果，并对薄弱的组织起到支撑作用。此外，还可以塑造下颌、鼻部等部位的美观外形（图 1.3.1）。为了使填充物注射可以变得有效和巧妙，在注射时考虑这些间接作用以及相互作用非常重要。

根据注射的部位、层次和剂量的不同，填充物注射有时也可能产生负面效果。另外，通过应用不同的填充物和特殊的注射技术，可以促进皮肤中胶原蛋白的产生，继而出现紧致皮肤的效果。

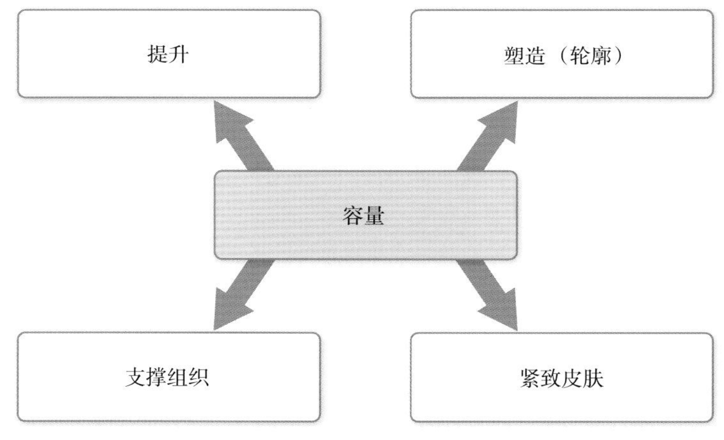

图 1.3.1 **填充物的作用**

填充物注射的应用范围

填充物注射可以通过多种方式改善面部的衰老和外观（表 1.3.1），如恢复组织容量、提升、抚平皱纹、紧致皮肤等，其应用范围极其广泛。如果能够灵活地发挥这些作用，仅靠注射填充物就可以得到很好的治疗效果（图 1.3.2）。

表 1.3.1 **表层的抗衰老治疗**

在各种抗衰老治疗中，填充物的应用范围极其广泛

切除冗余皮肤	面部上提术、上下睑整形术
恢复组织容量（或减少容量）	脂肪注射、植入物、填充物注射等（去脂术、脂肪溶解注射、吸脂术）
提升	各种收紧仪器（如近红外、RF、HIFU 等）、埋线提升、注射肉毒毒素和填充物等
抚平皱纹	维 A 酸外用疗法（浅层皱纹）、肉毒毒素注射（表情纹）、各种激光治疗、填充物注射等
紧致皮肤	维 A 酸外用疗法、各种收紧仪器、各种激光疗法、PRP 疗法、中胚层疗法、填充物注射等

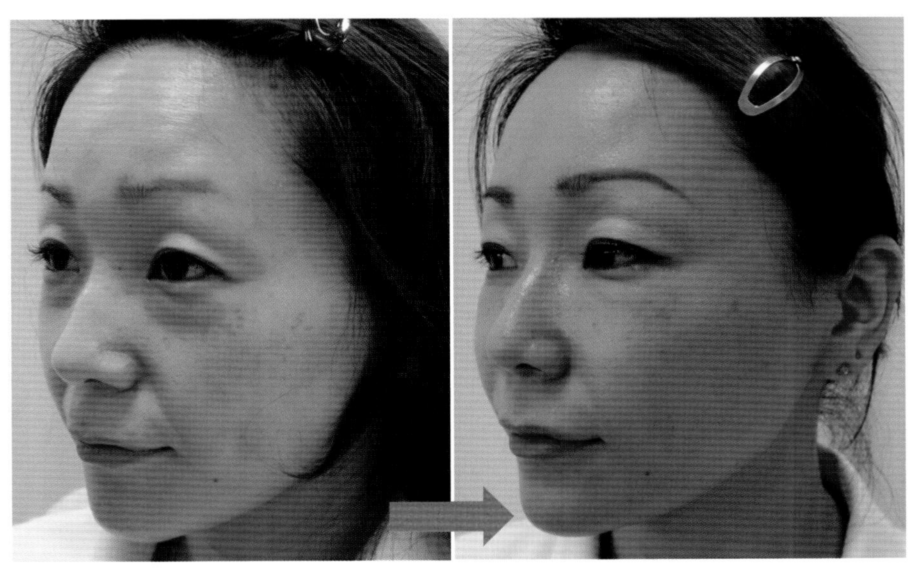

图 1.3.2 **注射填充物后，面部外观变得年轻**

填充物种类

目前市场上有多种填充物制剂，可以分为可吸收性填充物和不可吸收性填充物两种。可吸收性填充物有胶原蛋白（来自牛、猪和人类）、透明质酸（来自动物和细菌）、聚乳酸、羟基磷灰石钙等。除了来自牛和猪的胶原蛋白需要皮内过敏试验外，其他所有制剂均不需要皮内过敏试验。透明质酸制剂种类丰富，可在紧急情况下使用中和剂（透明质酸酶），是目前使用最广泛的填充物制剂。初次注射填充物的医生最好先从透明质酸开始。不应使用不可吸收性填充物（如硅酮、聚己内酯等），因为它们出现效果不理想时很难进行纠正，而且在注射数年至十几年后，可能会出现严重的并发症，如产生异物肉芽肿等。因此，绝对禁止使用不可吸收性填充物。

填充物的选择需要综合考虑制剂的可靠性、安全性、品牌、价格、使用便利性、使用目的、制剂特性，以及医生的喜好等因素。以下是一些经临床试验数据证明安全可靠的填充物制剂（截至2017 年 2 月）：

1 透明质酸

- **Teosyal® 系列**（瑞士 Teoxane 公司）：Teosyal® RHA 系列 1 ~ 4 是非常容易使用的制剂，为低交联的长链透明质酸结构，保留了高黏弹性，均含有 0.3% 利多卡因。
- **Restylane 系列**（日本 Galderma 公司）：Restylane® Lido 和 Restylane Perlane® Lido 于 2015 年获得卫生管理部门的医疗器械生产销售许可，用于矫正和改善中度至重度面部皱纹（如法令纹等），均含有 0.3% 利多卡因。
- **Juvederm 系列**（Allergan 日本公司）：Juvederm Vista® Ultra 和 Juvederm Vista® Ultra Plus，用于矫正面部真皮中层至深层的中度至重度皱纹和凹沟（如鼻唇沟等），于 2014 年获得卫生管理部门的医疗器械生产销售许可。含有 0.3% 利多卡因的 Juvederm Vista®Ultra XC 和 Juvederm Vista®Ultra Plus XC 也已上市。2016 年 9 月，新增的 Juvederm Vista®Volima XC 获得了生产销售许可。
- **Belotero 系列**（德国 Merz 公司）：根据透明质酸的浓度有 5 种制剂，Belotero® Lidcaine Hydro、Soft、Balance、Intense 和 Volume（含有利多卡因）。

2 羟基磷灰石钙

- **Radiesse®**（德国 Merz 公司）：是一种可吸收性填充物，由 30% 的合成羟基磷灰石钙球形微颗粒（直径 25 ~ 45 μm）和 70% 的载体凝胶（羧甲基纤维素等）组成（FDA 于 2006 年批准）。由于 Radiesse 在 X 线和 CT 影像上是可见的，因此注射过 Radiesse 的患者在接受影像学检查时必须告知经治医生。含有 0.3% 利多卡因的 Radiesse®（+）于 2016 年上市。

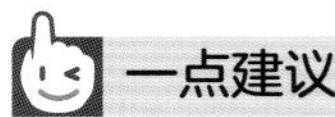

一点建议

▶ “同时注射不同类型的填充物是否安全？”

这是一个常见问题。作为生产厂商，虽然经常提醒要避免同时注射不同的填充物，但是根据作者多年的经验，同时使用不同类型的填充物是没有问题的。无论是在不同层次的注射还是在同一层次的注射，都没有出现特别的问题。实际上，同时注射羟基磷灰石钙制剂（Radiesse®）和透明质酸制剂是一种常见的组合。如果已经注射了不可吸收性填充物，以后可能会出现异物肉芽肿等问题，所以在同一部位再次注射时需要注意。如果患者没有意识到将来可能因为不可吸收性填充物而出现异物肉芽肿等问题，而将其归因于新注射的可吸收性填充物，可能会导致意想不到的纠纷。

参考文献

[1] 岩城佳津美 . フィラー注入による顔面の若返り治療. 日美容外会報 38：81–91，2016.

[2] 小野真平，小川令，薮野雄大ほか . 非吸収性フィラー注入後の異物肉芽腫治療に難渋している 1 例. 形成外科 59：972–974，2015.

[3] Feeney JN, Fox JJ, Akhurst T. Radiological impact of the use of calcium hydroxylapatite dermal fillers. Clin Radiol 64: 897–902, 2009.

[4] RADIESSE®（＋）について. http://info.radiesse.com/radiesseplus/（最終閲覧 10/9/2016）.

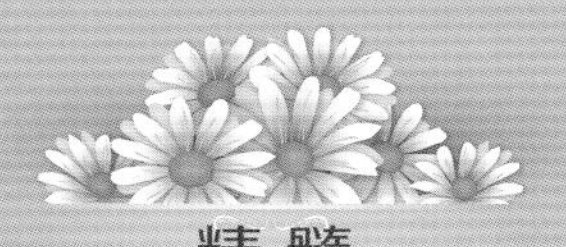

精髓

Essence 3 患者咨询有许多技巧

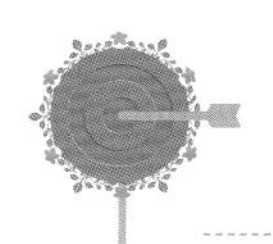

要点！

患者咨询过程非常重要。医生除了掌握填充物注射技术外，还需要掌握咨询技巧。与其他医院相比，作者所在的医疗机构对每位患者的填充物注射量都较多。经常有人会问：“为什么到您那里就诊的患者都那么有钱？”，其实实际情况并非如此。

关联项 精髓 11：注意不要过度矫正

患者希望的注射部位和实际的注射部位

在希望注射填充物的患者中，首选的部位通常是法令纹，其次是木偶纹和下睑皱纹等。这在很多医美机构都是常见的需求。面对这种情况，医生应该如何应对呢？有人可能会说：“既然患者愿意，就让他们注射在想要的部位不就可以了吗？”这种观点也没错。但是最佳方案并非如此。

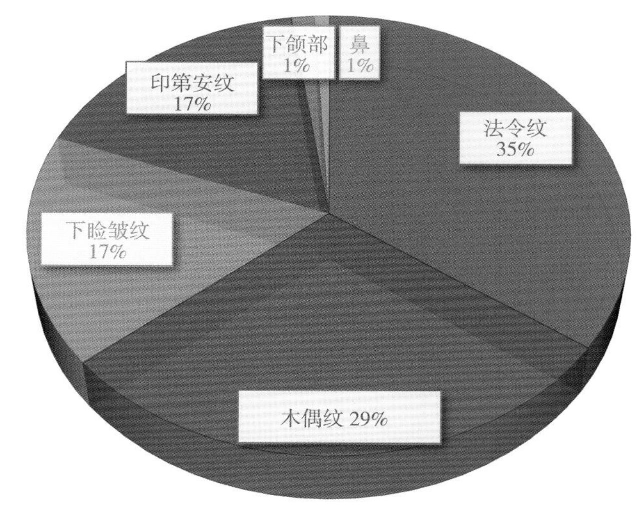

图 1.4.1　希望在作者所在的医疗机构注射填充物的患者中，100 人当中首选注射部位的比例（每个人可能有多个选择）

右图显示了 100 名希望在作者所在医疗机构注射填充物的患者首选的注射部位（图 1.4.1）（每个人可能有多个选择）。由图中结果可以看出，法令纹、木偶纹、下睑皱纹和印第安纹等部位占总体的 98%，这表明患者对于某些特定部位有很大的偏好。

但是最初咨询的结果与注射实际的部位差异很大。临床上实际注射的部位包括面部的各个部位（图 1.4.2）。

患者通常只关注特定部位，并认为只要改善该部位就能获得良好的效果。她们在镜子前（有时用放大镜）仔细观察自己的面部后，会首先注意到明显的法令纹，然后可能的想法是，“这条清晰的法令纹是让我显老的‘万恶之源’”。

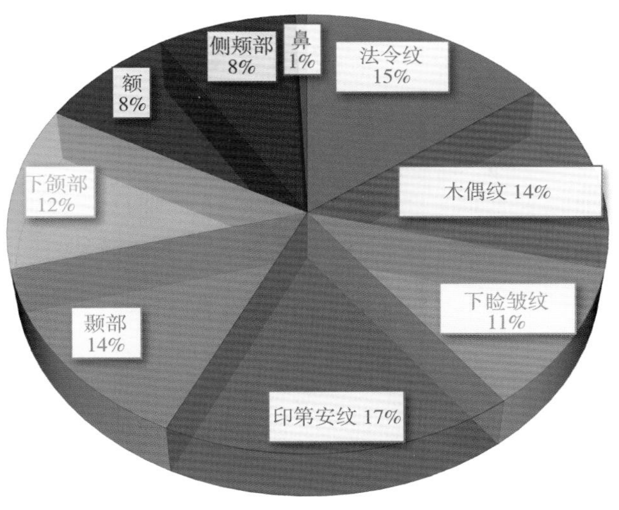

图 1.4.2　100 人当中实际注射部位的比例（不同患者之间注射部位可能有重复）

当你看别人的面部时，你会从哪里开始看？

患者可能的想法是，“如果消除这条法令纹，就会变得更年轻，更漂亮！”但实际上，只是淡化法令纹并不会对面部外观产生太大的影响。要获得填充物注射的良好效果，需要专业的解剖学知识，但几乎没有患者在最初就了解这一点。因此，在患者咨询过程中，非常重要的是花足够长的时间详细解释哪些部位的注射可以获得更好的效果。

“当你看别人的面部时，你会从哪里开始看？你会首先观察法令纹或木偶纹的深度吗？”

这是我经常问患者的第一个问题。结果，所有人的回答都是“不”。实际上，当人们在看别人的面部时，首先会根据整体的印象做出判断。我曾经向工作人员提出以下的问题：

“今天来的 ×× 患者，长得有什么特点？”他们的回答通常是：“她的脸很瘦，眼睛很细，感觉有点显老。”或者回答：“她的脸很圆，眼睛圆溜溜的，感觉很可爱。”没有一个人会说“她有很深的法令纹”或者“眼角皱纹很明显”。

可以从回答中找到一些关键词。首先是“眼睛纤细”“眼睛圆溜溜的”，眼睛在面部的各部分中，无疑是赋予个人特征的一大关键点。鼻部和口嘴，无论好坏，只要不严重脱离标准，似乎很少作为关键词出现。

其次是“脸消瘦”“老了的感觉”“脸圆圆的”“看起来年轻”……这些关键词都是“面部轮廓”给人的印象。由此可见，“轮廓”是赋予个人特征的重要因素。所有的表现总体印象是“可爱”“漂亮”。也就是说，轮廓和五官的比例很协调。“看起来年轻漂亮”是指“轮廓美丽，五官端正，比例很好”。所谓的“使法令纹变浅”，不过是整个过程的一小部分。

在五官塑形方面，填充物虽然不可能做成重睑外形，但是可以修饰鼻背高度、塑造迷人的嘴唇以及下颌的形状。

易于理解的解剖学理由

专业的注射应该遵循患者的意愿，并以易懂的方式解释解剖学理由。如果忽视了这一点，仅仅列举需要注射的部位，可能会被误解为“推荐在各个部位进行注射的敛财医生”。在咨询过程中，作者尽量使用颅骨模型，尽可能清楚地说明衰老的解剖学变化（图1.4.3）。并解释“为什么需要在这个部位进行注射”，让患者理解这一点很重要。

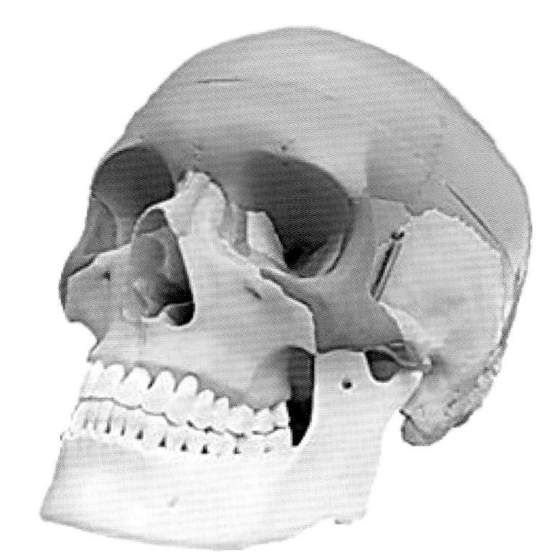

图 1.4.3 **颅骨模型**

在初次咨询时，作者通常会充分解释要注射的确定部位和最佳注射部位，对于初次来诊的患者和初次使用填充物的患者，作者会尽量将最初的注射量限制在 1 ~ 3 mL。建议在与患者建立信任关系之后，根据需要逐步增加注射量和注射部位。

除了填充物的注射技术外，患者咨询也有许多技巧。

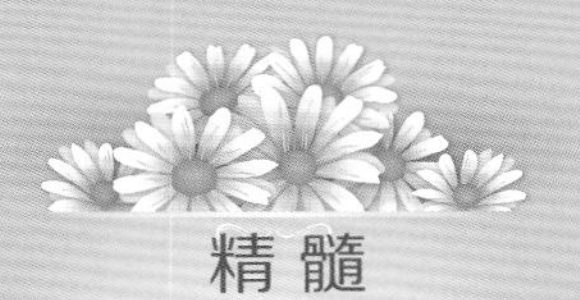

精髓 4

灵活设计脸颊的形状

要点！

丰满而圆润的脸颊被视为年轻美丽的象征。脸颊组织容量减少会导致阴影出现，使面部显得老态憔悴。此外，脸颊的形状也会对面部形象产生重要影响。通过了解深层脂肪的位置，可以巧妙运用填充物来设计脸颊的形状。

关联项 精髓 12：印第安纹的治疗误区；各部位注射技巧 2：向中面部（印第安纹）注射填充物

脸颊的深层脂肪

脸颊的深层脂肪是形成丰满脸颊的主要因素，包括眼轮匝肌深面的 SOOF 和脸颊内侧的深层脂肪。这些深层脂肪容量比浅层脂肪更大，并被纤维膜包裹着，对脸颊形状有着重要影响。这些深层脂肪位于表情肌深面，起到缓冲和使表情肌平滑运动的作用。浅层脂肪位于表情肌浅面，形成了深层脂肪→表情肌→浅层脂肪的“三明治”结构（图 1.5.1）。了解脸颊深层脂肪的位置对于填充物注射非常重要。

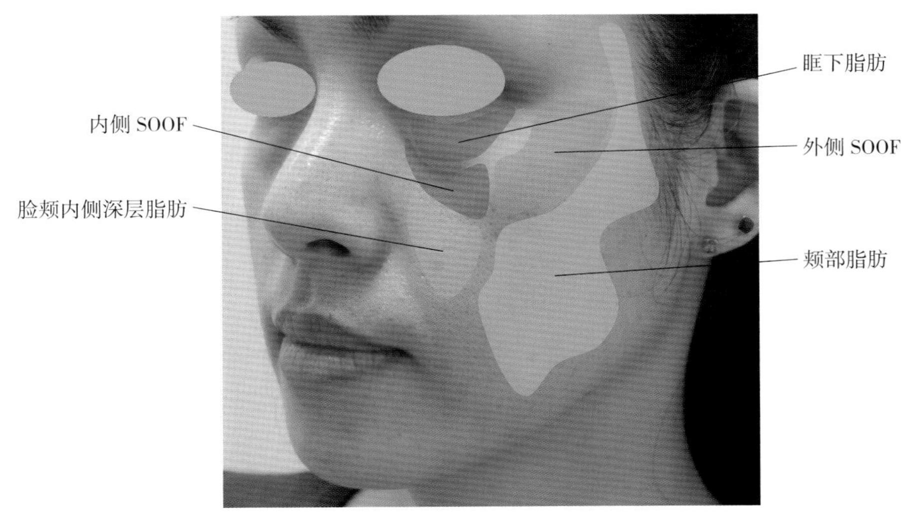

图 1.5.1　**脸颊的深层脂肪**

* 眶下脂肪：来自眼眶内的脂肪

SOOF 位于眼眶下缘的下方，主要覆盖颧弓和部分上颌骨，分为内侧和外侧两部分。内侧 SOOF 相比外侧横向 SOOF 更小。下颌部的丰满形态主要与颊部脂肪有关。

脸颊的浅层脂肪

脸颊的浅层脂肪位于表情肌浅面。虽然厚度小于深层脂肪，但浅层脂肪也会对脸颊的形状产生影响。浅层脂肪各自独立，但其边界不清晰且可能会有部分重叠。同时其厚度也有所不同。虽然没有必要记住所有的名称，但是有必要大致了解其位置和特别重要的纤维间隔（图 1.5.2）。

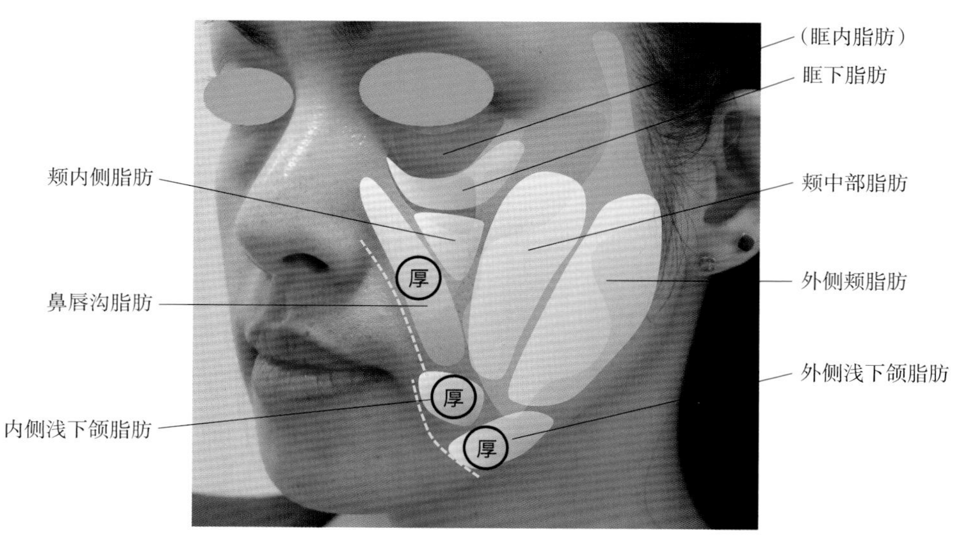

图 1.5.2　**脸颊的浅层脂肪**

眶下脂肪也称为 malar mound（睑颊隆起），位于下睑和脸颊的交界处。鼻唇颊脂肪则位于脸颊和上唇的交界区。

设计脸颊形状

如果你想拥有像美丽的美国女演员安吉丽娜·朱莉那样的脸颊形状，需要在外侧横向 SOOF（图 1.5.3）中增加容量。外国人（欧美人）大多喜欢突出颧弓的轮廓。因此，欧美的医生几乎都采用在外侧横向 SOOF 中增加容量的注射方法。日本人（亚洲人）则更喜欢圆润饱满的脸颊形状。因此，注射部位主要集中在脸颊内侧 SOOF（部分注射在脸颊内侧深层脂肪）（图 1.5.4）。如果像演员柴崎幸那样，是介于西方和东方之间的美女类型，可以在外侧横向 SOOF、内侧 SOOF 和脸颊内侧深层脂肪室分别均衡地注射填充物（图 1.5.5）。

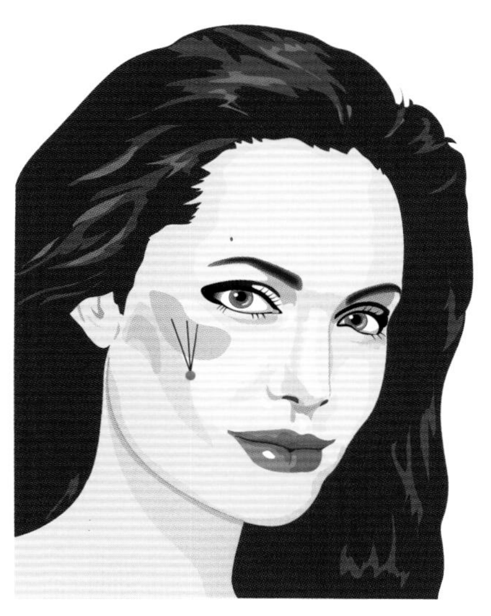

图 1.5.3 **欧美人喜欢的脸颊类型**
主要注射到外侧横向 SOOF。

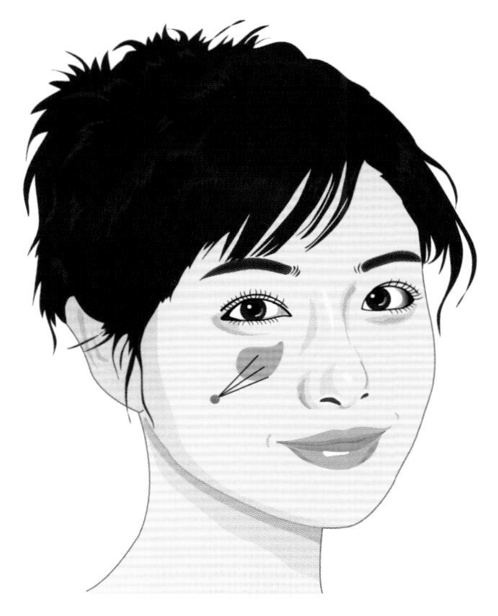

图 1.5.4 **日本人（亚洲人）喜欢的脸颊类型**
主要注射到内侧 SOOF。

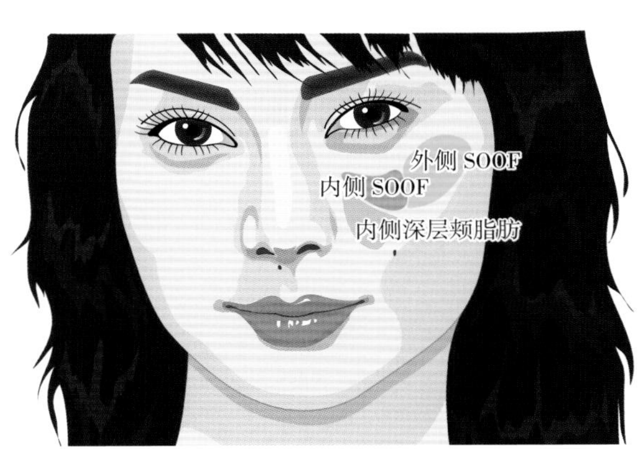

图 1.5.5 **介于东方和西方之间的美女脸颊类型**
均匀地注射到每个脂肪室。

小知识

亚洲人和欧美人对脸颊形状的喜好有所不同，这在莉香娃娃和芭比娃娃身上表现得很明显。莉香娃娃的脸颊很圆润，给人一种很可爱的感觉。而芭比娃娃的颧弓较宽，脸颊较尖锐。不仅表现在人偶上，这种差异也存在于日本和美国的动画女主角身上（图 1.5.6）。

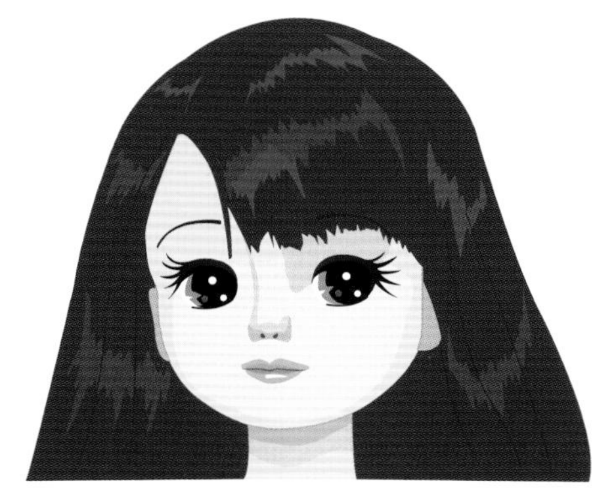

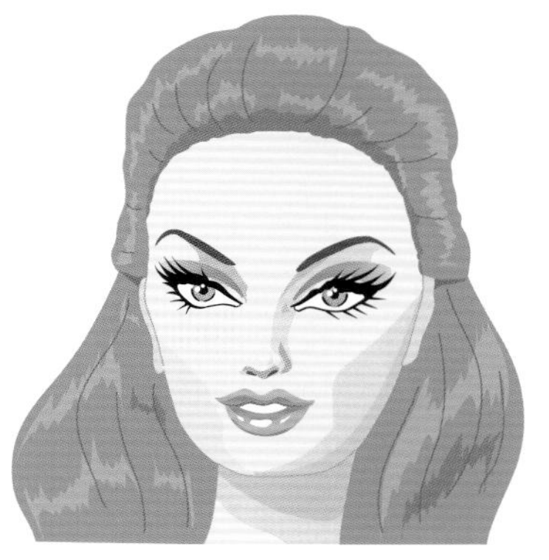

图 1.5.6 **莉香娃娃和芭比娃娃**

注射技术

主要危险的血管和支持韧带的位置关系如图 1.5.7 所示：

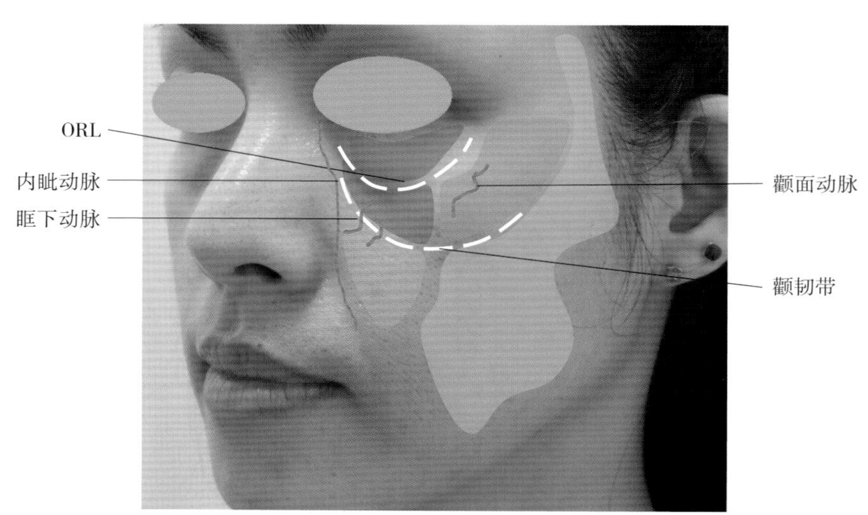

图 1.5.7 **危险血管与支持韧带的位置关系**

在这个区域进行注射时，危险的血管是眶下动脉、颧面动脉、内眦动脉。应使用钝针（25～27G）进行注射，刺入点选择在中颊沟（Gorgo line）延长线上的安全区域。注射主要在骨膜浅面深层脂肪室内进行。了解支持韧带与各部位的位置关系也非常重要。通过填充物增加 SOOF 的容量，可以同时获得 ORL 和颧韧带的支持效果。建议使用具有良好形状保持力和高黏弹性的填充物制剂。

案例

【案例】38 岁，女性

主要表现为内侧 SOOF 区域的容量不足。以内侧 SOOF 为中心注射 0.7 mL 的 Radiesse®（德国 Merz 公司），在泪沟和鼻唇沟（法令纹）也注射了透明质酸（图 1.5.8）。

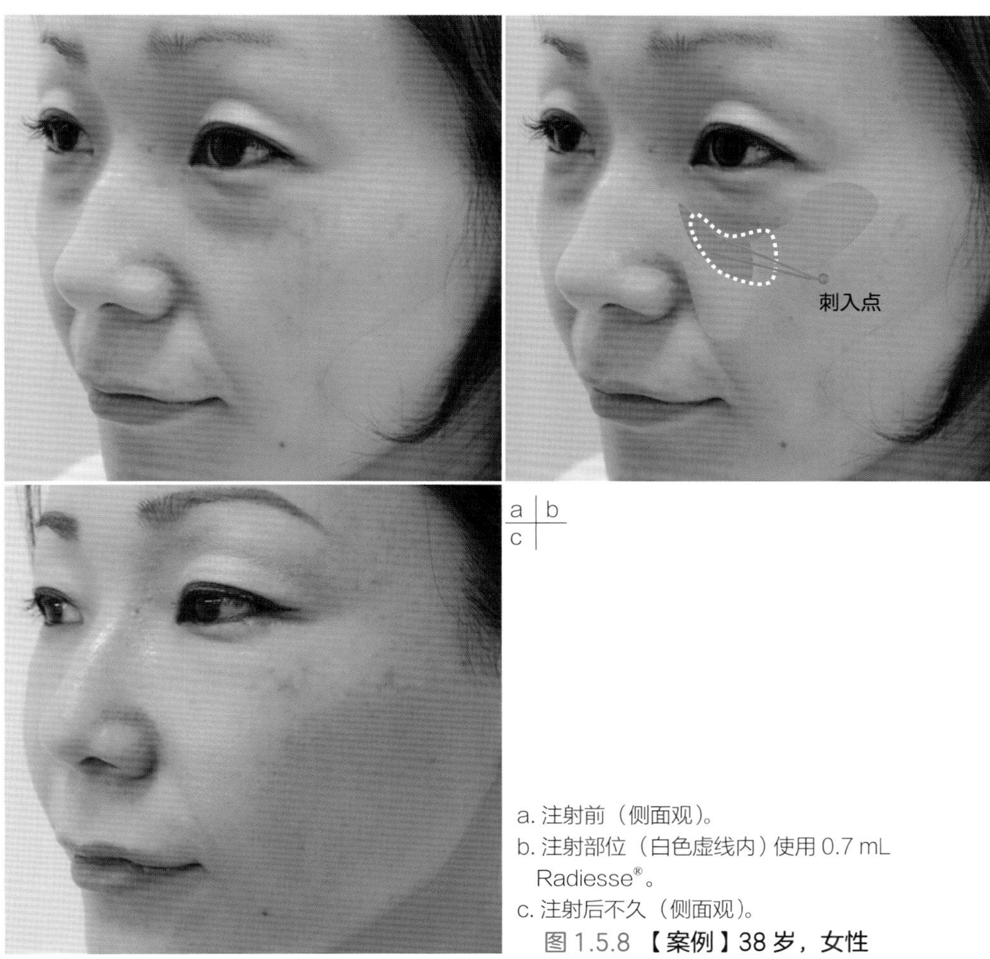

a. 注射前（侧面观）。
b. 注射部位（白色虚线内）使用 0.7 mL Radiesse®。
c. 注射后不久（侧面观）。

图 1.5.8 **【案例】38 岁，女性**

操作视频

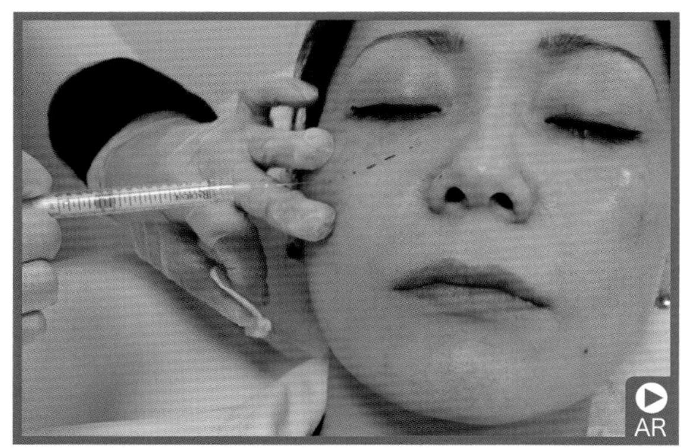

●用 25G 的锐针刺入皮肤，然后将 27G 的钝针插入骨膜上的 SOOF 内。在确认针尖处没有异常阻力后，进行回抽试验，然后采用 retrograde bolus 法缓慢地注射填充物。尽可能在坐位或接近坐位的状态下进行注射，同时微调进针的方向和深度，以接近注射前设计的脸颊形状。在熟悉该技术之前，建议注射量比计划的少一些。在坐位状态下检查注射后的效果，之后再决定是否增加注射量。

参考文献

[1] Pessa JE, Rohrich RJ. The cheek. Facial Topography: Clinical Anatomy of the Face, pp47–93, Quality Medical Publishing, St. Louis, 2012.

[2] Yousuf S, Tubbs RS, Wartmann CT, et al. A review of the gross anatomy, functions, pathology, and clinical uses of the buccal fat pad. Surg Radiol Anat 32: 427–436, 2010.

[3] Mendelson BC, Muzaffar AR, Adams WP Jr. Surgical anatomy of the midcheek and malar mounds. Plast Reconstr Surg 110: 885–896, 2002.

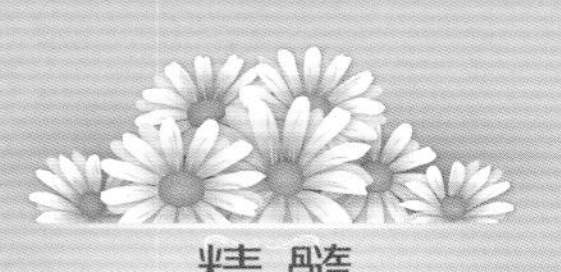

精髓 5

颞部（太阳穴）和下颌是小脸效果的关键

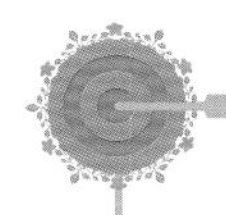

要点！

下颌和颞部（太阳穴）是小脸效果的关键。通过在这两个部位进行填充物注射，不仅可以达到恢复年轻态的效果，还可以使脸部看起来更小。

关联项 精髓 6：将葫芦形脸变成倒卵形脸；各部位注射技巧 4：向颞部（太阳穴）注射填充物；各部位注射技巧 7：向下颌部（面部下 1/3）注射填充物

颞部和下颌与年龄相关的变化

随着年龄的增长，颞部和下颌会发生变化。颞部由于颞肌的萎缩和脂肪的流失，导致颞窝凹陷，使眼眶边缘的外侧和颧弓向前突出。结果使面部轮廓变得不规则，给人一种粗犷的印象。下颌部位因骨吸收而萎缩，同时下颌肌肉肌张力增高，导致下颌变平并出现特征性的形状改变（图 1.6.1）。

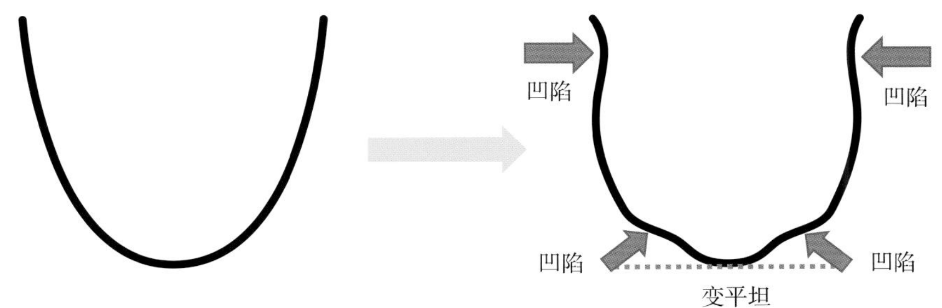

图 1.6.1 与年龄相关的面部轮廓变化

向颞部（太阳穴）注射对小脸效果的影响

以下根据实际案例进行说明。

在填充物注射前，额部有凹凸不平的感觉，太阳穴凹陷，下颌扁平，下颌肌肉肌张力过大（图 1.6.2）。在填充物注射前 2 周，向下颌肌肉内注射了肉毒毒素（8U）。在注射填充物前 1～2 周注射肉毒毒素，而不是在同一天进行注射，这样可以更容易地通过填充物来塑造面部轮廓。

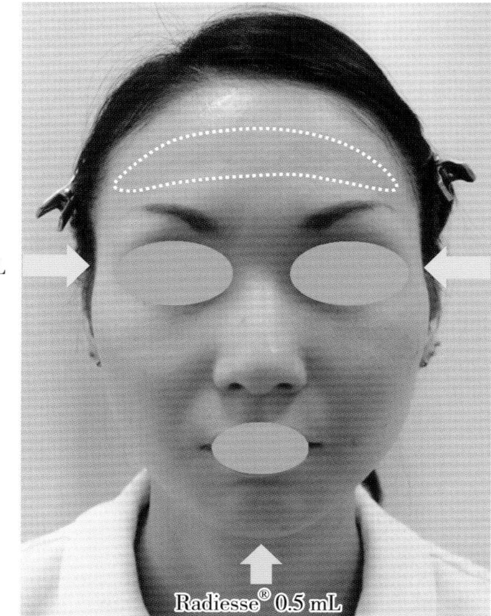

a. 注射部位和注射量

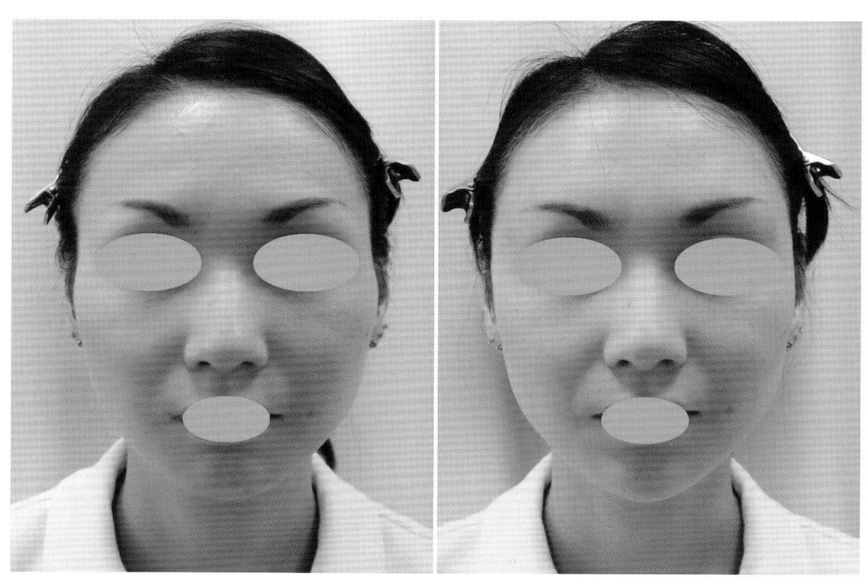

b. 注射前（正面观）　　c. 注射后 7 天（正面观）

图 1.6.2 **【案例】28 岁，女性**

Radiesse®：德国 Merz 公司。

注射治疗后，与图 1.6.1 所示的变化相反，面部轮廓得到了良好的改善。

如果观察注射前后的面部轮廓会发现，虽然面部最大宽度没有变化（颧弓水平方向红色箭头所示），但是注射前面部看起来更宽（图 1.6.3）。许多患者担心，“如果在太阳穴注射填充物，会不会让脸看起来更大？”实际上，通过使颞部丰满，不仅可以使轮廓更加端正和年轻，还可以让人产生脸变小的错觉。相反，随着年龄的增长，太阳穴凹陷，轮廓变得像“葫芦”，脸就会显得很大

（具体注射方法可参照第二章“各部位注射技巧 4：向颞部（太阳穴）注射填充物”）。

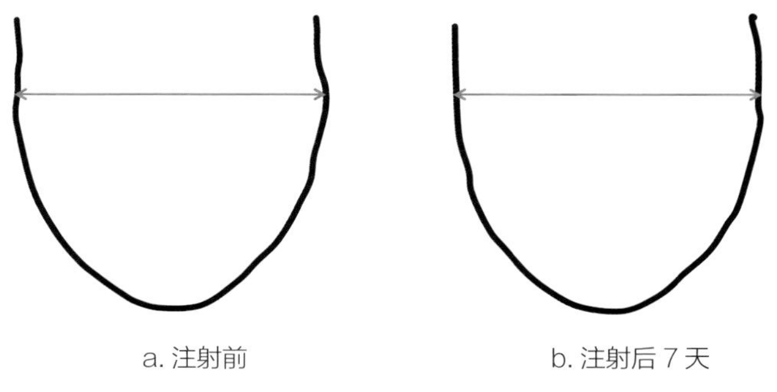

a. 注射前　　b. 注射后 7 天

图 1.6.3 **注射前后面部轮廓的变化**

向下颌注射对小脸效果的影响（图 1.6.4）

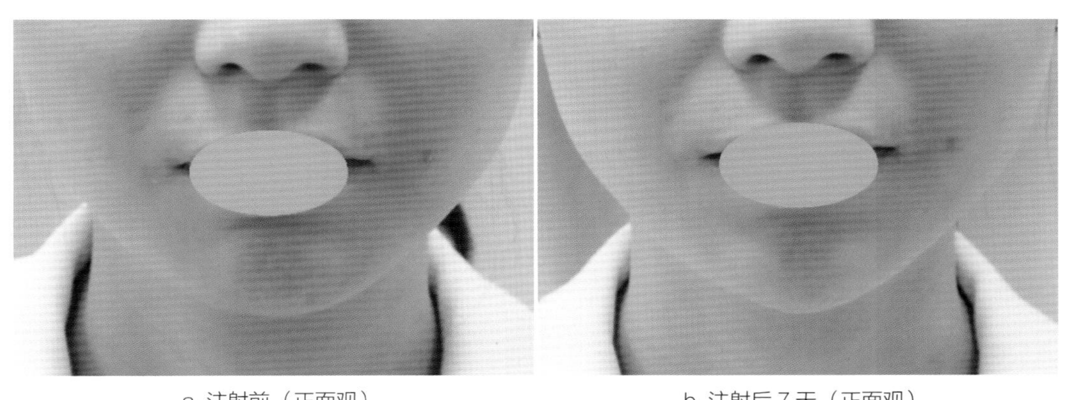

a. 注射前（正面观）　　b. 注射后 7 天（正面观）

图 1.6.4 **【案例】28 岁，女性（与图 1.6.2 相同的案例）**

下颌变平也是面部宽度变大的主要原因。通过使下颌变尖，可以使面部看起来更小。

参考文献

[1] Pessa JE, Rohrich RJ. The temporal fossa. Facial Topography: Clinical Anatomy of the Face, pp177–218, Quality Medical Publishing, St. Louis, 2012facial rejuvenation. Aesthetic Plast Surg 36: 753–760, 2012.

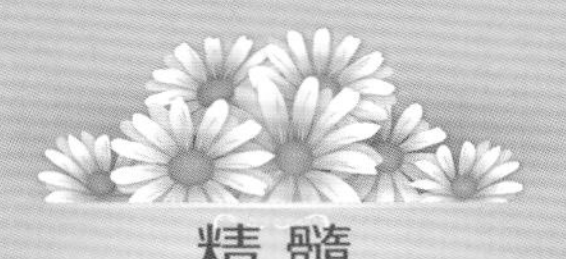

精髓

Essence 6 将葫芦形脸变成倒卵圆形脸

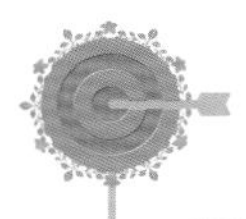

要点！

由于颞部（太阳穴）和侧颊部组织容量损失，导致面部轮廓起伏，变成葫芦形。填充物注射的重点之一是要将面部轮廓从葫芦形调整为倒卵圆形。

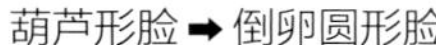

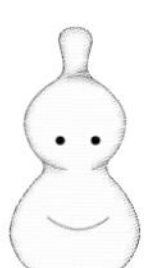

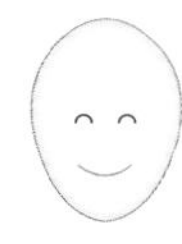

关联项 精髓 5：颞部（太阳穴）和下颌是小脸效果的关键；各部位注射技巧 4：向颞部（太阳穴）注射填充物；各部位注射技巧 6：向侧面部注射填充物

面部形状随年龄增长而变化

从“精髓 1：了解面部的衰老过程”中所叙述的解剖学机制可以看出，随着年龄的增长，面部的形状，即“轮廓”也会发生变化。由于皮肤和软组织的下垂，重心下降，面部轮廓由类似倒三角形或者心形（国外文献是这样表述的，东亚人描述为倒卵圆形较为合适）变成三角形或方形（图 1.7.1）。因此，恢复年轻的要点之一是使面部轮廓调整至接近倒三角形、心形或倒卵圆形（图 1.7.2）。

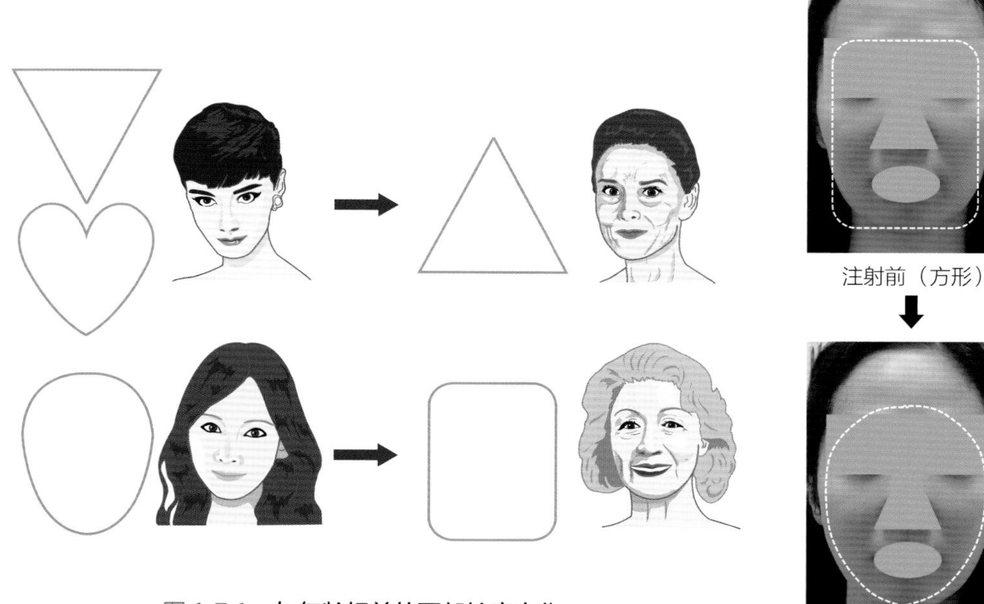

图 1.7.1　**与年龄相关的面部轮廓变化**

注射前（方形）

注射后（倒卵圆形）

图 1.7.2　**治疗案例**

葫芦形面部轮廓的矫正案例

特别是对于颧弓突出的脸形，如果在较早的年龄出现颞部（太阳穴）和侧颊部组织容量损失，就会出现葫芦形的面部轮廓（图 1.7.3，图 1.7.4）。

【案例】38 岁，女性

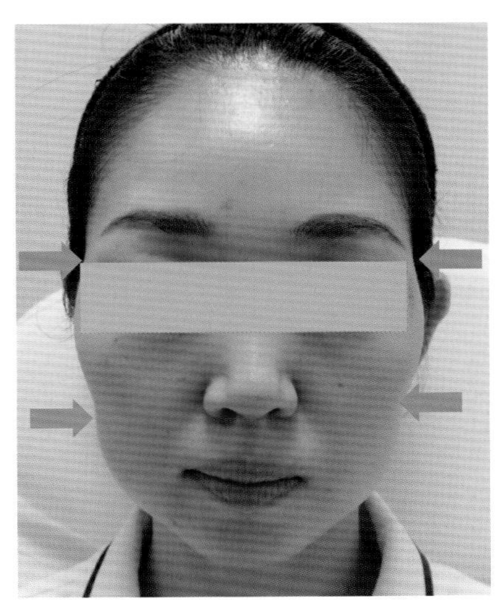
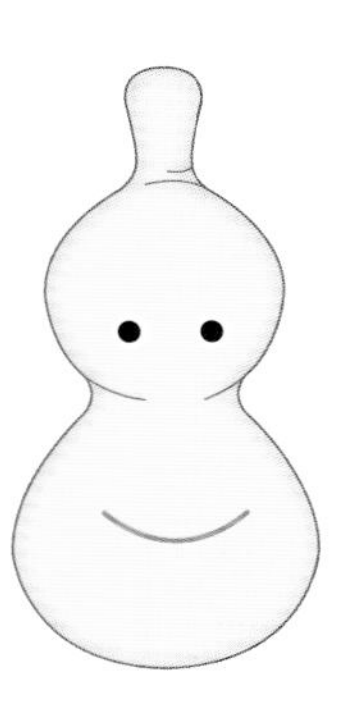

图 1.7.3 **颞部和侧颊部组织容量损失导致面部轮廓变成葫芦形**

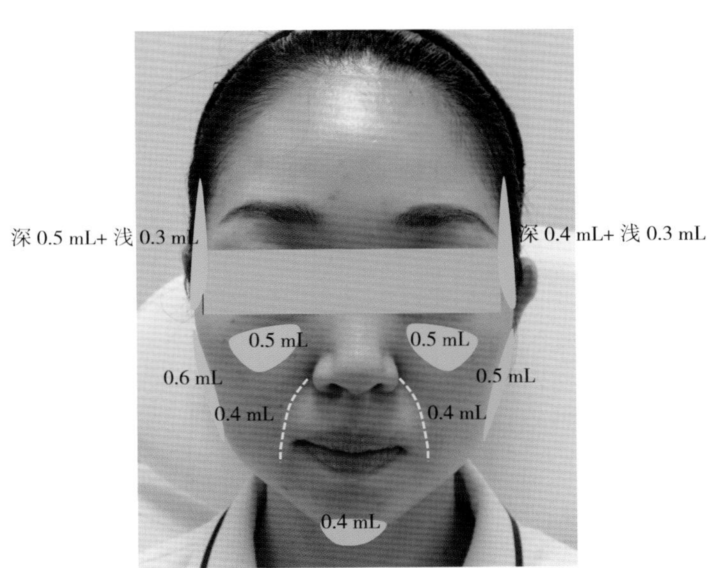

图 1.7.4 **注射部位和填充物的种类、注射量**

⬭：Radiesse®（德国 Merz 公司）；--- Teosyal® RHA 2（瑞士 Teoxane 公司）

Radiesse®：4.0 mL+RHA2：0.8 mL=4.8 mL

关于颞部（太阳穴）及侧颊部的注射方法，参照第二章“各部位注射技巧 4：向颞部（太阳穴）注射填充物”及“各部位注射技巧 6：向侧面部注射填充物”。

注射治疗后，葫芦形的波浪状轮廓变成了平滑的倒卵圆形（图 1.7.5）。注射前后面部的最大宽度（黄色线）没有改变，但注射后看起来脸变小了。

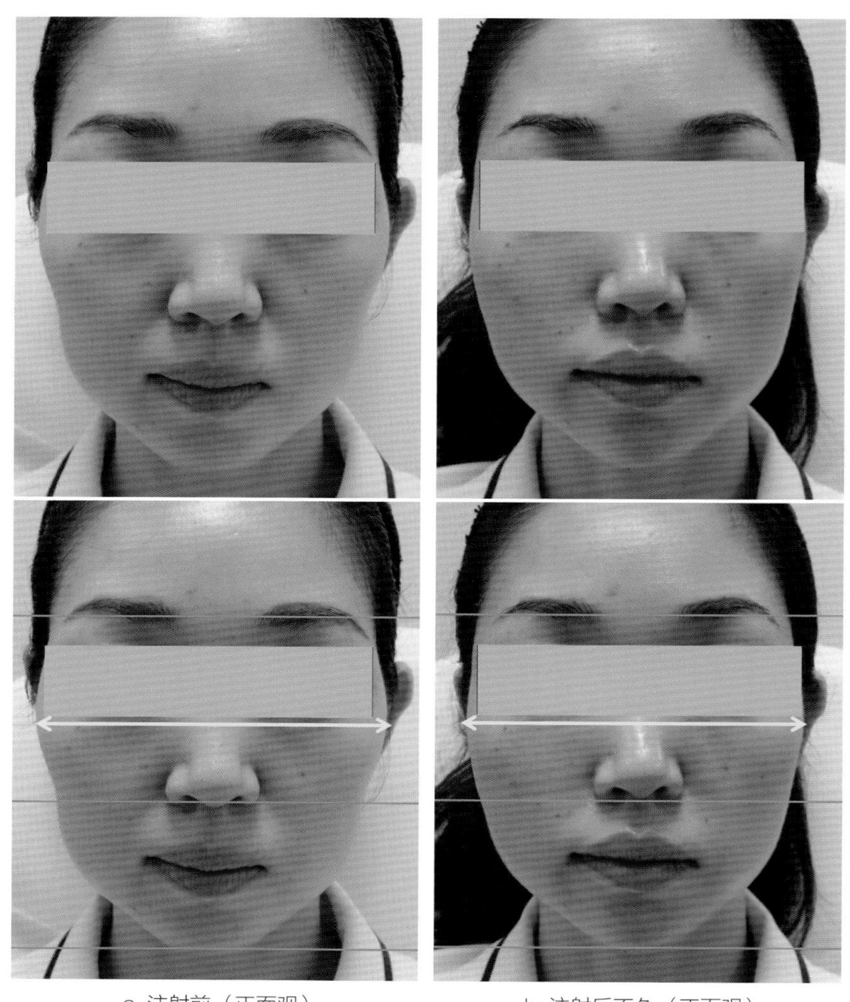

a. 注射前（正面观）　　b. 注射后不久（正面观）

图 1.7.5 **注射前和注射后的面部轮廓比较①**

通过在中面部和颞部（太阳穴）注射填充物，可以提升支持韧带的效果，实现面部轮廓的提升（参照“精髓 2：灵活使用填充物”）。此外，通过将下颌调整为尖形［参照“精髓 5：颞部（太阳穴）和下颌是小脸效果的关键”］，可以改变面部曲线向下走行的“悲伤”表情，使面部呈现向上走行且清晰、年轻的外观（图 1.7.6）。其原因是填充物的提升作用使面部重心上移。

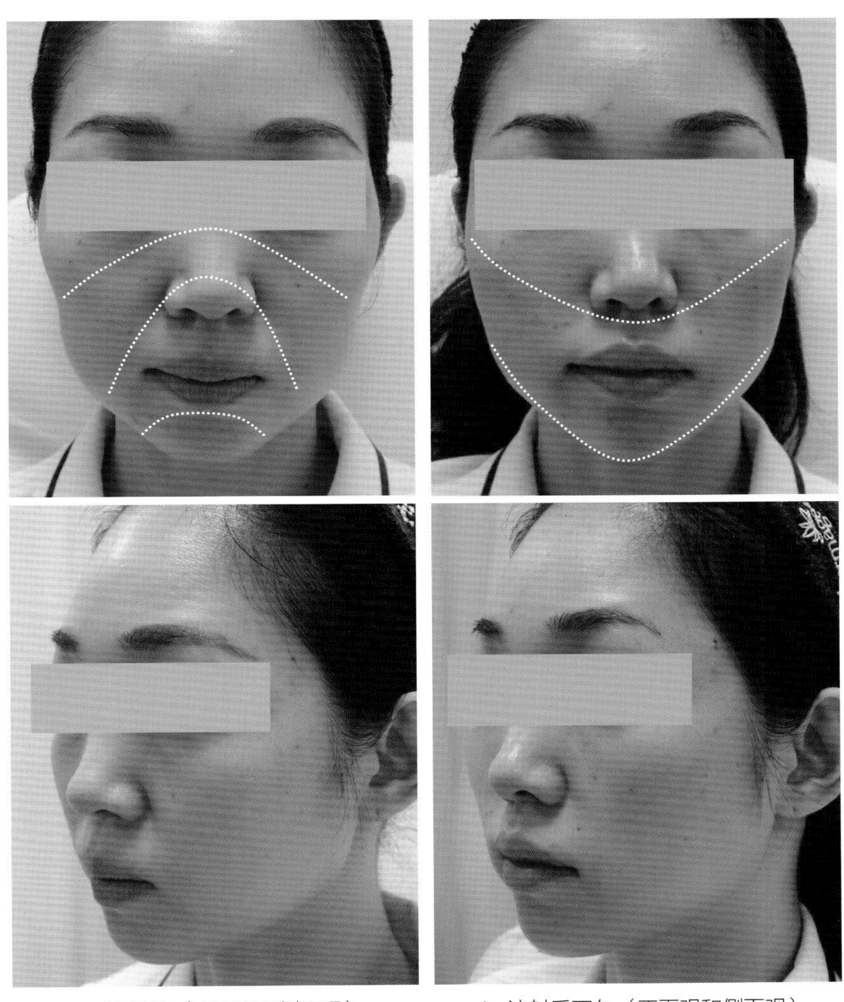

a. 注射前（正面观和侧面观）　b. 注射后不久（正面观和侧面观）

图 1.7.6　**注射前和注射后的面部轮廓比较②**

长期随访变化

注射了 4.8 mL 的填充物后，需要观察其长期的效果。

注射后 6 个月，虽然有部分恢复原貌，但总体上可以维持 50% ~ 70% 的矫正后效果（图 1.7.7）。如果在注射后 3 ~ 6 个月进行追加注射，效果能够长期维持。

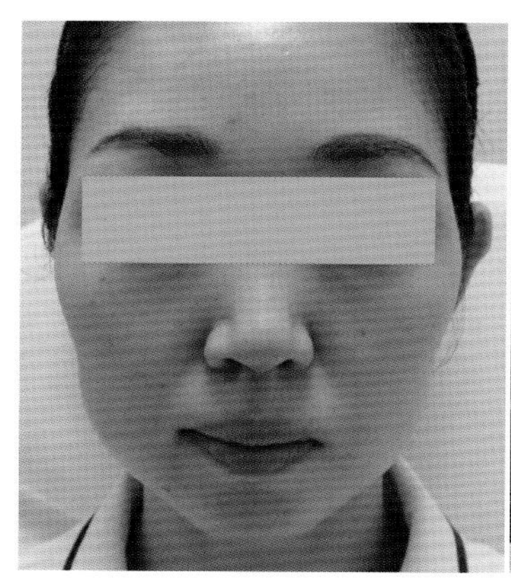

a. 注射前（正面观）

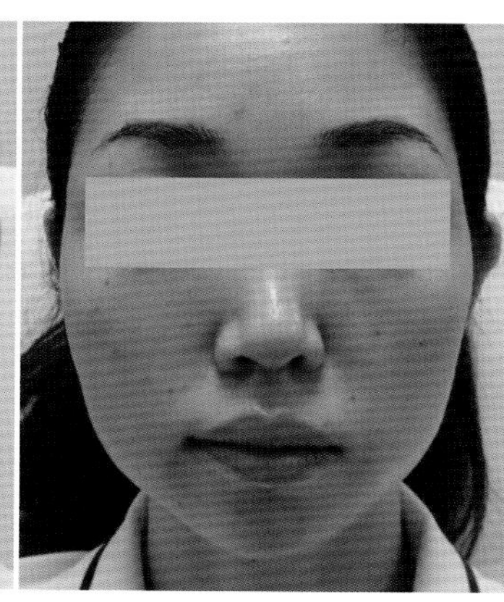

b. 注射后不久（正面观）

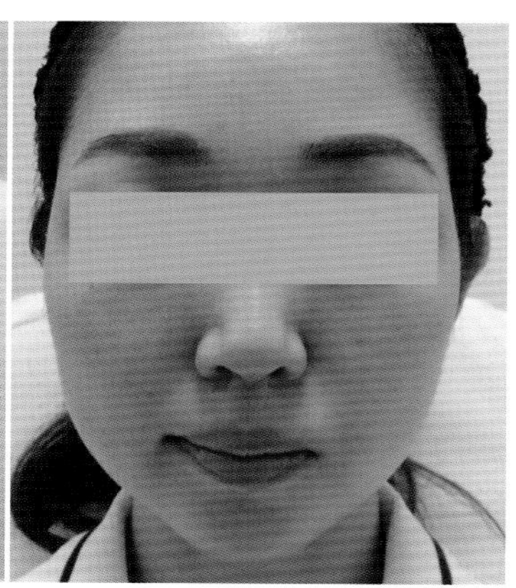

c. 注射后 6 个月（正面观）

图 1.7.7 **长期随访变化**

注射技术

具体注射方法参考第二章“各部位注射技巧”。例如，向颞部（太阳穴）注射［参考第二章“各部位注射技巧 4：向颞部（太阳穴）注射填充物”］和向侧面部注射（参考第二章“各部位注射技巧 6：向侧面部注射填充物”）。

一点建议

当医生建议向颞部（太阳穴）和侧面部注射填充物时，几乎所有患者都会担心地问：“什么？这样做不会让脸看起来更大吗？”但是，恰恰相反，如果将轮廓调整成光滑的倒卵圆形，面部会显得更小。这是因为面部的最大宽度不会改变，而平滑的面部轮廓会使人产生脸部变小的错觉。

参考文献

[1] Small R, Hoang D. Dermal Filler Procedures. pp5–27, Wolters Kluwer Health, Philadelphia, 2012.

精髓 7 Essence

注射填充物淡化额纹

要点!

通过在额肌下注射填充物，既可以淡化额纹，又可以使额部呈现年轻化状态，可以说是一举两得!

关联项 各部位注射技巧 5：向额部（额纹）注射填充物

替代肉毒毒素的疗法

对于额纹一般采用注射肉毒毒素进行矫正，但是有些人可能会出现眼睑沉重、表情不自然等不满意的效果，甚至感觉有胶水粘在一起的不适感。此外，对于眼睑下垂的患者，也不适合注射肉毒毒素。

作为肉毒毒素注射的替代疗法，通过在额肌下注射填充物可以使额肌不容易收缩，从而可以自然淡化额纹。虽然皱纹并不会像注射肉毒毒素那样完全消失，但即使有轻微皱纹，也会看起来很自然，而且眼睑下垂的患者也可以进行该治疗。同时，额部的轮廓也会变得更美，年龄增长所导致的眉毛下垂也可以得到纠正（图 1.8.1）。需要注意的是，如果额肌的收缩程度较强，或者在静止状态时皱纹较深，则填充效果可能不佳。因此，该治疗适用于轻度至中度的额纹。

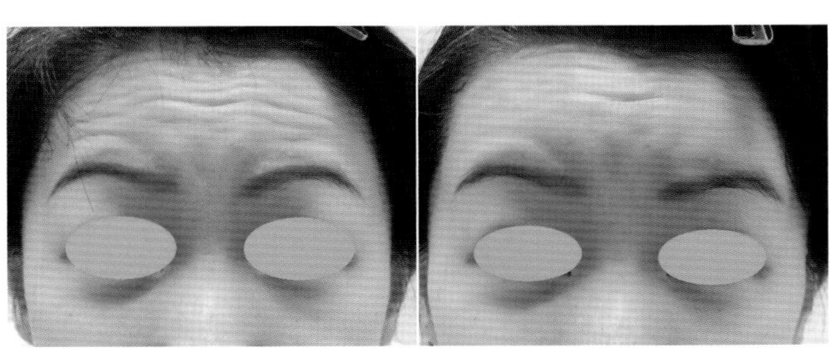

a. 注射前（眉毛上挑时）　　b. 注射后 3 周（眉毛上挑时）

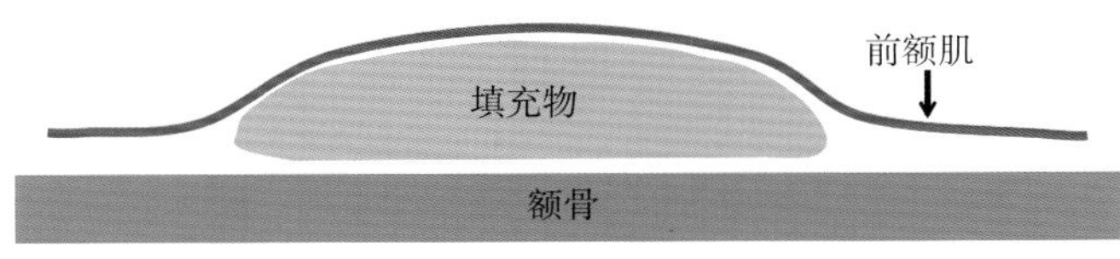

c. 填充物的注射部位

图 1.8.1　**注射填充物可淡化额纹**

案例

【案例】42 岁，女性

在额肌下注射了 3.0 mL 的 Radiesse®（德国 Merz 公司）。注射后与注射前相比，挑起眉毛时额纹不再明显（图 1.8.1）。此外，额部的形状在静止状态下也变得更加漂亮（图 1.8.2）。如果在额部的眉间部位（皱眉肌及鼻根肌）追加注射肉毒毒素，可以消除肌肉紧张，使额部更加光滑。通常建议在注射填充物前 2 周注射肉毒毒素（图 1.8.3）。

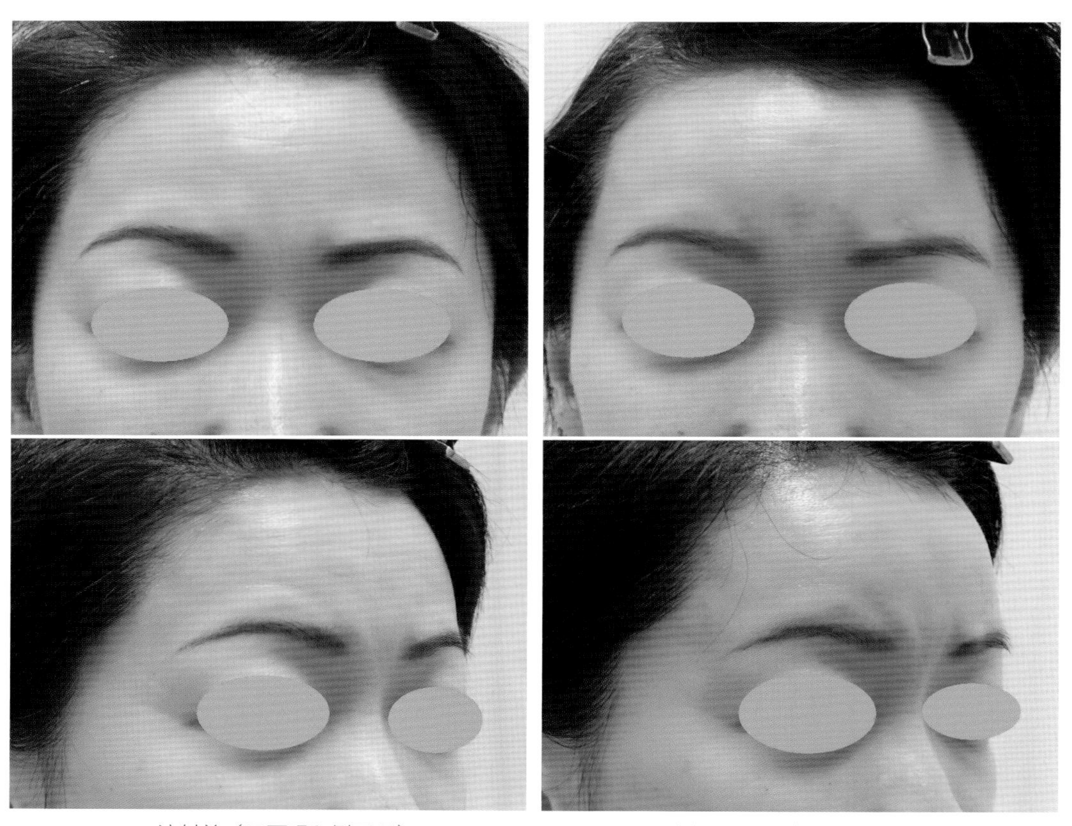

a. 注射前（正面观和侧面观）　　b. 注射后 3 周（正面观和侧面观）

图 1.8.2 【案例】42 岁，女性

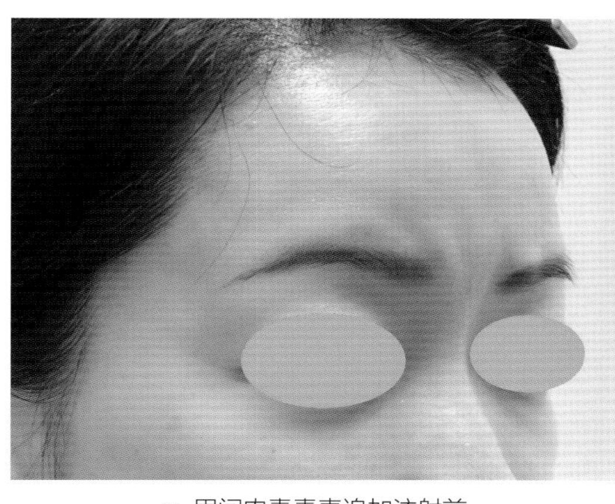

a. 眉间肉毒毒素追加注射前

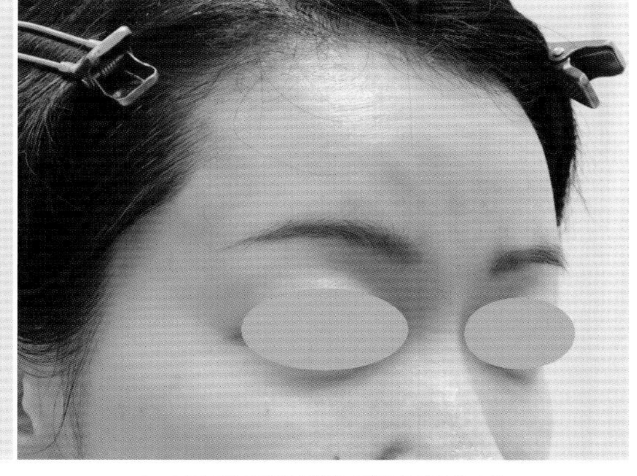

b. 眉间肉毒毒素追加注射后 3 周

图 1.8.3 **【案例】42 岁，女性**

注射技术

参照第二章“各部位注射技巧 5：向额部（额纹）注射填充物”。

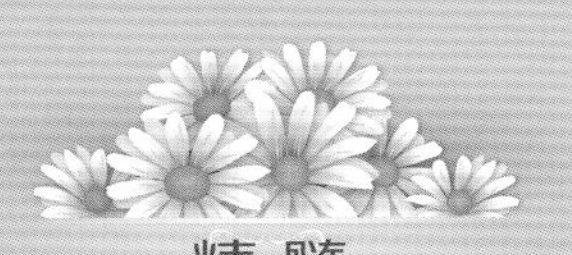

精髓 8 Essence

下颌部（面部下 1/3）是老年人变年轻的关键部位

要点!

在老年人中，由于下颌部的萎缩变形，面部轮廓会变得不均匀。恢复面部下 1/3 的组织容量和形状是使老年人变年轻的关键。

关联项 各部位注射技巧 7：向下颌部（面部下 1/3）注射填充物

下颌部（面部下 1/3）与年龄相关的变化

随着年龄的增长，所有部位的组织容量损失和松弛程度都会增强，特别是中面部和下颌部（面部下 1/3）因骨吸收而发生的变化尤为明显。在下颌部，由于下颌骨的骨吸收变形导致下颌萎缩、变平（图 1.9.1），同时伴有颈阔肌松弛，咬肌韧带松弛，咬肌前间隙增大，颊部脂肪向前下方脱出，皮肤弹性下降等。这些增龄性变化综合作用导致面部松弛加剧，使唇颌沟（木偶纹）变得明显。

另外，在颈阔肌耳筋膜（platysma-aulicular fascia，PAF）和下颌韧带部位，由于皮肤牢固地附着在骨骼上，因此产生凹陷，由于韧带固定之间的软组织下垂，使下颌缘形成独特的波浪状（W 形）(图 1.9.2)。

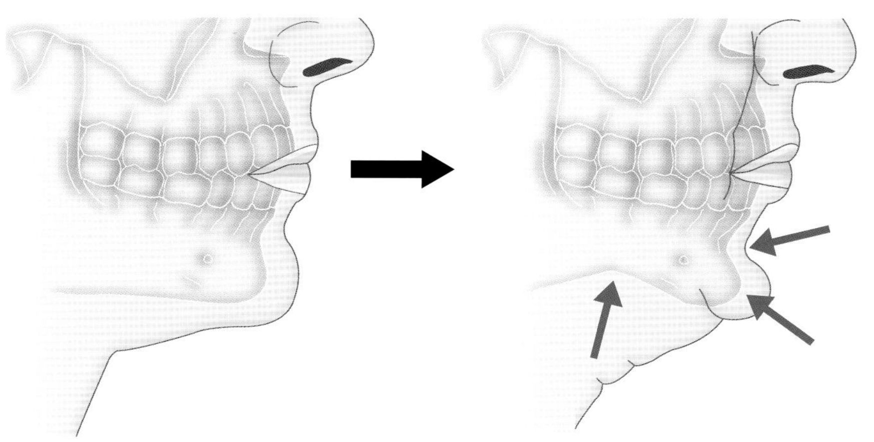

图 1.9.1　**下颌骨与年龄相关的变化**

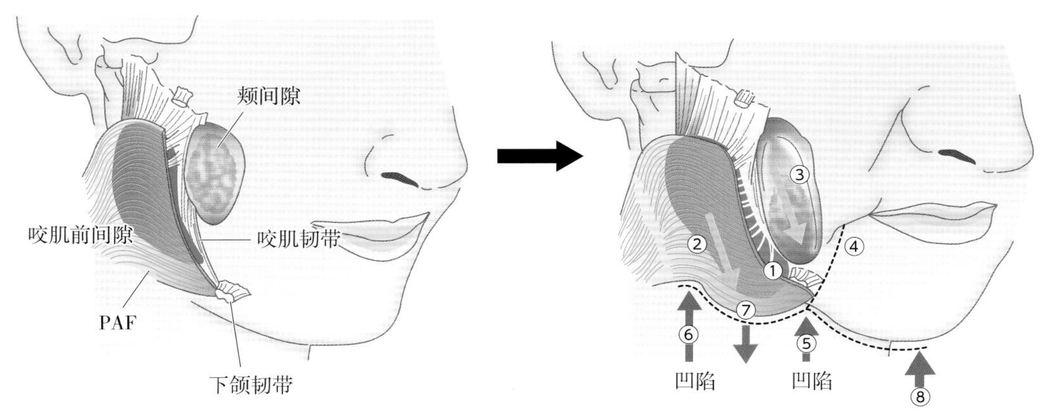

图 1.9.2 **下颌与年龄相关的变化**

①下颌韧带有向内侧和下方松弛的特点（颈阔肌松弛）；②导致咬肌前间隙向内侧下方扩大（咬肌前间隙下方组织薄弱，容易伸长）；③位于其内部的颊部脂肪也向前方和下方偏移；④通过①～③这些因素共同形成了木偶纹，并逐渐加深；⑤和⑥部分，由于皮肤被韧带牢固地附着在骨骼上，所以不易出现松弛，而中间部分⑦会下垂；⑧下颌前端因骨吸收而变平，通过⑤～⑧形成了 W 形的下颌缘。

用填充物矫正下颌部（面部下 1/3）

使用填充物进行下颌部塑形的要点是：① 避免向韧带固定的下垂部位（图 1.9.2① ～ ⑦）注射填充物；② 恢复因骨吸收而失去的下颌容量和形状，塑造美丽的下颌；③ 减少木偶纹的显现，使其淡化；④平滑下颌缘的 W 形曲线。

案例

【案例 1】77 岁，女性

随着年龄的增长，下颌骨萎缩，导致下颌缘变成了 W 形，整个面部不平滑（图 1.9.3）。恢复下颌部（面部下 1/3）的容量和形状，是完美塑形的关键。同时，不需要像年轻人那样使中面部过于丰满。随着年龄的增长，皮肤也会失去弹性并出现松弛。如果恢复到皮肤紧致的程度，可能会因过度矫正而出现不自然的外观。

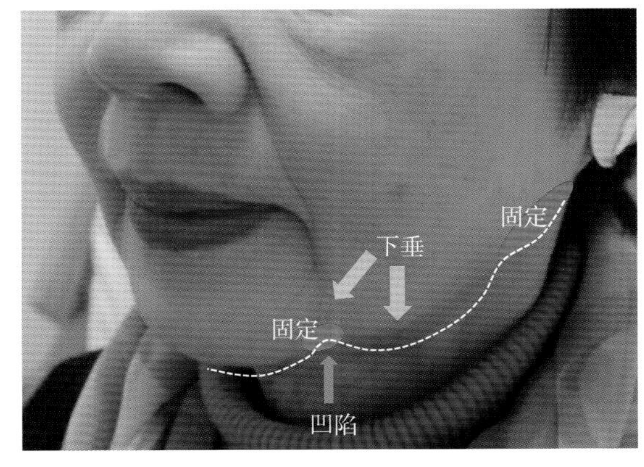

图 1.9.3 **老年人下颌部与年龄相关的变化**

法令纹也一样，进行浅层的矫正会使面部外观呈现不自然状态。适当矫正下颌部，不仅可以使人看起来年轻，还可以改善皮肤表面松弛，达到提升的效果（图 1.9.4、图 1.9.5）。

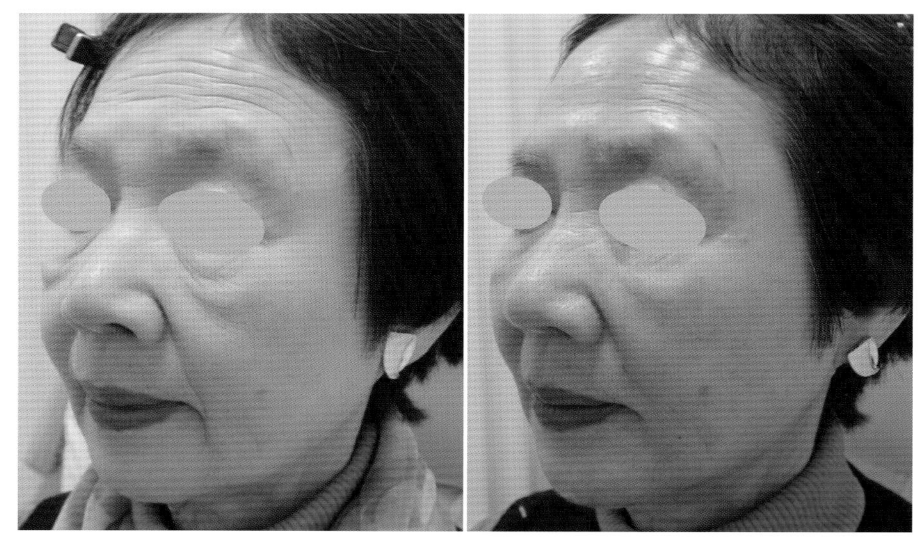

a. 注射前（侧面观）　　b. 注射后不久（侧面观）

图 1.9.4 **【案例 1】77 岁，女性**

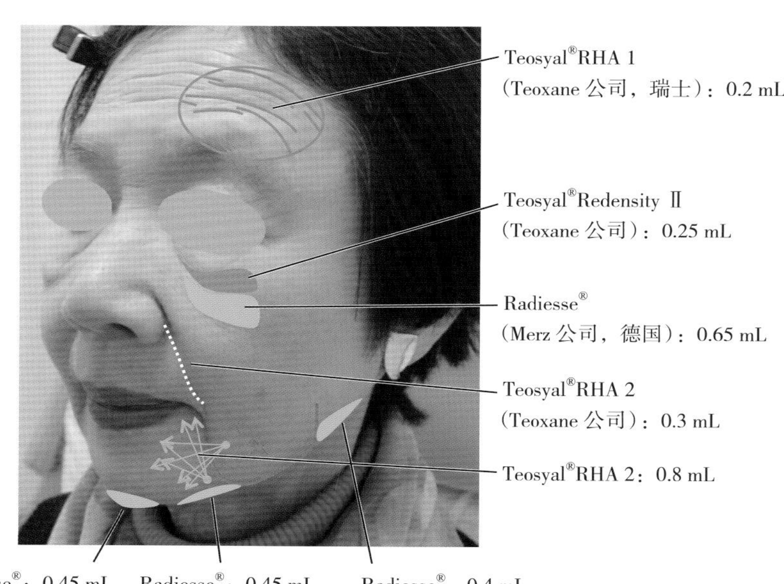

图 1.9.5 **注射部位、注射量以及填充物的种类（半侧面部的剂量）**

×（红色线）：不能注射的部位

【案例 2】78 岁，女性

在下颌区域注射了 2.0 mL Radiesse®（德国 Merz 公司）填充物。使木偶纹变浅，并调整了下颌线，从而实现面部提升的效果（图 1.9.6）。

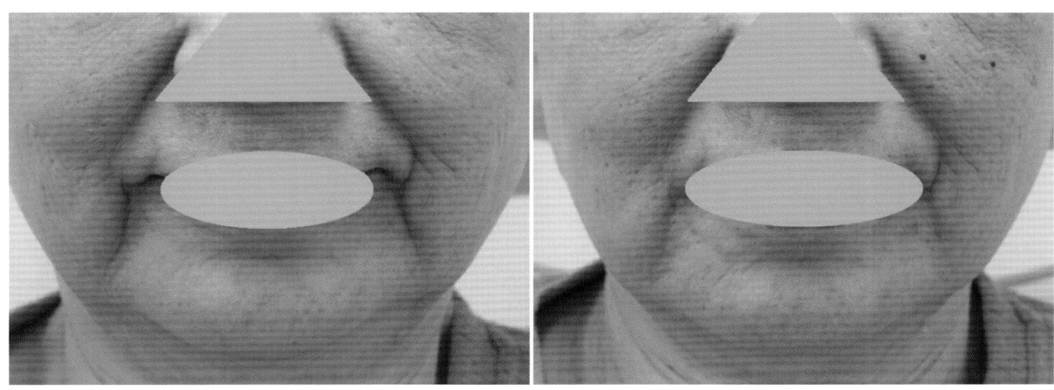

a. 注射前（正面观）　　b. 注射后（正面观）

图 1.9.6 **【案例 2】78 岁，女性**

注射技术

参照第二章“各部位注射技巧 7：向下颌部（面部下 1/3）注射填充物”。

参考文献

[1] 岩城佳津美 . フィラー注入による顔面の若返り治療. 日美容外会報 38 : 81–91，2016.

[2] Mendelson B, Wong CH. Changes in the facial skeleton with aging: implications and clinical applications in facial rejuvenation. Aesthetic Plast Surg 36: 753–760, 2012.

[3] Mendelson B, Freeman ME, Wu W, et al. Surgical anatomy of the lower face: the premasseter space, the jawl, and the labiomandibular fold. Aesthetic Plast Surg 32: 185–195, 2008.

[4] Buckingham ED, Glasgold R, Kontis T, et al. Volume rejuvenation of the lower third, perioral, and jawline. Facial Plast Surg 31: 70–79, 2015.

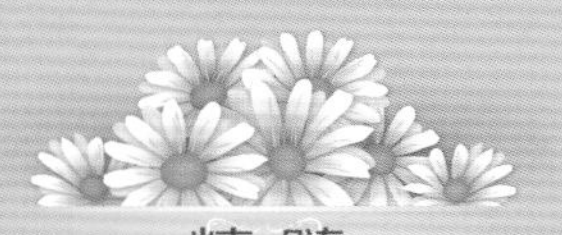

精髓 9

近年来的趋势——少量点状注射提升法

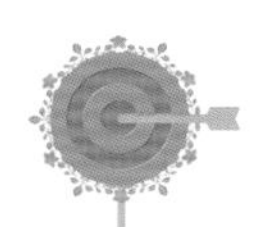

要点！

TrueLift 法或 MD Codes™ 法是一种将少量的填充物注射到支持韧带的提升点，以达到自然提升效果的方法。它适用于容量相对较多、下垂程度较轻的案例，并被推荐给那些喜欢舒缓、自然变化的患者和初次使用填充剂的患者。此方法由于操作规范，对于初次注射填充物的医生来说，也是一种简便、可重复性高、纠纷少的注射方法。同时，希望获得效果，必须准确注射到解剖学上的正确部位。此外，对于皮下组织较厚的患者，效果可能不佳。

通过少量点状注射进行提升

近年来，根据面部的解剖学结构（特别是真性支持韧带），在提升点注射少量填充物，通过支撑组织来实现自然提升效果的方法逐渐成为一种趋势。真性支持韧带从骨面穿到真皮层，随着年龄的增长而变松弛并下垂（图 1.10.1）（参照“精髓 1：了解面部的衰老过程”中的支持韧带相关内容）。随着支持韧带的松弛，脂肪和软组织也会下垂，导致出现皱纹和松弛（图 1.10.2）。

目前，主要有两种点状注射提升技术。

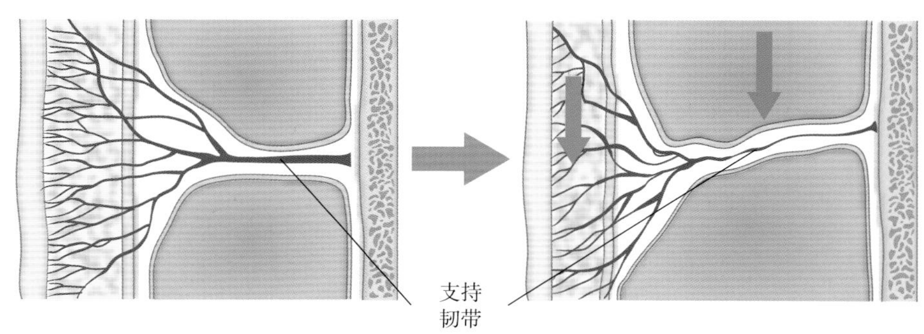

图 1.10.1 **真性支持韧带与年龄相关的变化**

由于支持韧带的松弛，脂肪和软组织也会下垂。

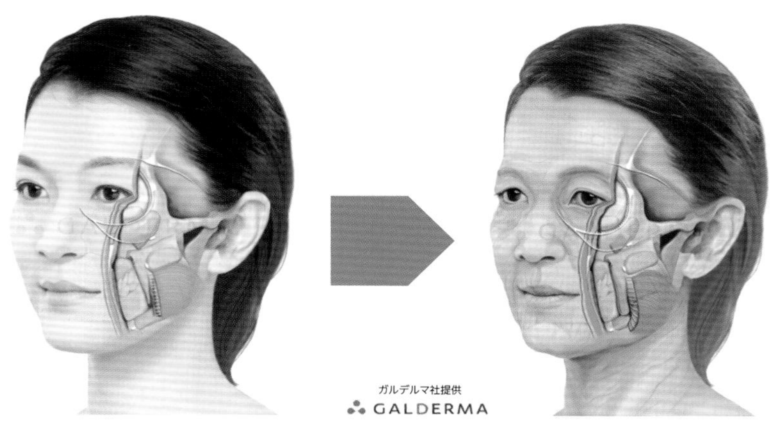

图 1.10.2 **衰老对韧带的影响**

面部的支持韧带随着年龄的增长而失去弹性并下垂，导致脂肪重新分布和下垂。

Galderma 提出的“TrueLift 注射法”

1 什么是 TrueLift 注射法？

TrueLift 注射法是通过将 Restylane® Lido（日本 Galderma 公司）注射到真性支持韧带的提升点，用少量透明质酸改善面部整体症状的方法（图 1.10.3）。Restylane® Lido 是一种大颗粒的透明质酸制剂，具有较强的提升效果。

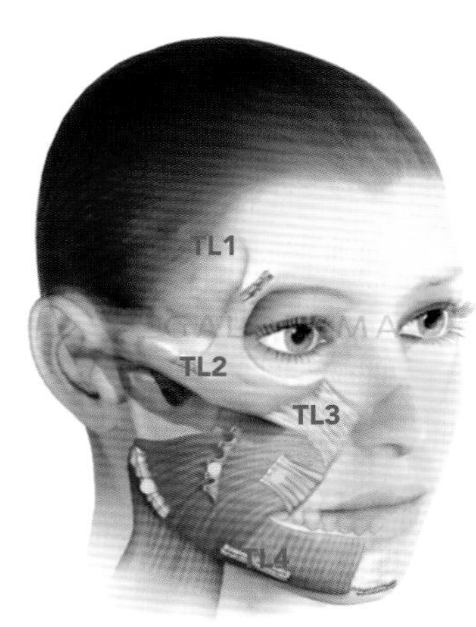

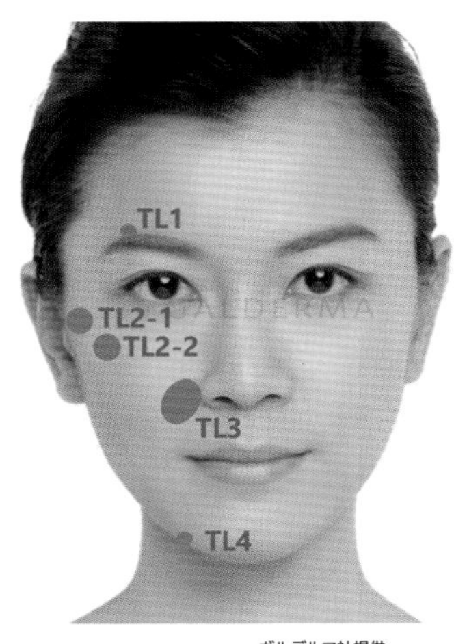

1～4：面部真性支持韧带（● 假性支持韧带）

图 1.10.3 TrueLift 注射法的基本注射点

TL1：ORL（眼轮匝肌支持韧带）；TL2-1、TL2-2：颧韧带；TL3：上颌韧带；TL4：下颌韧带

通过在真性支持韧带的根部注射透明质酸，可以加固真性支持韧带，只需少量透明质酸就能改善面部整体症状（图 1.10.4，图 1.10.5）。

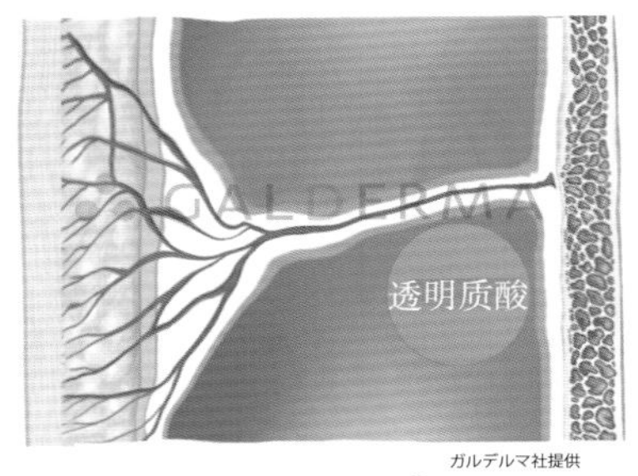

图 1.10.4 TrueLift 注射法的原理

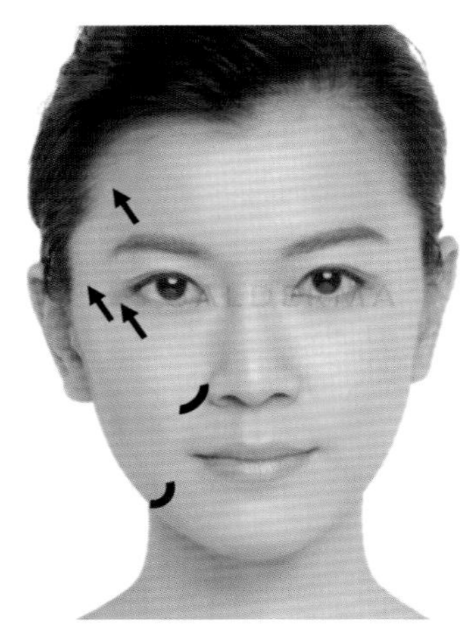

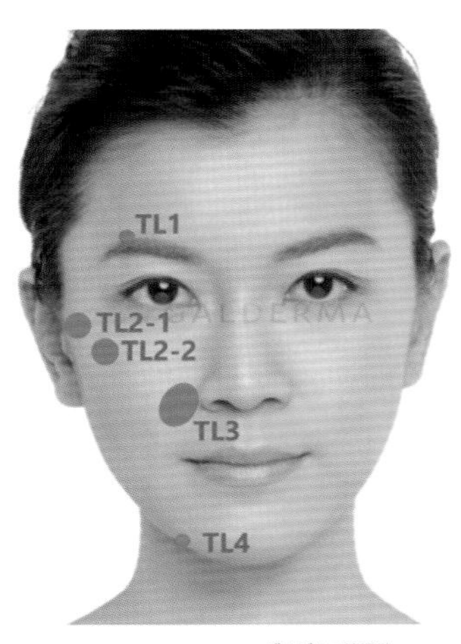

图 1.10.5 **各注射点的作用**

TL1、TL2：可以像木桩一样加固真性支持韧带，起到向上提升的作用。
TL3、TL4：可以将真性支持韧带向前推，起到像堤坝一样支撑从上方下垂的脂肪室的作用。
注射的顺序必须从 TL1、TL2 开始，再追加 TL3 及 TL4。

2 注射技术

（1）TL1：提升 ORL（眼轮匝肌支持韧带）

请患者挑起眉毛，确认眉毛外侧最上方的凹陷处，并进行标记（比眼眶上缘高出约 1 cm）（图 1.10.6）。

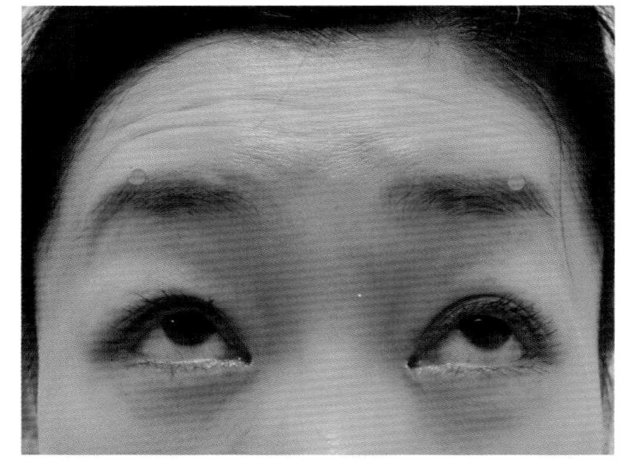

图 1.10.6 TL1 注射部位的标记

医生将皮肤提起，将注射针深深插入骨膜，使其进入韧带下方，采用 bolus 法注射 0.1 mL 透明质酸（注射方法参照“引言”）。注射后，缓慢地松开手，并轻轻地抬起皮肤底部，使填充物进入韧带下方（图 1.10.7）。

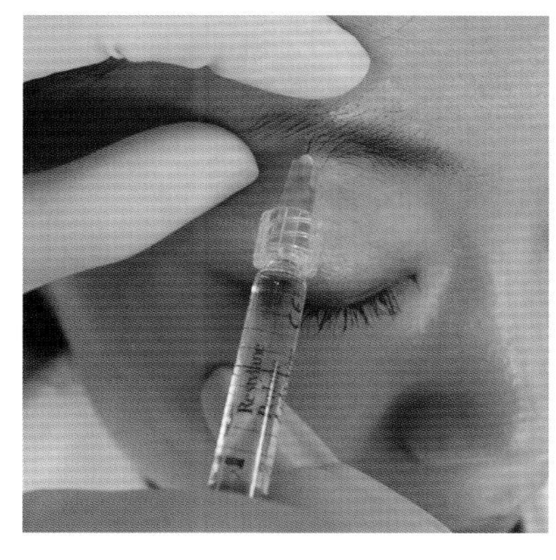
图 1.10.7　**TL1 的注射方法**

（2）TL2：提升颧韧带

在距耳郭上方约 4 cm、距颧弓 1 cm 处进行触诊并做标记；由于颧韧带范围广且力量大，应做 2 个标记（图 1.10.8）。

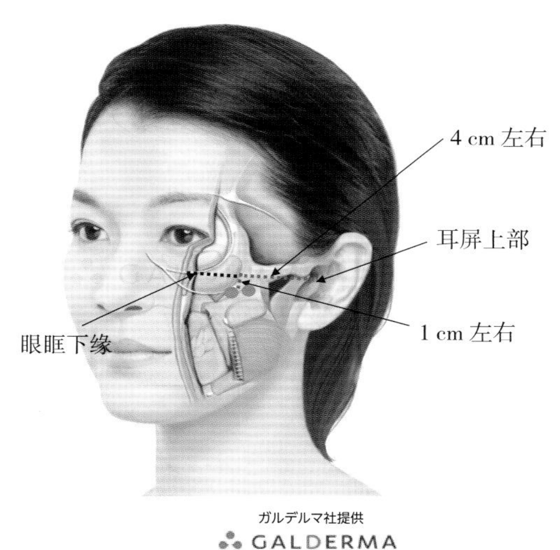

图 1.10.8　**TL2 注射部位的标记**

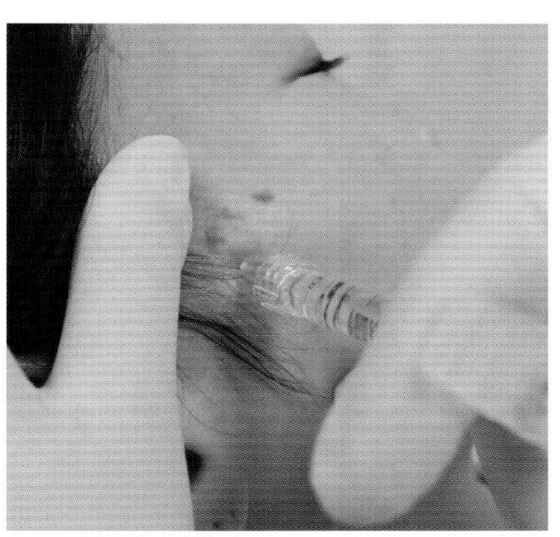
图 1.10.9　**TL2-1 的注射方法**

由于医生用左手拉起皮肤进行注射，因此原始标记位置与拉起皮肤后的注射位置可能会存在差异。

医生将皮肤拉起，将注射针深深插入骨膜，进入韧带下方，用 bolus 法在 2 个点分别注射 0.2 mL 透明质酸。注射后，将注射部位向上抬起，使透明质酸进入韧带下方（图 1.10.9）。

这是一张仅在右侧注射后立即拍摄的照片（图 1.10.10）。可以看出，已经达到了提升的效果。注射部位的肿胀将会在几小时至 1 天逐渐减轻。

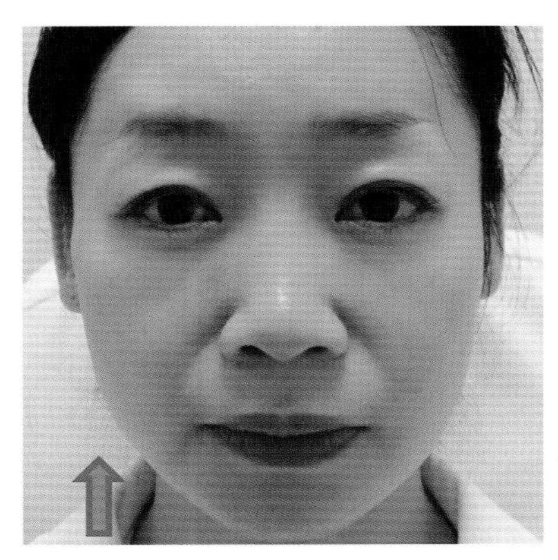
图 1.10.10　**仅在右侧完成 TL1 和 TL2 注射（49 岁，女性）**

右侧达到了提升的效果。

一点建议

仅在正确的位置注射填充物 TL2 才能获得提升效果。以“距耳郭上方 4 cm 左右，距颧弓 1 cm 左右的凹陷处”为标准，通过触诊颧弓来标记准确位置。与上缘相比，下缘更容易确定颧弓的位置。在略高于下缘的骨膜上注射填充物，可以更可靠地将填充物注射到韧带下。

（3）TL3：增强上颌韧带

在法令纹最深处进行标记。以与皮肤表面成 45° 角缓慢地将注射针插入，直到刺入骨膜。使用 bolus 法将 0.2 ~ 0.4 mL 透明质酸缓慢地注射到皮下深层。为了确保注射针能够充分到达骨膜，使用长针比较安全（参照下面的“操作视频❶”）。

这是一个高风险区域。在注射过程中需要密切观察患者，如果出现异常疼痛或皮肤苍白情况，应立即停止注射，并采取适当的措施进行处理（参照“精髓 13：避免并发症”）。

如果法令纹较深，可以使用 fanning 法对浅层进行追加注射。浅层注射使用小颗粒的 Restylane® Lido（Galderma 公司）。当法令纹较浅时，只采用此注射法（参照下面的“操作视频❷”）。

（4）TL4：增强下颌韧带

确定木偶纹延长线与下颌缘相交处的凹陷，并进行标记。将注射针垂直并深深刺入骨膜上，使用 bolus 法注射 0.1 mL 透明质酸（图 1.10.11）。

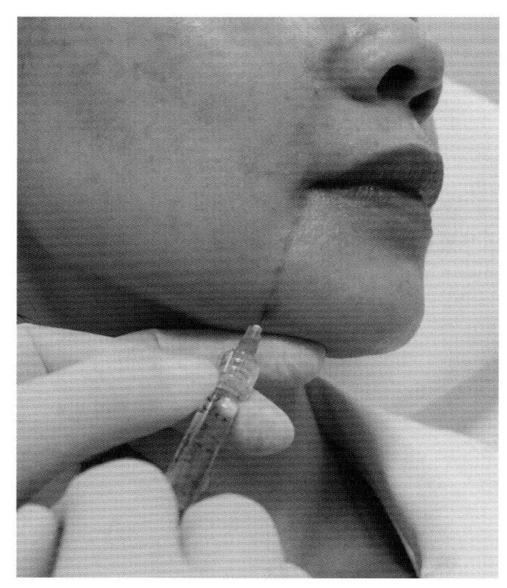

图 1.10.11　TL4 的注射方法

在这个案例中，除了 TL1 ~ TL4 之外，还向内侧 SOOF（眼轮匝肌下脂肪）和下颏顶点处进行了追加注射。这是注射结束后和注射后 1 周的结果（图 1.10.12）。面部获得了自然的提升效果。

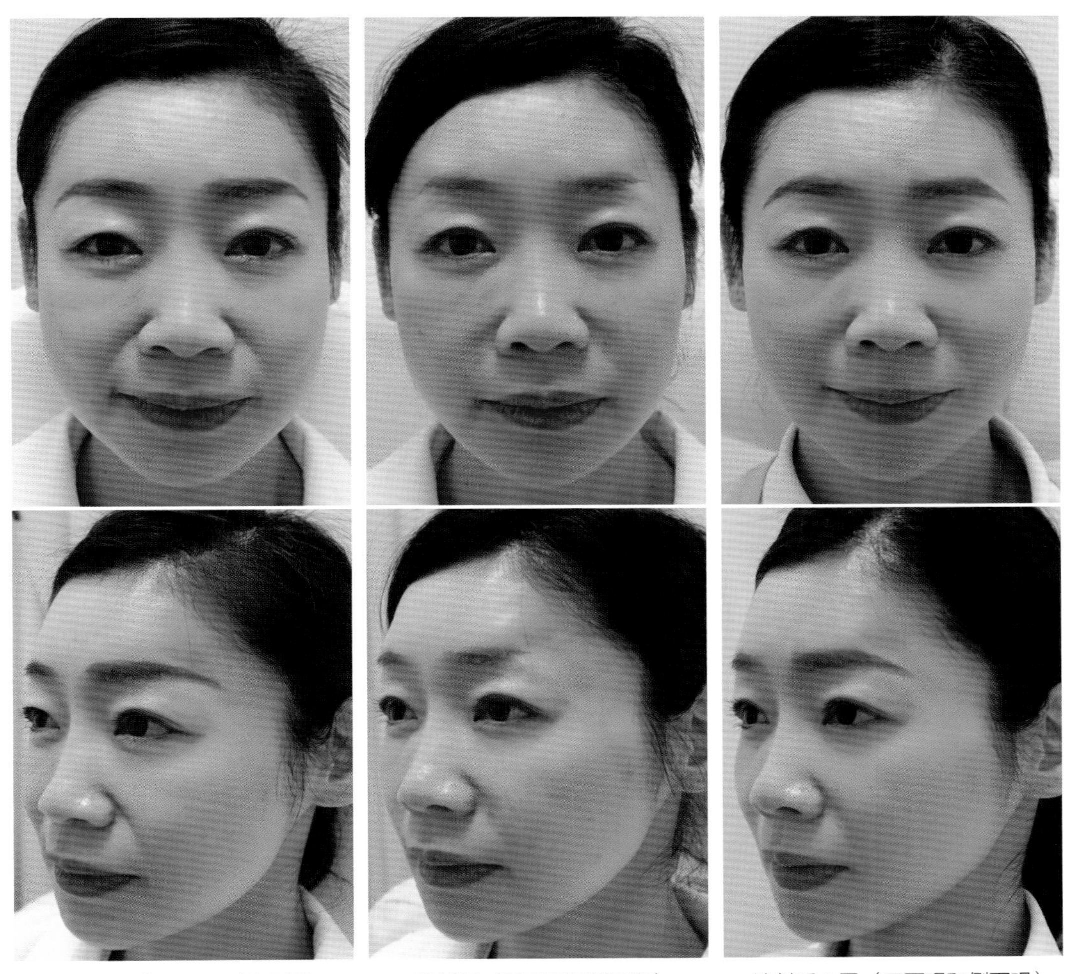

注射前（正面观和侧面观）　注射后（正面观和侧面观）　注射后 1 周（正面观和侧面观）

图 1.10.12 **【案例】49 岁，女性**

TL1：左右两侧各注射 0.1 mL；TL2：左右两侧各注射 0.2 mL；TL3：骨膜上左右两侧各注射 0.3 mL，浅层左右两侧各注射 0.15 mL（此处仅为 Restylane®Lido）；TL4：左右两侧各注射 0.1 mL。此外，内侧 SOOF 左右两侧各注射 0.4 mL，下颌颏顶点处注射 0.3 mL。

合计：Restylane Perlen® Lido 2.9 mL，Restylane® Lido 0.3 mL。

采用这种方法时，可以根据患者的状态和预算来调整注射部位（图 1.10.13）。

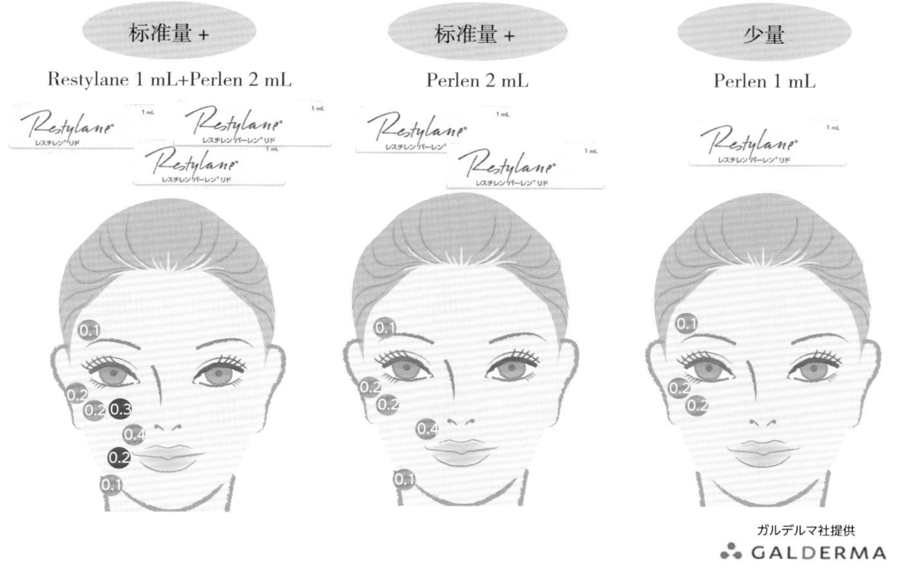

图 1.10.13　**制造商推荐的注射剂量（单侧）**
粉色：Restylane Perlen® Lido，蓝色：Restylane® Lido（单位：mL）

Allergan 日本公司提出的“MD Codes™ 注射法”

1 什么是 MD Codes™ 注射法?

MD Codes™ 注射法是基于 Mauricio de Maio 医生在巴西提出的 MdM 8 点提升术，并经过多年的逐步完善所获得的注射方法。在日本，Allergan 公司提出了 VST®-Shape/VST®-Eye 注射法，这是 MD Codes™ 注射法的一个更安全的版本。该方法结合了眉间和眼角的肉毒毒素注射，并使用 Juvederm Vista® 系列进行多点少量注射。作者为此积极开展研讨会，对医生进行培训活动，旨在传播和推广这一技术（图 1.10.14 和图 1.10.15）。

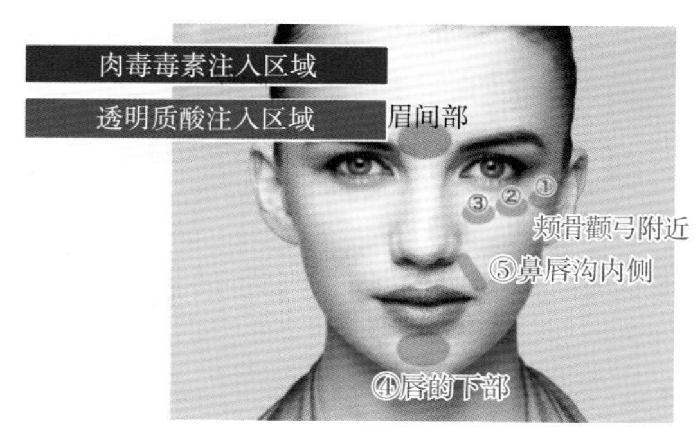

图 1.10.14　**VST®-Shape 注射法的注射区域**
（改编自 Allergan 日本公司网站）

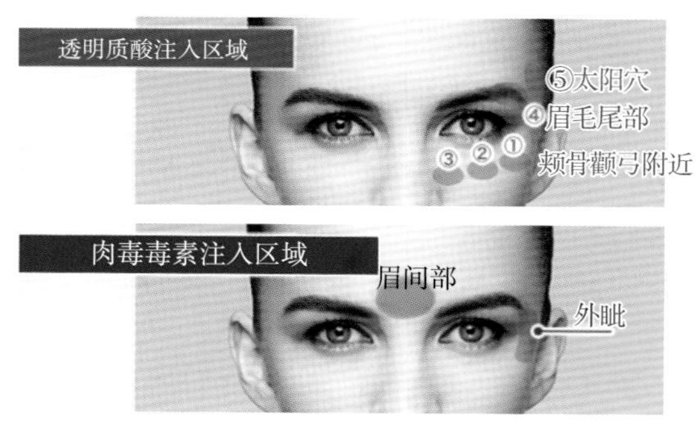

图 1.10.15　**VST®-Eye 注射法的注射区域**
（改编自 Allergan 日本公司网站）

2 注射技术

以下为几种常见的注射方法：

（1）第一种注射方法

在眉间和眼角处注射 Botox Vista®（图 1.10.16 中以红圈标记），在面颊提升部位注射 Juvederm Vista®ulplus XC 或 juvidamvista®bolima XC。使用锐针进行 L1、L2 骨膜上层注射，用 bolus 法注射 0.1 ~ 0.15 mL。类似于"TrueLift"那样提升颧韧带。在面颊凹陷较严重时，则采用 bolus 法向 L3 骨膜附近深层注射适量填充物，必须注意避开眶下孔（眶下动静脉）（图 1.10.16）。

（2）第二种注射方法

在太阳穴（T1）和眉尾部（E1）进行注射：T1 使用锐针在骨膜上进行适量（0.15 ~ 0.6 mL）注射；E1 在骨膜上层或深层脂肪中注射 0.1 mL（图 1.10.17）。

技术（1）和（2）一起被称为 VST®–Eye 注射法。

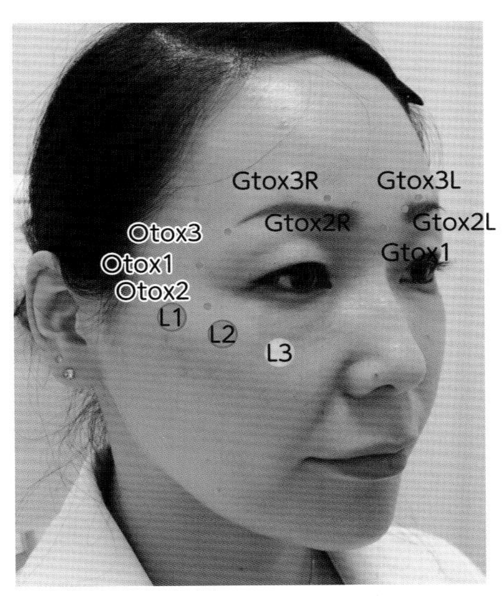

图 1.10.16　**第一种注射方法**

L1：颧弓；L2：颧骨隆起；L3：前内侧颊部

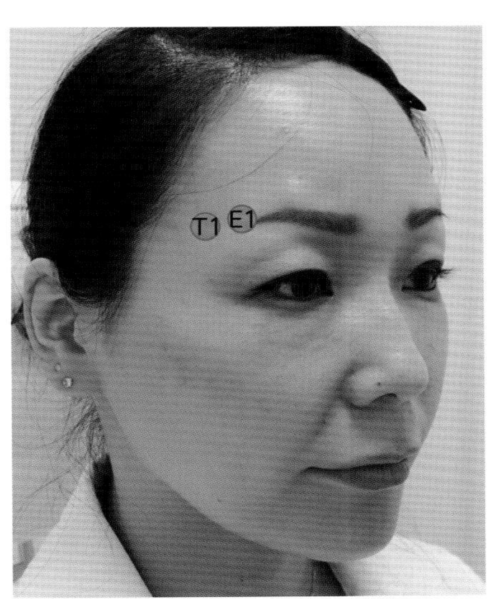

图 1.10.17　**第二种注射方法**

（3）第三种注射方法

注射法令纹 NL1 ~ NL3、下颌部 C1 和 C2。NL1 使用锐针在法令纹根部骨膜上层用 bolus 法进行适量注射，再用退针直线注射法向 NL1 ~ NL3 的皮下浅层进行适量注射。C1 在皮下组织中进行注射，C2 在骨膜上层进行适量注射（图 1.10.18）。

根据实际情况，可以采用方法（1）、方法（1）+方法（2）或方法（1）+方法（2）+方法（3）。方法（1）+（2）称为 VST®-Eye 注射法。方法（1）+方法（2）+方法（3）称为 VST®-Shape/VST®-Eye 注射法。

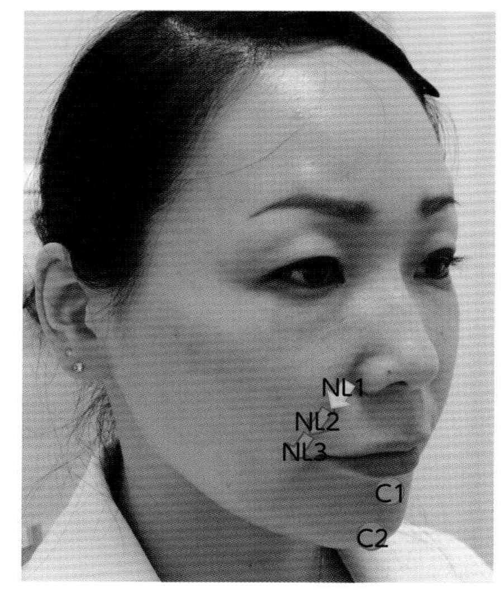

图 1.10.18 **第三种注射方法**

3 其他 MD Codes™ 注射法

在日本，由于填充物适应证的限制，其他方法应用范围有限。在此列出其他 MD Codes™ 注射法要点，供大家参考（图 1.10.19）。

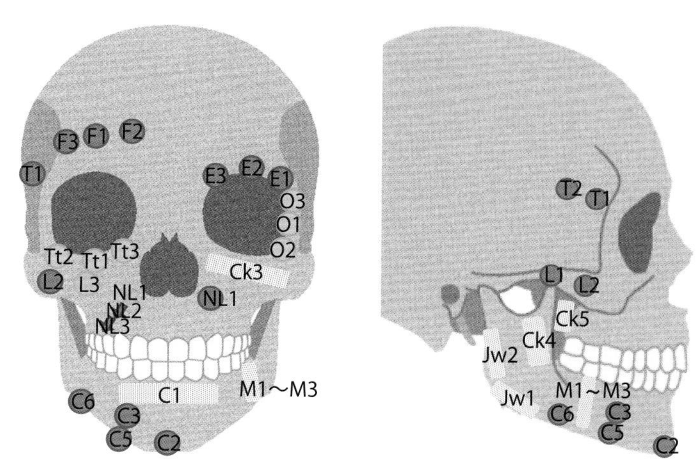

图 1.10.19 **MD Codes™ 注射法的注射部位和注射层次**

L1（颧弓）及 L2（颧骨隆起）：使用锐针，以 bolus 法在骨膜上层注射 0.1～0.15 mL。L3（前内侧颊部）：以 bolus 法在骨膜附近深层注射。Ck3：注射于 SOOF 内。Ck4（下外侧颊部）：注射于皮下组织。Ck5（下颌部）：注射于皮下组织（浅层）。Tt1～Tt3（泪沟）：注射于骨膜上层。T1、T2（颞部）：使用锐针，以 bolus 法在骨膜上层注射。F1～F3（额部）：F1 注射于眶上动脉延长线部位的骨膜上层；F2：以 bolus 法注射于滑车上动脉延长线部位的骨膜上。E1～E3（眉部）：注射于骨膜上或脂肪层。NL1～NL3（鼻唇沟）：仅在骨膜上注射 NL1；NL1～NL3：注射于皮下组织。O1～O3：注射于皮下浅层。C1：注射于皮下组织；C2、C3、C5、C6：注射于骨膜上（C6：下颌韧带处）。M1～M3（木偶纹）：注射于皮下浅层。Jw1、Jw2：注射于皮下组织。

※ 请注意，MD Codes™ 注射法中包含一些需要一定熟练程度的部位。

【案例 1】36 岁，女性

虽然面部组织整体容量保持良好，但面部整体呈现下垂状态。从侧面看，下颌部较为凹陷。在这种情况下，即使容量没有明显减少，也可以通过少量点状注射进行提升，从而获得良好的效果。

在 MD Codes™ 注射法中的 L1、L3、NL1 ~ NL3、C1、C2、C5 部位注射了透明质酸。注射后，整个面部得到了提升，面部外观显得更年轻。从侧面看，脸颊的位置变高，后缩的下颌也向前突出，比例变得更好（图 1.10.20）。使用的填充物是 2.5 mL 透明质酸。

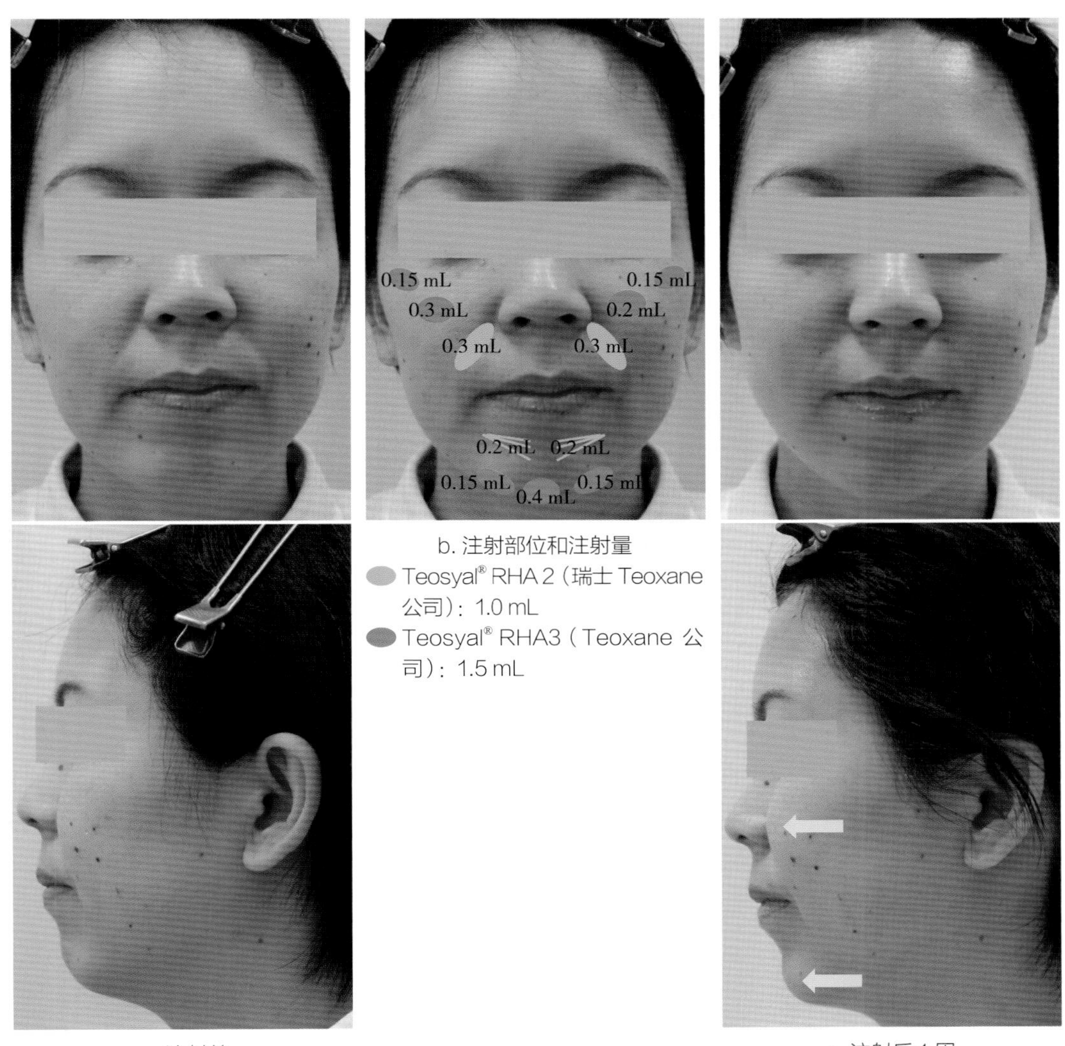

a. 注射前

c. 注射后 1 周

图 1.10.20 【案例 1】36 岁，女性，少量点状 MD Codes™ 注射法

【案例 2】54 岁，女性

在 MD Codes™ 注射法的 L1 ~ 3、M1 ~ M3 和 C6 部位注射了共计 1.6mL 的 Juvederm Vista® Ultra Plus。注射后，脸颊上提，木偶纹变浅（图 1.10.21）。

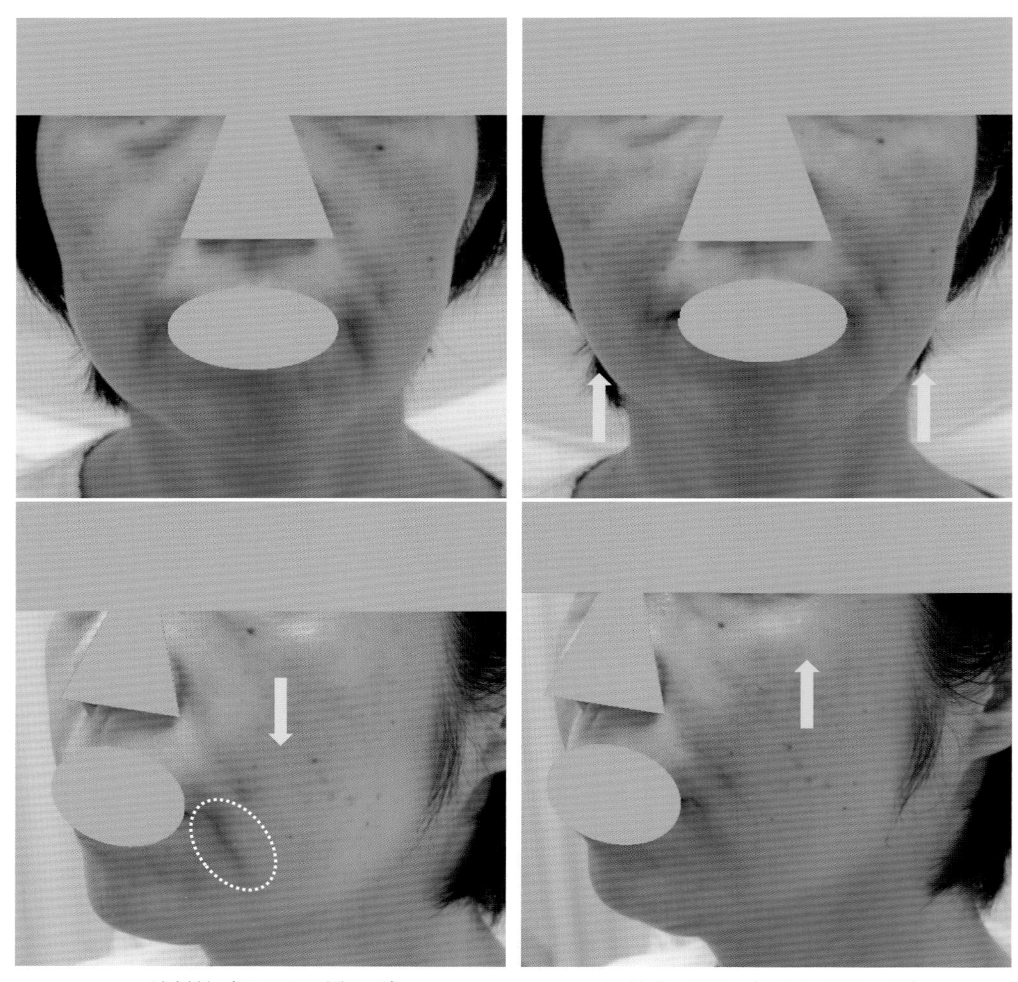

a. 注射前（正面观和侧面观）　　b. 注射后不久（正面观和侧面观）

图 1.10.21 **【案例 2】54 岁，女性，少量点状 MD Codes™ 注射法**

选择合适的案例

TrueLift 注射法和 VST®-Shape/VST®-Eye 注射法已经实现了规范化，操作简便，即使是初次使用填充物的医生也很容易操作。但是该方法仅适用于容量损失和下垂程度不太严重的面部提升。如果选择不当，患者的满意度可能会很低。此外，在法令纹根部深层注射时，需要注意防止发生栓塞的风险。

建议

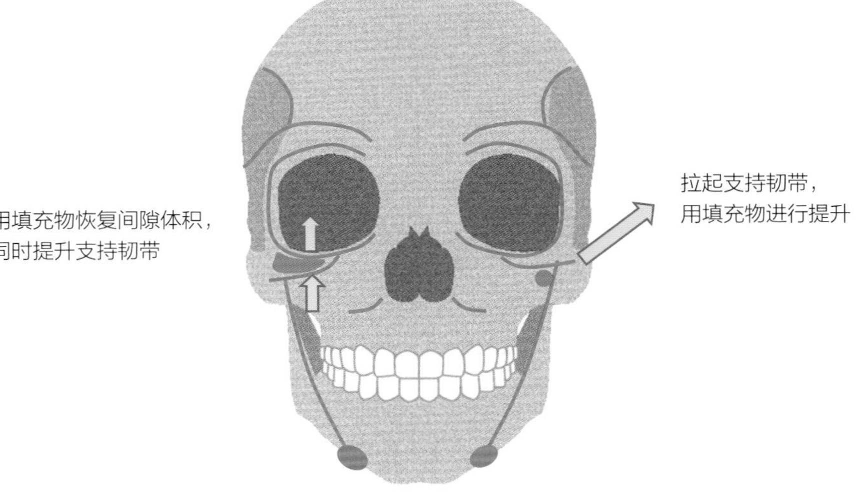

图 1.10.22 **支持韧带（retaining ligament）的点状提升**

使用填充物提升支持韧带的方法有两种（图 1.10.22）。

①使用填充物恢复间隙容量，同时提升支持韧带的方法：需要一定量的填充物，在恢复容量（形状）的同时产生提升的效果。

②将少量的填充物以打桩的方式注射到支持韧带的提升点，以达到提升的效果：只需要少量的填充物，但恢复容量的效果较差，因此适用于面部组织保留一定容量的患者。效果的持续时间也比①短。

参考文献

[1] de Maio M, Rzany B. Injectable Fillers in Aesthetic Medicine (2nd ed), pp52–56, Springer, Heidelberg, 2014.

[2] VST®–Shape について．http://vst–beauty.jp/gen/pc/about_vista–shape/ (最終閲覧 24/2/2017).

[3] VISTA–Shape®X テクニックガイド（第 6 版）．アラガン・ジャパン社，日本．

· 参考：MD Codes™ Skull Anatomical Landmarks ｜ THE SCHOOL OF AESTHETICS. https://www.youtube.com/watch?v=1Qqx19qQJmQ (最終閲覧 24/2/2017)

· 参考：MD Codes™ Treatment Planning ｜ THE SCHOOL OF AESTHETICS. https://www.youtube.com/watch?v=jxA8LgpMP34 (最終閲覧 24/2/2017)

操作视频

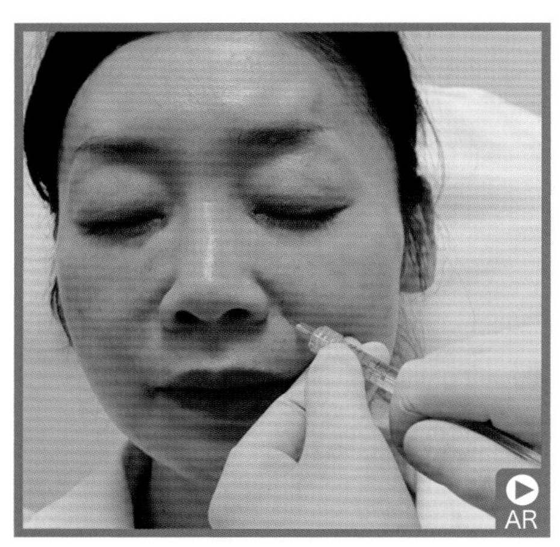

❶将 27G 19 mm 的锐针以 45° 角缓慢刺入皮肤，直至碰到骨膜。针尖碰到骨膜后，进行回抽试验，检查是否有反向出血。在针尖固定的情况下，采用 bolus 法缓慢注射 Restylane® Lido。

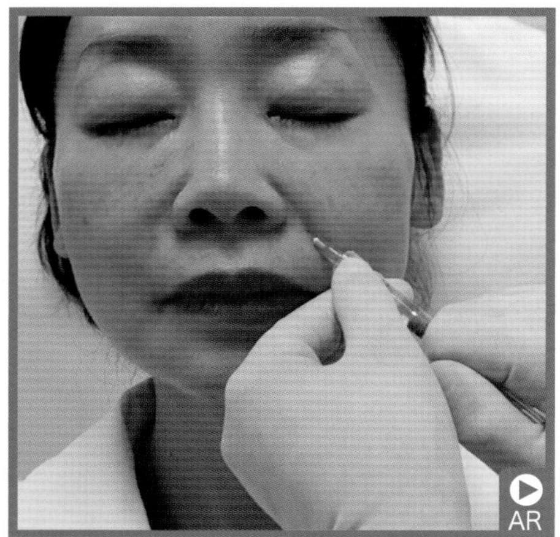

❷在法令纹的浅层用扇形注射法追加注射 Restylane® Lido。

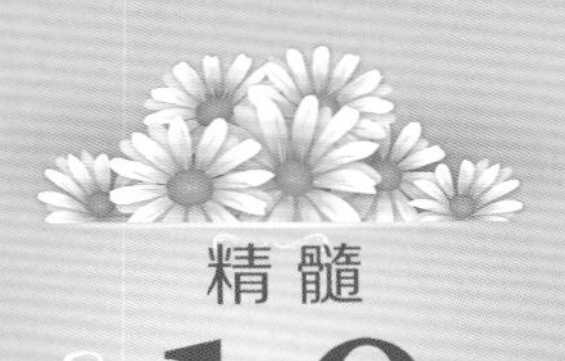

精髓 10

通过注射填充物预防衰老

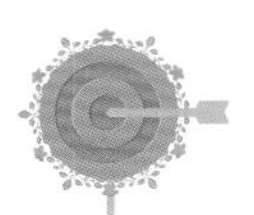

要点！

填充物注射并不是在年龄变化加剧后才开始，而是在支持韧带松弛前通过填充物来保持骨骼和软组织的容量，从而大幅减缓支持韧带和皮肤松弛的进程。

填充物注射后的长期效果

如果使用填充物进行全面部注射，其效果能维持多长时间？这是值得关注的问题。以下是一个对38岁女性进行全面部注射的案例（图1.11.1）。

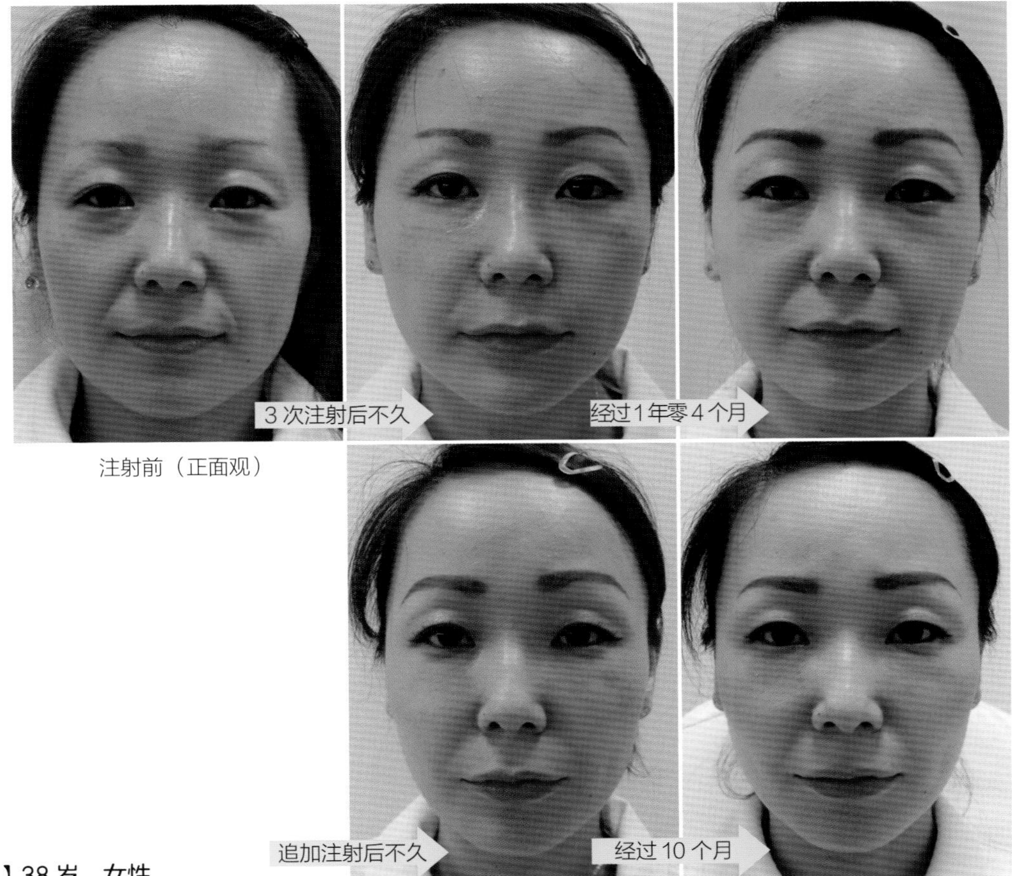

图1.11.1 【案例】38岁，女性

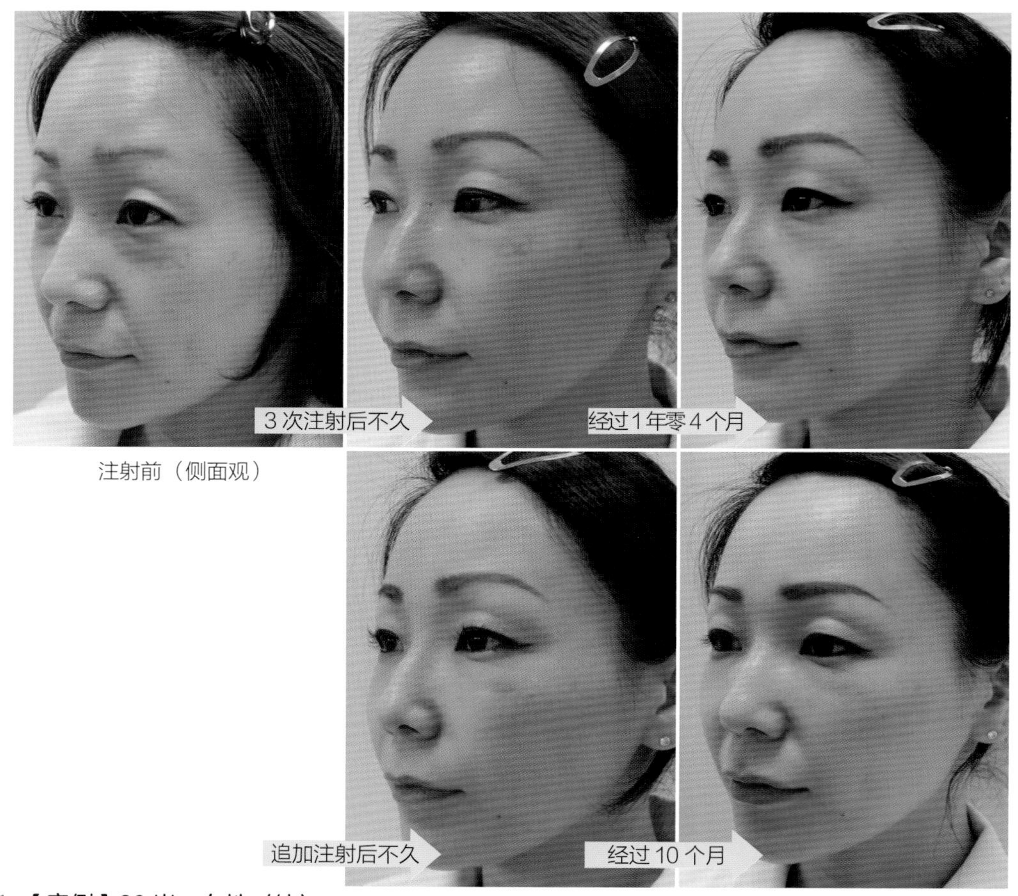

图 1.11.1 **【案例】38 岁，女性（续）**

经过 3 次注射后，持续时间为 1 年零 4 个月，根据部位的不同，效果会减少 60% ~ 80%。因此，进行了追加注射［Radiesse®（德国 Merz 公司）2.5 mL，Teosyal® Redensity Ⅱ（瑞士 Teoxane 公司）0.5 mL］，恢复了效果。虽然初次治疗时使用了共计 9.7 mL 的填充物（3 次合计），但是追加注射所需的填充物却减少了很多。并且，在追加注射后 10 个月，效果基本维持在 80% ~ 90%。

虽然初次治疗需要使用大量的填充物，但一旦形成了轮廓，维持效果所需填充物的量就会逐渐减少，治疗间隔也会延长。这个规律不仅表现在这个案例中，从许多治疗经验中也可以看出，随着治疗次数的增加，矫正所需填充物的量会减少，效果会维持得更久。

为什么效果能长期维持？

为什么可吸收性填充物能够长期维持其效果呢？有几个因素可以解释这种情况：

① 研究证明，尽管透明质酸制剂本身没有促进胶原蛋白产生的作用，但通过注射对成纤维细胞进行物理刺激，可以促进胶原蛋白的产生（图 1.11.2）。

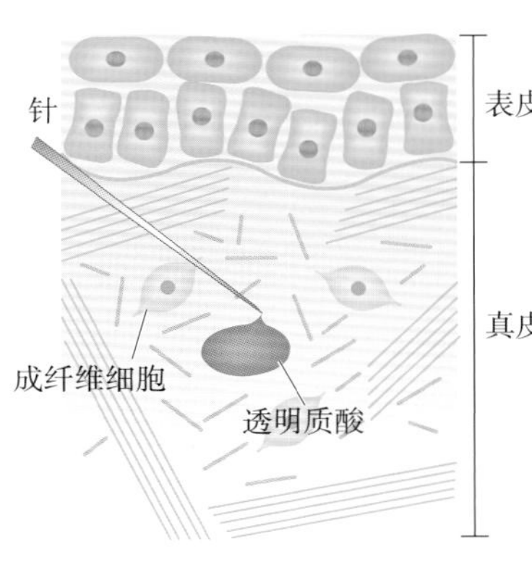

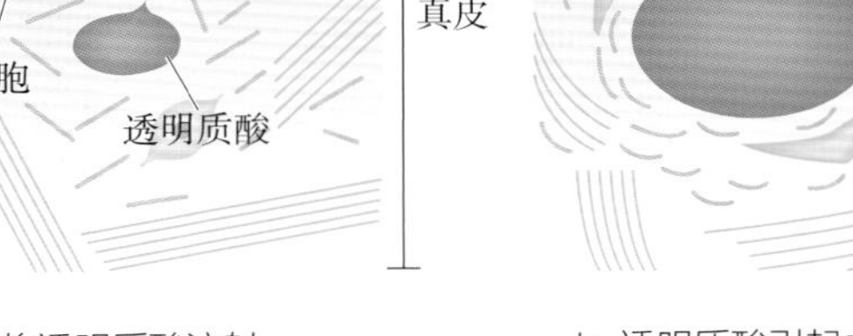

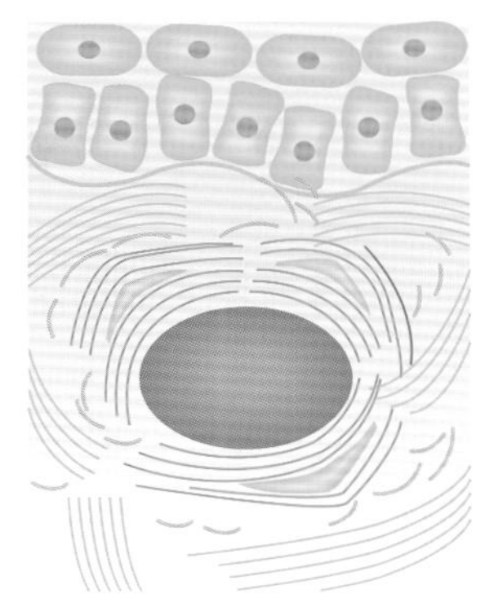

a. 将透明质酸注射到真皮层内　b. 透明质酸引起成纤维细胞物理性伸展　c. 胶原蛋白的产生增加

图 1.11.2　**通过注射透明质酸刺激胶原蛋白产生的机制**

（部分内容改编自 Wang F, et al. In vivo stimulation of de novo collagen production caused by cross-linked hyaluronic acid dermal filler Injections in photodamaged human skin. Arch Dermatol 143：155-163, 2007）

② Radiesse® 是一种羟基磷灰石钙制剂，是唯一被证明具有直接促进胶原蛋白生成的填充物。当将 Radiesse® 注射到真皮层后，羟基磷灰石钙颗粒形成了一个支架结构，类似于建筑用支架，可以刺激成纤维细胞，并促进胶原蛋白的生成（图 1.11.3）。

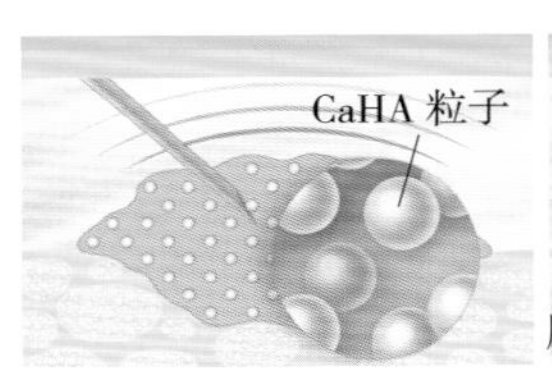

a. 将 Radiesse® 注射到真皮层中

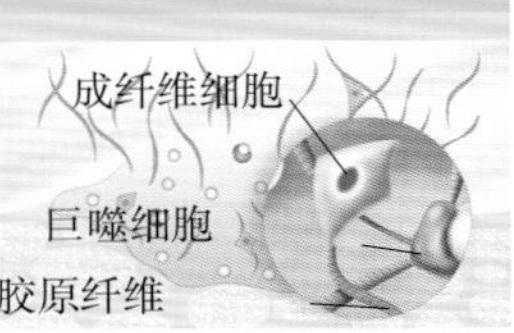

b. 羟基磷灰石钙的微颗粒刺激成纤维细胞

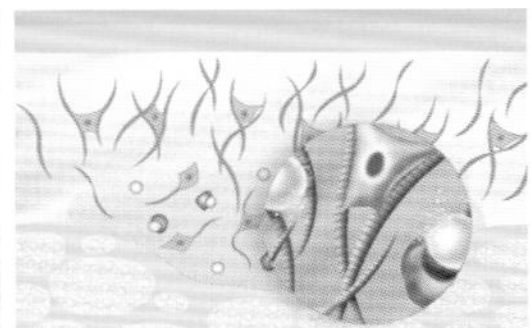

c. 胶原蛋白网的形成

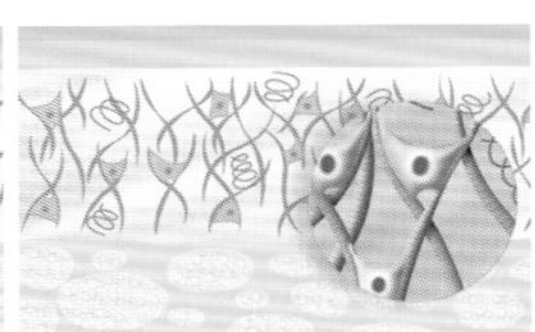

d. 羟基磷灰石钙颗粒被降解和吸收，产生新的胶原蛋白

图 1.11.3　**Radiesse® 产生胶原蛋白的机制**

（部分内容改编自 Merz 网站）

为了更好地塑造轮廓，作者通常会以大量注射的方式使用 Radiesse®。采用大量注射或与少量注射时暴露的表面积不同（图 1.11.4）。进行少量注射时，填充物较大的表面积暴露在巨噬细胞的免疫学降解机制下，而进行大量注射时，填充物暴露于免疫学降解机制下的表面积减少，其结果是延缓吸收。Radiesse® 在体内停留的时间越长，其促进胶原蛋白生成的效果越持久。此外，与浅层注射相比，向深层（骨膜上层）的注射更不易受到免疫学降解机制的影响，填充物更有可能长期存留。同时考虑到浅层注射能最大限度地促进胶原蛋白生成，所以在浅层和深层两层注射 Radiesse® 会取得更好的效果。

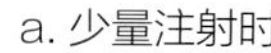

a. 少量注射时　　　　b. 大量注射时

图 1.11.4　**暴露于免疫学降解机制下的填充物表面积**

③ 根据经验，与少量注射填充物相比，当大量注射填充物时，吸收率会显著降低。在注射物吸收期间，由于异物反应，填充物周围会形成一层纤维膜，使该填充物被认为是半永久性的团块（mass）残留于皮下层。经验丰富的填充物注射医生都知道，重复注射透明质酸可能导致皮下长期残留未被吸收的团块（mass）。在眼部下方，即使仅注射 1 ~ 2 次，团块也可能半永久性地残留。团块的残留在效果维持方面具有优势，但也可能导致矫正过度，形成不自然的外观。

与其他填充物相比，Radiesse® 的特点是不易残留不自然的团块。为了避免造成不自然的外观，在需要较多容量的部位使用 Radiesse®，在需要精细修饰的地方则多使用透明质酸制剂。

④ 作者认为，将填充物注射到解剖学上适当的层次，并保持骨骼和空间的容量，可以支撑支持韧带，预防支持韧带因年龄增长而松弛（支持韧带因体积减小而下垂是与年龄相关的变化之一）。

例如，向中面部（SOOF）注射填充物，可以弥补上颌骨因容量损失出现的凹陷，并可以恢复面颊的丰满和圆润。此外，支持韧带也可以得到支撑，预防松弛（图 1.11.5）。

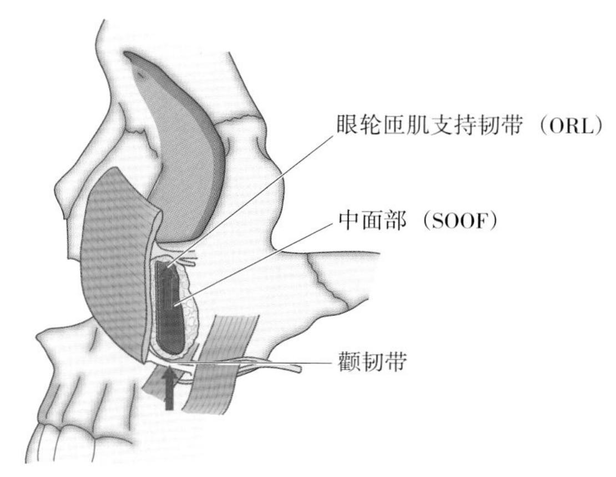

图 1.11.5　**向中面部（SOOF）注射填充物**

通过恢复面颊的丰满度，可以使 ORL 和颧韧带得到支撑。

（部分内容改编自 Mendelson B, et al. Anatomy of the aging face. Plastic Surgery (3rd ed), edited by Warren RJ, et al, Vol.2, pp78-92, Saunders, Edinburgh, 2012）

填充物注射最好在皮肤松弛前开始

一般来说，填充物注射是针对随着年龄增长而出现的皱纹和松弛等变化而进行的。然而，正如前文所述，在支持韧带松弛之前就开始注射填充物，可以在一定程度上预防支持韧带松弛。作者对临床上多个案例的长期观察发现，那些在皮肤松弛程度严重之前、皱纹增加之前开始注射治疗的患者，在经过5～10年后，不仅外观年龄没有明显增加，而且很多人看起来更年轻。

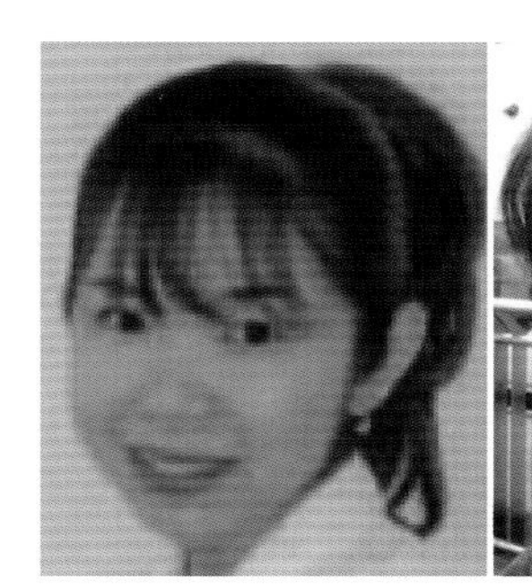

2002年

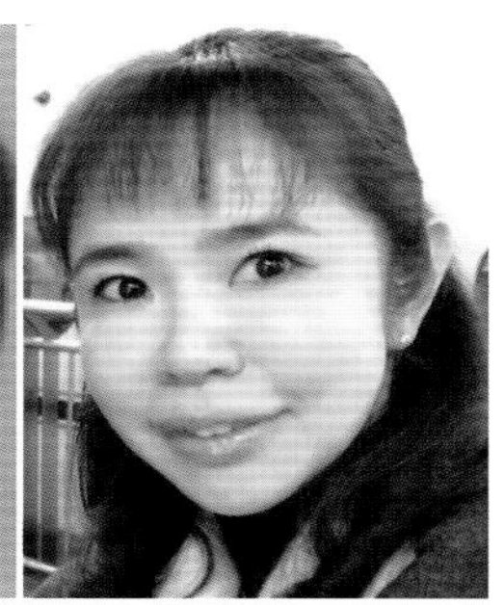

2016年

图1.11.6 **作者本人长时间的变化情况**

可以观察作者本人长时间的变化情况（图1.11.6）。虽然已经过了14年时间，但是由于早期就开始了面部维护，面部轮廓基本保持不变。

但是，必须注意的是，不要注射得太频繁。如果超过原来的状态进行过度矫正，容貌会显得不自然。

小知识

▶透明质酸真的是一种可吸收性填充物吗?

透明质酸被定义为一种在生物体内可以被完全降解和吸收的可吸收性填充物。但是，如前文所述，它有时会以被纤维性包膜包裹的团块的形式半永久性地残留在体内。尽管这些残留团块不会对身体造成不良影响，但最好不要将透明质酸视为完全可吸收性填充物。当出现团块残留时，多数情况下可以使用透明质酸酶来缩小团块。

参考文献

[1] Wang F, Garza LA, Kang S, et al. In vivo stimulation of de novo collagen production caused by cross-linked hyaluronic acid dermal filler injections in photodamaged human skin. Arch Dermatol 143: 155-163, 2007.

[2] Marmur ES, Phelps R, Goldberg DJ. Clinical, histologic and electron microscopic findings after injection of a calcium hydroxylapatite filler. J Cosmet Laser Ther 6: 223-226, 2004.

[3] http://www.radiesse.com/how-it-works/

[4] 岩城佳津美 . フィラーによるミッドフェイスリフト．Bella Pelle 1：44，2016.

[5] 岩城佳津美 . フィラー注入による顔面の若返り治療．日美容外会報 38：81-91，2016.

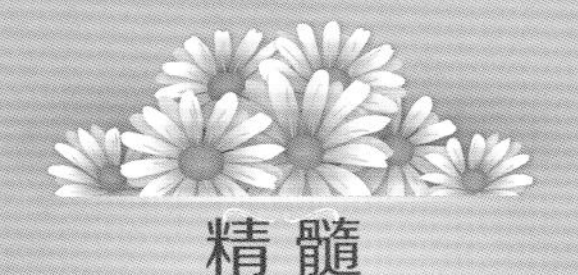

精髓 11 注意不要过度矫正

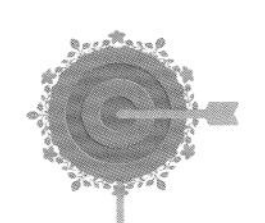

要点！

对于过度矫正的填充物注射，最佳方法是首先将填充物溶解，然后再进行重新注射。如果溶解填充物存在困难，则可以考虑采用追加注射填充物的方法来解决过度矫正造成的面部整体不协调的问题，从而重新调整轮廓的平衡。

关联项 精髓 3：患者咨询有许多技巧

注意不要过度矫正

首先，请看 3 个案例（图 1.12.1 ~ 图 1.12.3）。

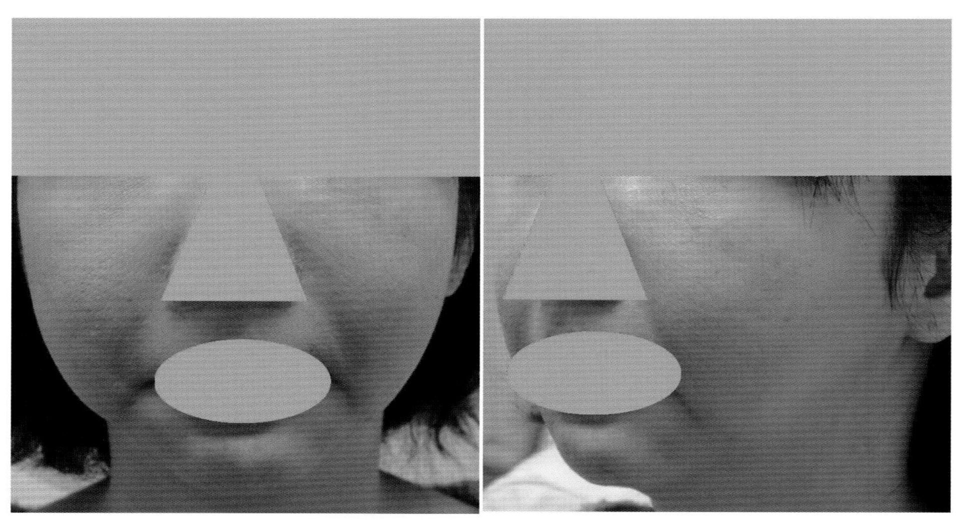

图 1.12.1 【案例 1】35 岁，女性（初诊时正面观和侧面观）

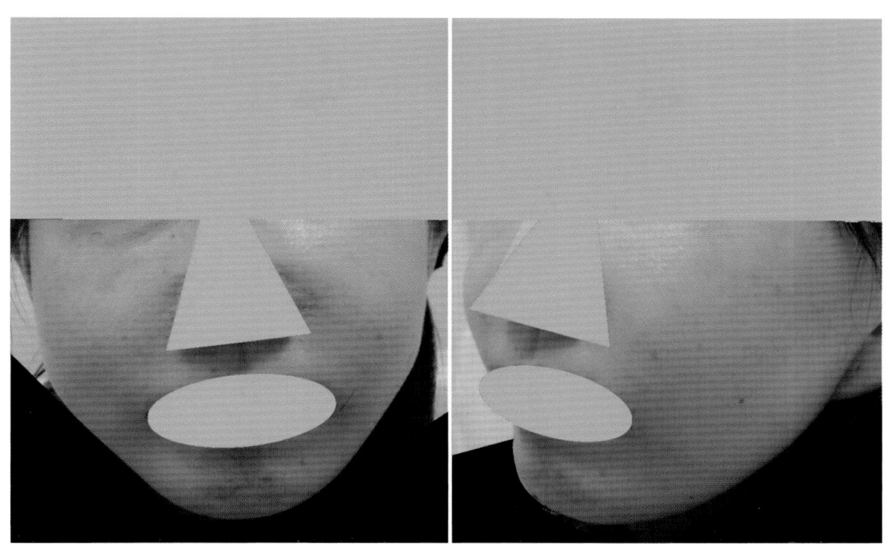

图 1.12.2 【案例 2】32 岁，女性（初诊时正面观和侧面观）

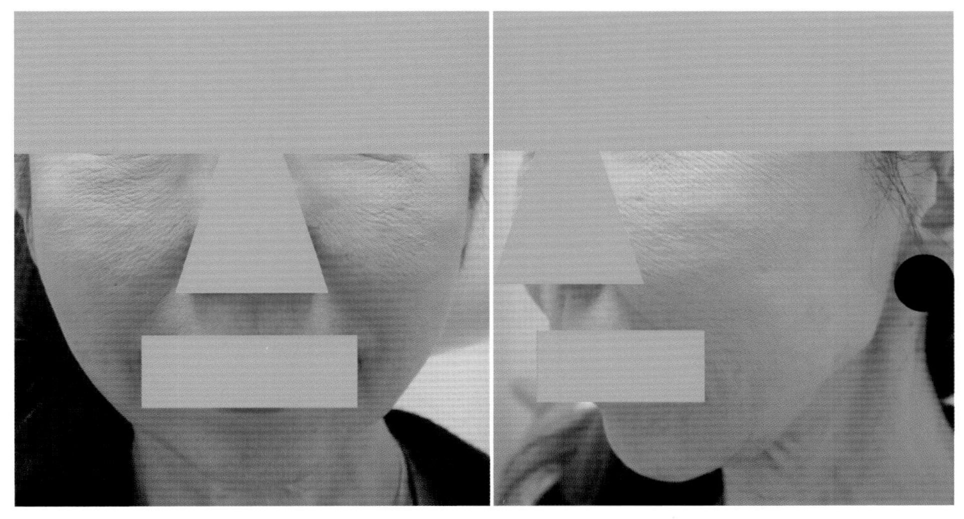

图 1.12.3 【案例 3】66 岁，女性（初诊时正面观和侧面观）

3 名初诊患者，她们都在其他医院注射过填充物，希望在面颊和法令纹处追加注射填充物。面颊已经超出了原来的自然状态，过度矫正的状况非常明显，导致面颊过于肿胀，轮廓变得非常不协调，而法令纹则过于平坦使面部外观不自然。

由于患者缺乏医学专业知识，他们一旦在脸颊或法令纹上注射填充物后恢复了年轻，就会认为“再注射填充物会变得更年轻”。甚至在超过美观范围的情况下，他们的要求也会进一步升级。医生的职责是避免这种情况的发生，但如果患者坚持进行注射，结果可能会出现类似上述案例的情况。

针对这种情况，最理想的做法是先溶解填充物，然后在可能的情况下注射另一种填充物。但是患者往往不会轻易同意溶解他们已支付了高额费用的填充物。

针对上述案例，在此介绍对于过度矫正进行修正的方法。

1 案例 1

由于在面颊和法令纹处注射了过多的填充物，导致与中面部相比，下颌部的丰满度不足，从而使面部比例很不协调。尽管在下颌部放置了一些移植物来增加整体容量，但并没有改善失衡的问题，反而造成了移植物凸起的现象（图 1.12.4）。

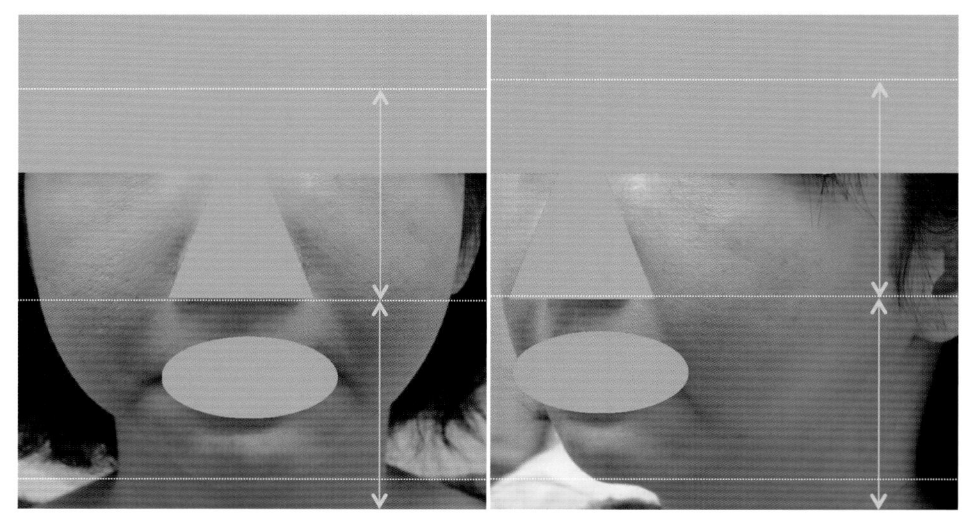

图 1.12.4 【案例 1】

由于无法溶解过量的填充物，为了消除这种不协调，调整中面部和下面部的比例，设计了目标效果，如图 1.12.5 所示。

图 1.12.6 为使用填充物的种类和剂量。

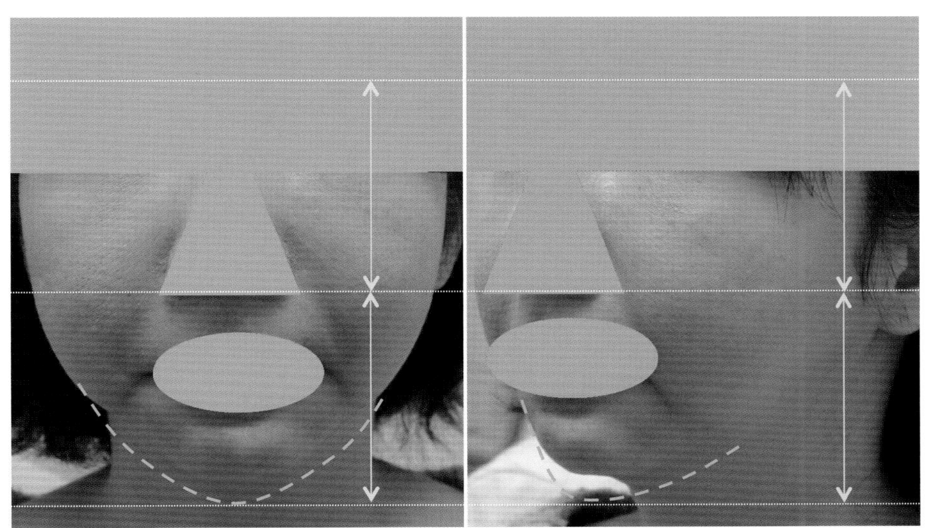

图 1.12.5 【病例 1】注射前的设计

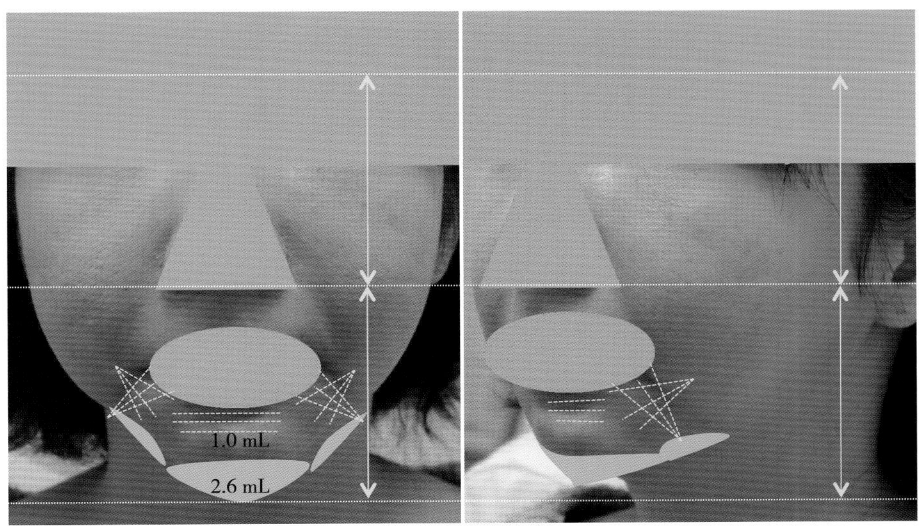

图 1.12.6 【案例 1】使用填充物的种类和剂量

：Radiesse®（德国 Merz 公司）；黄色虚线：透明质酸（Teosyal® RHA 2：瑞士 Teoxane 公司）

2.6 mL（Radiesse®）+1.0 mL（RHA 2）=3.6 mL

通过矫正下颌部，对面部比例进行调整，成功改善了由于过度矫正而造成的面部比例不协调（图 1.12.7）。

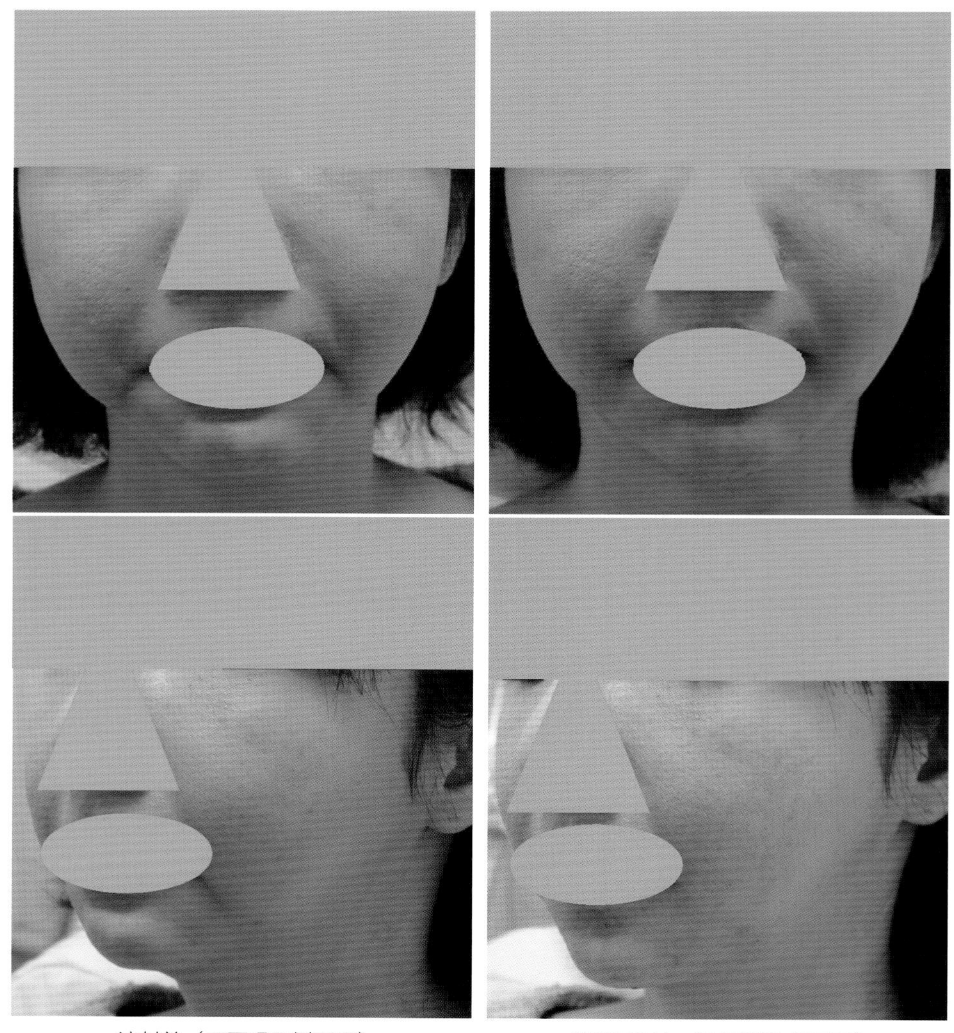

注射前（正面观和侧面观）　　注射后不久（正面观和侧面观）

图 1.12.7 【案例 1】注射前后的比较①

尽管面部的最大宽度没有改变，但注射后的效果使面部看起来更小。此外，注射前面部显得松弛，而注射后更有精神（图 1.12.8）。

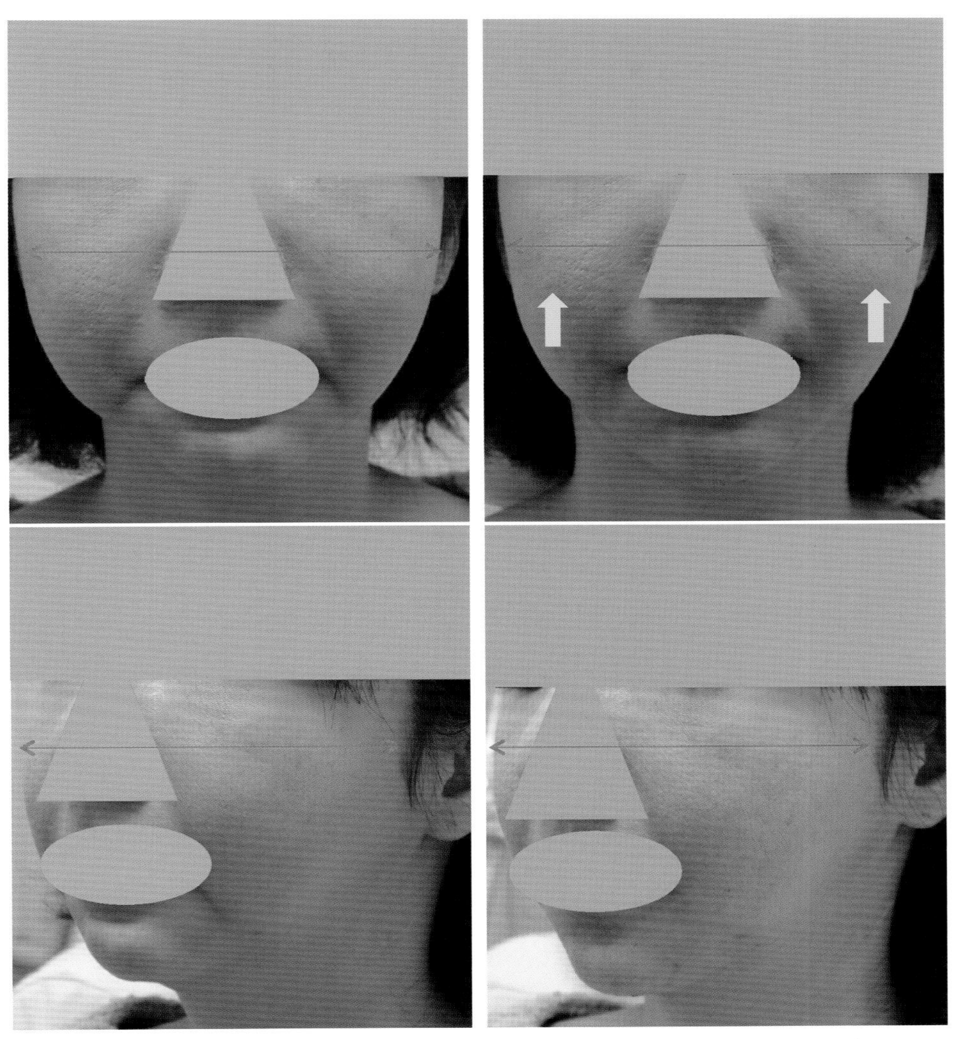

注射前（正面观和侧面观）　　注射后不久（正面观和侧面观）

图 1.12.8 【案例 1】注射前后的比较②

填充物注射前后面部最大宽度没有改变，但是注射后面颊部位置看上去得到了提升。

2【案例 3】

对于年龄较大的患者来说，如果在面颊皮肤紧绷之前注射填充物，就可能导致过度矫正，结果就像本案例一样。与案例 1 相似，可以通过调整下颌部形态平衡面部，纠正过度矫正导致的不协调感［参照“精髓 8：下颌部（面部下 1/3）是老年人变年轻的关键部位”］（图 1.12.9）。

通过修正过程可以看出，在修正因过度矫正而呈现不自然外观的案例时，重点是在不协调的轮廓部位注射填充物来进行调整。

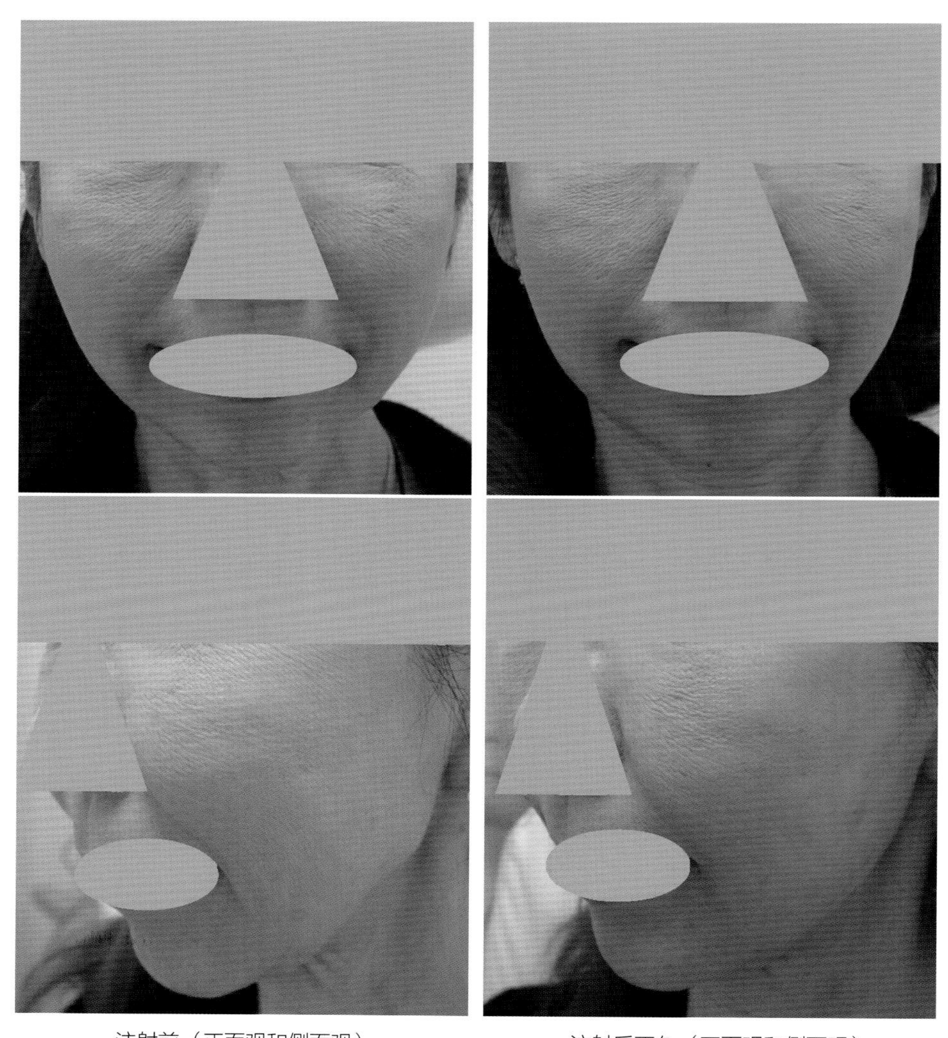

注射前（正面观和侧面观）　　注射后不久（正面观和侧面观）

图 1.12.9 **【案例 3】注射前后的对比**

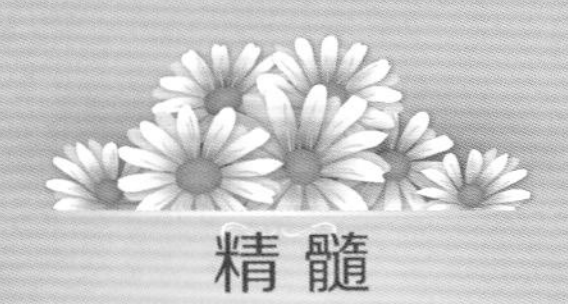

精髓

12 印第安纹的治疗误区

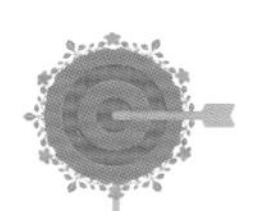

要点！

为了矫正印第安纹，向颧前间隙（SOOF）注射填充物，松弛的 ORL（眼轮匝肌支持韧带）就会被推到原来的位置。同时，需要提前告知患者，由于中面部的组织容量损失，原本不明显的泪沟会变得明显。因此，在进行下睑的矫正时，需要同时进行中面部的修复。注射的顺序是印第安纹→泪沟。

关联项 精髓 4：灵活设计脸颊的形状；各部位注射技巧 2“向中面部（印第安纹）注射填充物；各部位注射技巧 3：向下睑（泪沟）注射填充物

与年龄相关的中面部的解剖学变化

中面部区域是特别容易发生骨吸收的部位，特别是上颌骨的骨吸收更为明显。在 30 岁以下和 60 岁以上的人群中，上颌角（表示上颌骨相对于水平面凹陷程度的角度）差异可达 10° 左右（图 1.13.1）。

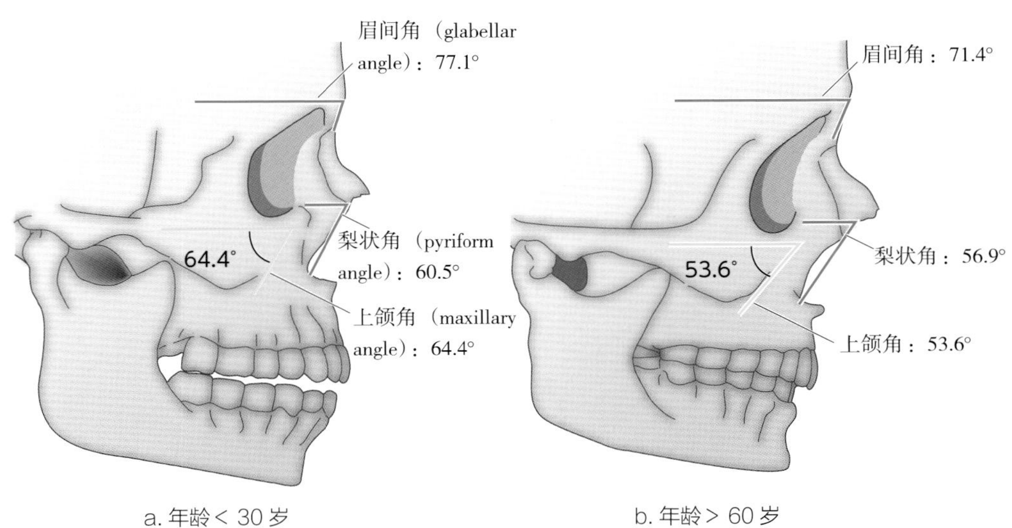

图 1.13.1 **与年龄相关的中面部的变化**

（部分内容改编自 Shaw RB Jr, et al. Aging of the midface bony elements: a three-dimensional computed tomographic study. Plast Reconstr Surg 119: 675・681, 2007）

随着年龄的增长，眼眶会变得更大，眼眶边缘也会向外侧下方移动，导致中面部凹陷的程度增加（图1.13.2）。

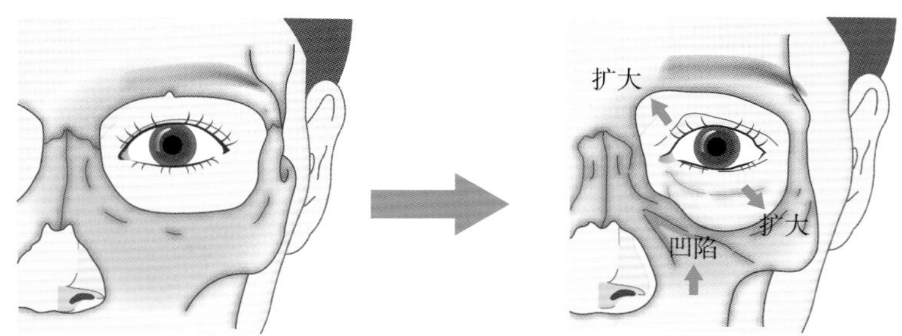

图1.13.2 **与年龄相关的眼眶的变化**

随着年龄的增长，眼眶向内上方和外侧下方扩大。这些变化使眉部内侧抬高和延长，并导致眼袋突出。眼眶形状的变化也改变了与其相连软组织的位置，包括支持韧带、肌肉及脂肪等。

眼眶及中面部区域的主要支持韧带有ORL（眼轮匝肌支持韧带）和颧韧带。随着年龄的增长，这些韧带会松弛，尤其是ORL更容易松弛（图1.13.3）。这种松弛会导致下睑部出现吊床状特征性松弛（图1.13.4）。

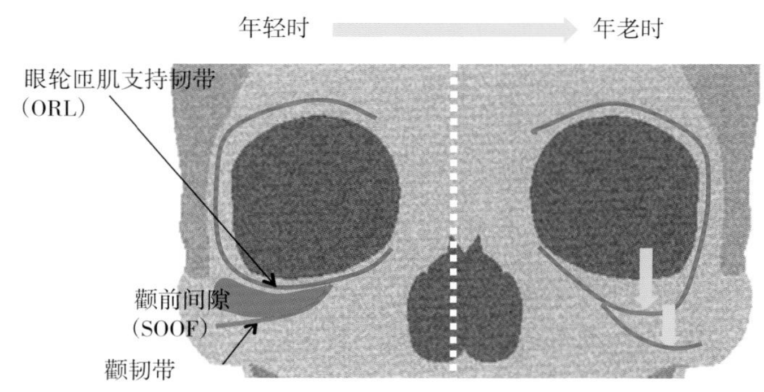

图1.13.3 **与年龄相关的眼眶及中面部的变化（支持韧带）**

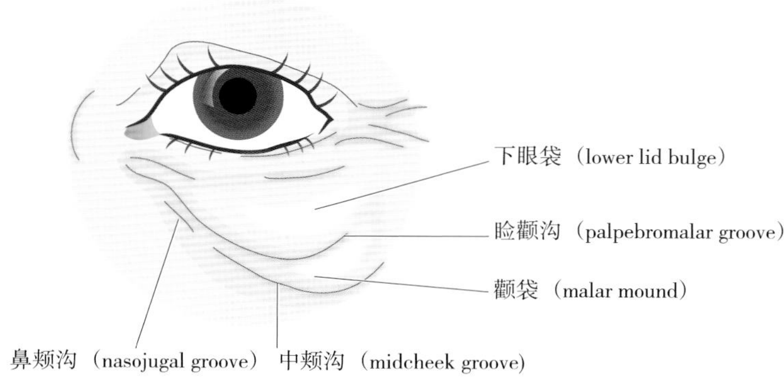

图1.13.4 **与年龄相关的吊床状特征性松弛，从下睑周围至中面部**

下睑的吊床状特征性松弛在外侧表现得更为明显，主要由韧带松弛引起。

ORL 和颧韧带之间形成了一个称为颧前间隙的三角形空间，位于颧骨上方，覆盖着提上唇鼻翼肌和提口角肌。作者将其也称为 SOOF。颧前间隙对眼轮匝肌起到缓冲作用，使其能够自由活动并与面部骨骼分开。

随着年龄的增长，如果颧前间隙的上部，即 ORL 松弛，颧前间隙就会掉在颧骨下方的韧带上，导致印第安纹（与 SOOF 下缘、颧韧带走行一致的沟）变得明显。ORL 和颧韧带之间的凸起区域被称为颧袋（malar mound）（图 1.13.3，图 1.13.4）。

中面部（印第安纹）矫正的误区

以下通过一个具有代表性的案例向大家展示并进行说明。

患者 42 岁，女性。中面部有很深的皱纹（沟）和印第安纹，看起来中面部容量严重缺乏（图 1.13.5）。

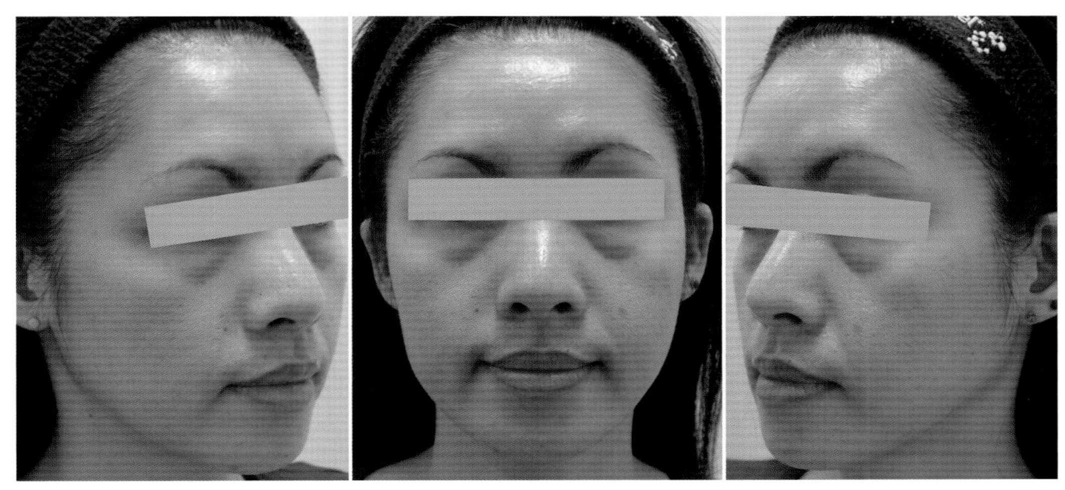

图 1.13.5 【案例】42 岁，女性（注射前）

从侧面看，中面部呈凹陷状态（图 1.13.6）。通过触诊发现上颌骨严重后缩。

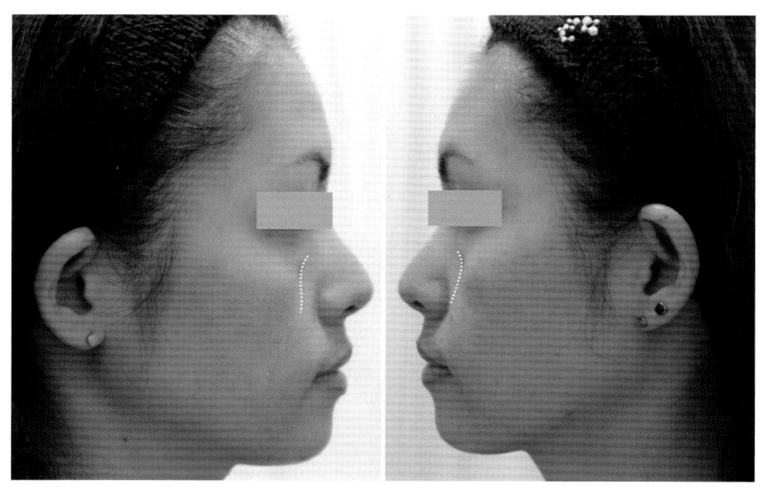

图 1.13.6　**注射前（侧面观）**

对于这样的案例，必须对中面部（印第安纹）进行矫正，但是仅仅这样做就能恢复圆润的面颊（ogee curve）吗？实际上，这个皱纹（沟）内隐藏着两个皱纹（沟）。

解剖学结构如图所示（图 1.13.7）。在这位女性的面部，泪沟和中颊沟同时存在。中面部容量损失（主要是骨骼和深层脂肪）的程度非常严重，以至于印第安纹（中颊沟）比泪沟更为凹陷，所以使人看起来只有一条皱纹。

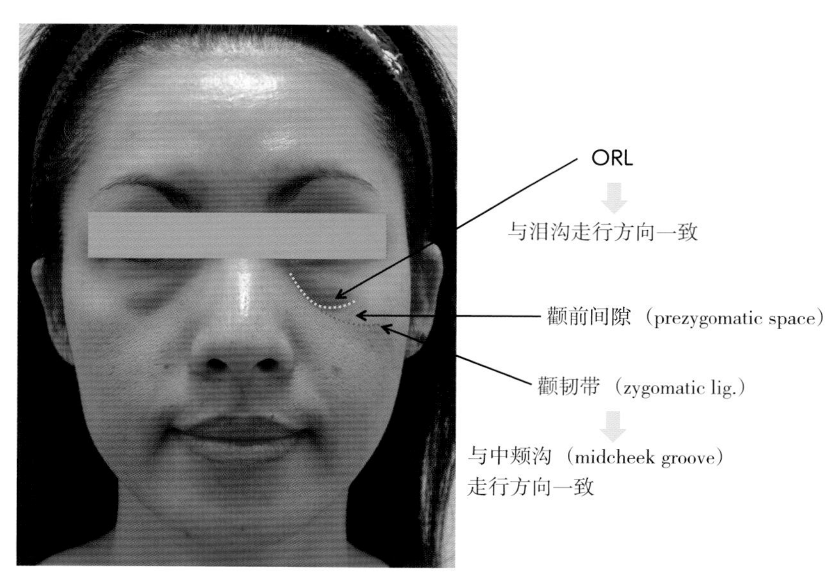

图 1.13.7　**解剖学结构**

用手指按压颊部，矫正中面部容量缺失的情况，如图 1.13.8 所示，可以看到上方出现一条新的沟。这个沟被称为泪沟，以及它的延长线——睑板沟。

用手指按压中面部使其容量恢复后，上方就会出现泪沟。

通过恢复颧前间隙的容量，将下垂的 ORL 拉回原位，这样在眼眶下缘就会重新出现下睑（图 1.13.9）。

在这种情况下，如果对中面部进行充分的矫正，泪沟就会出现在原来的位置上，而且还需要同时进行矫正，所以需要提前向患者做出解释。否则可能会导致投诉。在术前，通过用手指按压的方式纠正中面部的凹陷，采用这种方法可以提前预测注射后的效果，如图 1.13.8 所示。

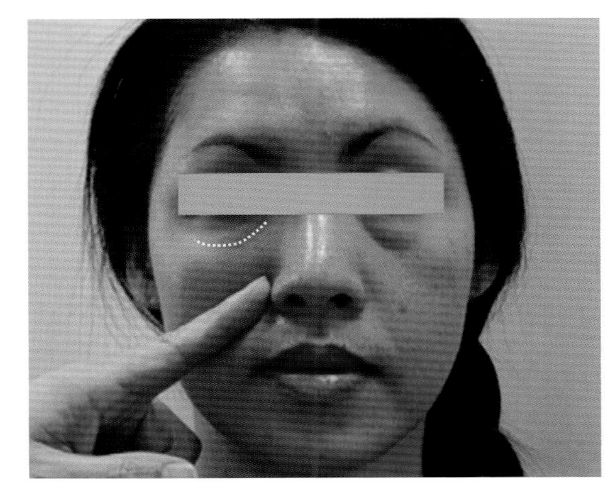

图 1.13.8 **中面部注射后的模拟①**
用手指按压中面部使其容量恢复后，会出现泪沟。

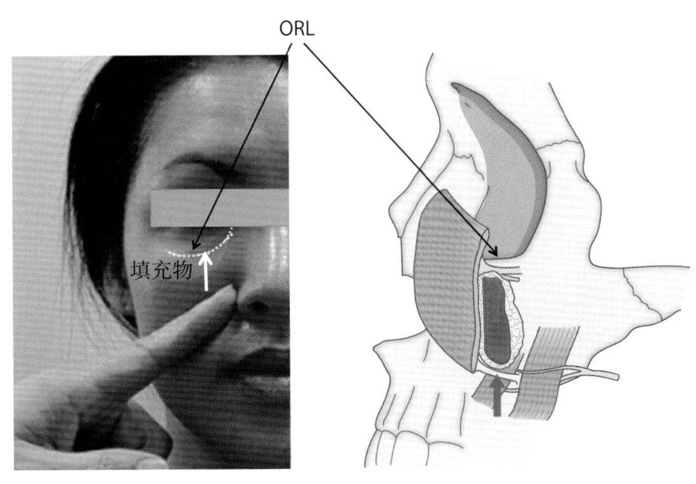

图 1.13.9 **中面部注射后的模拟②**

实际注射过程

1 矫正印第安纹（中颊沟）

通过操作视频可以了解整个过程［还可以参照第二章“各部位注射技巧2：向中面部（印第安纹）注射填充物”，以及“精髓4：灵活设计脸颊的形状”］。

（1）穿刺形成钝针刺入点

首先，在钝针刺入点处穿刺，以避免钝针进入浅层。为了确保钝针能够顺利插入，需要在该穿刺点处形成一个较深的通道。朝向泪沟的方向，在骨膜上钻一个孔（参见下面的“操作视频❶”）。

（2）向内侧 SOOF（左侧）注射

将钝针插入骨膜上的 SOOF 深层。在这一层次注射时几乎没有阻力。使用 Radiesse®（德国 Merz 公司）制剂，进行回抽试验，确认是否有反向出血。用退针直线注射法（参照“引言”）对颧袋区进行注射，同时肉眼观察颧袋区的隆起程度和形状。为了弥补面部骨骼的体积损失，同时考虑到与深层脂肪的结合，微调钝针的方向和注射层次，缓慢地注射，以塑造自然漂亮的脸颊形状。应注意不要注射到浅层。主要注射到内侧 SOOF，注射量为 0.7 mL（参见下面的“操作视频❷”）。

（3）向内侧 SOOF（右侧）注射（参见下面的“操作视频❸”）

右侧注射量为 0.8 mL，中面部两侧注射完毕（图 1.13.10）。通过恢复颧前间隙的容量，将松弛的 ORL 推高，使泪沟与眼眶下缘保持一致。

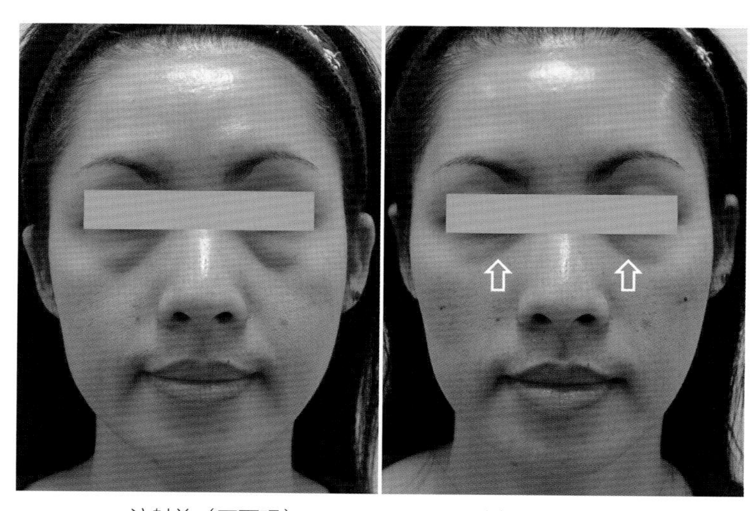

a. 注射前（正面观）　　b. 注射后不久（正面观）

图 1.13.10　**中面部注射**

右侧：Radiesse® 0.8 mL；左侧：Radiesse® 0.7 mL。

2 矫正泪沟

继续进行泪沟的矫正［参照第二章“各部位注射技巧 3：向下睑（泪沟）注射填充物”］。将合计 0.4 mL 的 Teosyal® Redensity Ⅱ（瑞士 Teoxane 公司）注射到左右两侧的泪沟（图 1.13.11）。具体操作方法参见下面的“操作视频❹”。

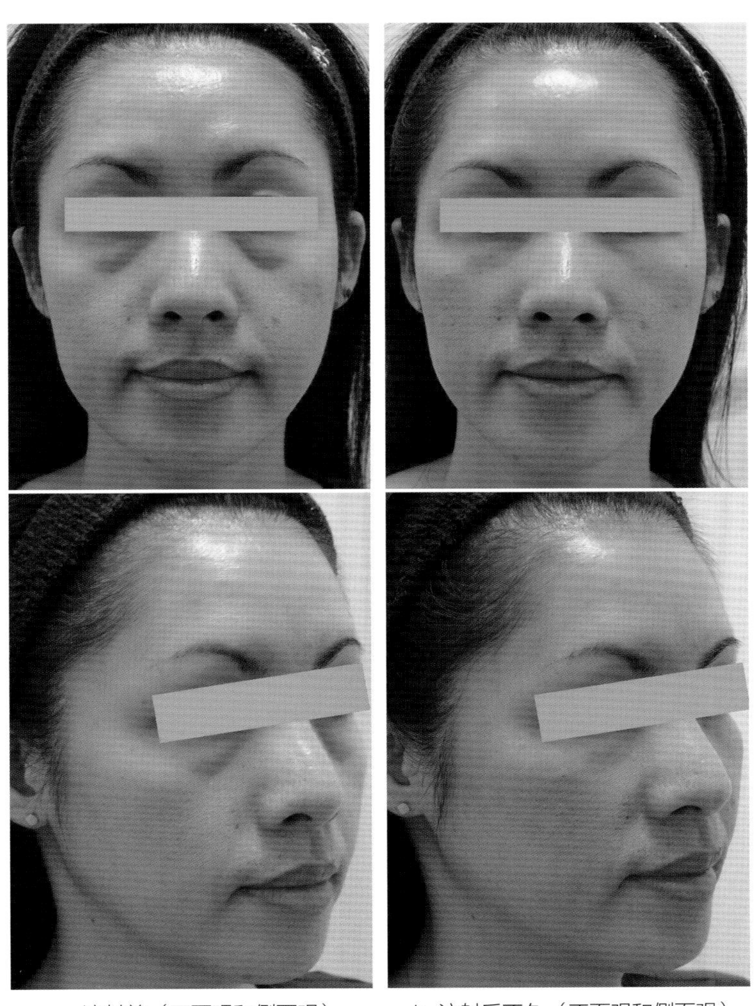

a. 注射前（正面观和侧面观） b. 注射后不久（正面观和侧面观）

图 1.13.11 **向面部及泪沟注射填充物后**

右侧：Teosyal® Redensity Ⅱ 0.2 mL；左侧：Teosyal® Redensity Ⅱ 0.2 mL（泪沟注射剂量）。

通过以上步骤，中面部的凹陷被矫正成较为平坦的状态。

从侧面看，注射前凹陷的脸颊变得丰满圆润。从俯视位看，注射后脸颊得到提升，看起来人更有精神（图 1.13.11）。

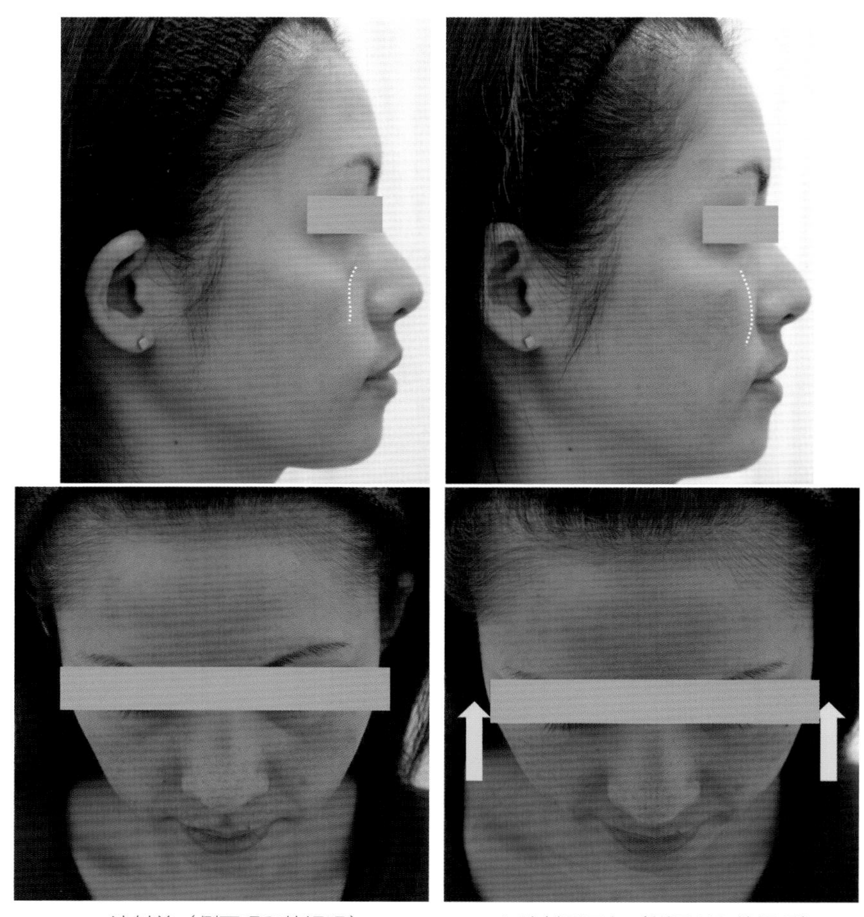

c. 注射前（侧面观和俯视观）　　d. 注射后不久（侧面观和俯视观）

图 1.13.11　**向面部及泪沟注射填充物后（续）**

3 注射后的变化

注射后 3 个月，效果可以保持 70% ~ 80%（图 1.13.12a ~ d）。在此之后，进行了追加注射，追加注射后塑形效果在中面部得到恢复（图 1.13.12e）。注射的顺序一定要按照印第安纹→泪沟的顺序进行。

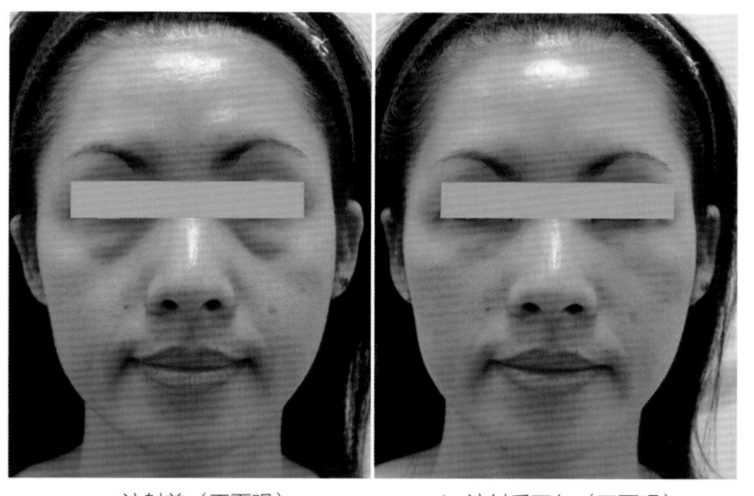

a. 注射前（正面观）　b. 注射后不久（正面观）

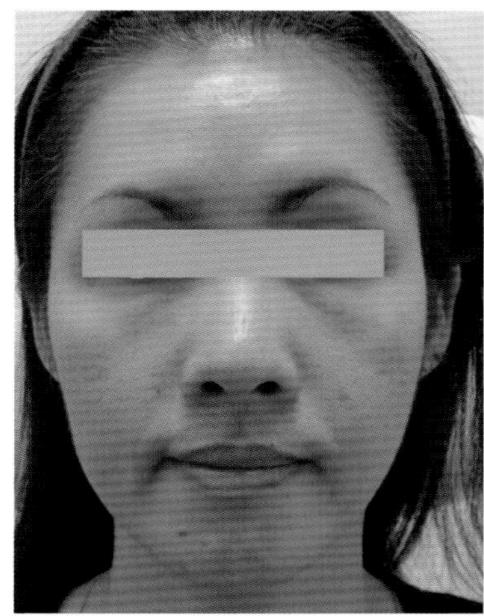

c. 注射后 1 个月（正面观）

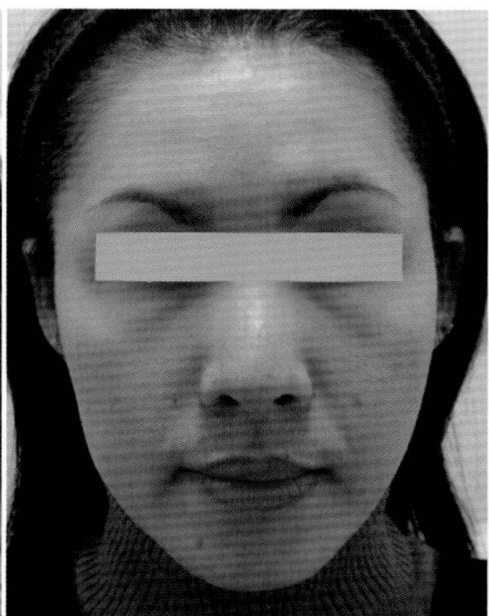

d. 注射后 3 个月（正面观）

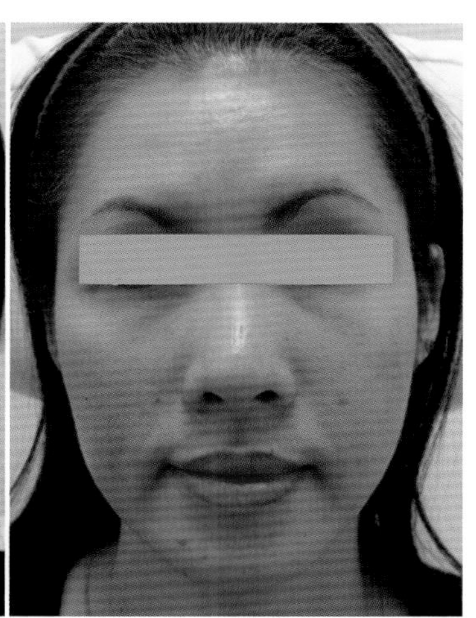

e. 追加注射后不久（正面观）
仅在中面部左右两侧各注射 Radiesse® 0.3 mL(合计 0.6 mL)。

图 1.13.12 **中面部及泪沟注射填充物后的变化**

参考文献

[1] Shaw RB Jr, Kahn DM. Aging of the midface bony elements: a three-dimensional computed tomographic study. Plast Reconstr Surg 119: 675-681, 2007.

[2] Mendelson B, Wong CH. Changes in the facial skeleton with aging: implications and clinical applications in facial rejuvenation. Aesthetic Plast Surg 36: 753-760, 2012.

[3] Mendelson BC, Muzaffar AR, Adams WP Jr. Surgical anatomy of the midcheek and malar mounds. Plast Reconstr Surg 110: 885-896, 2002.

操作视频

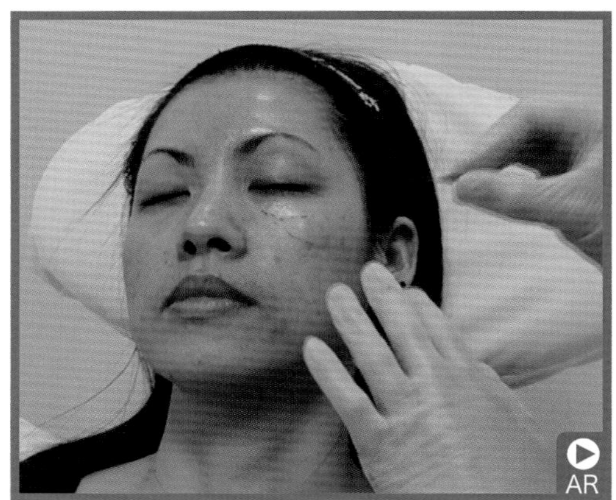

❶穿刺形成钝针刺入点

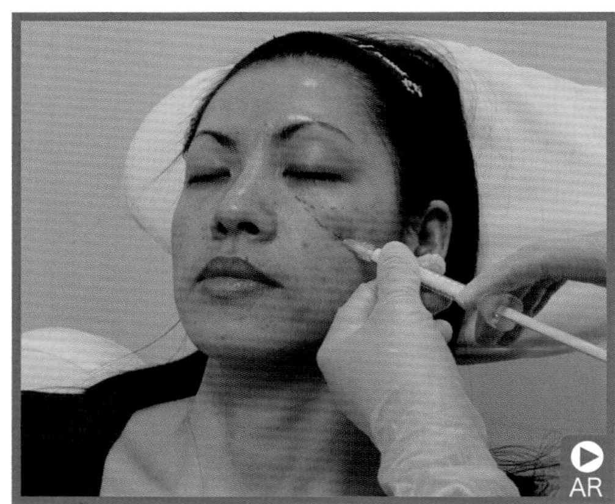

❷向内侧 SOOF（左侧）注射

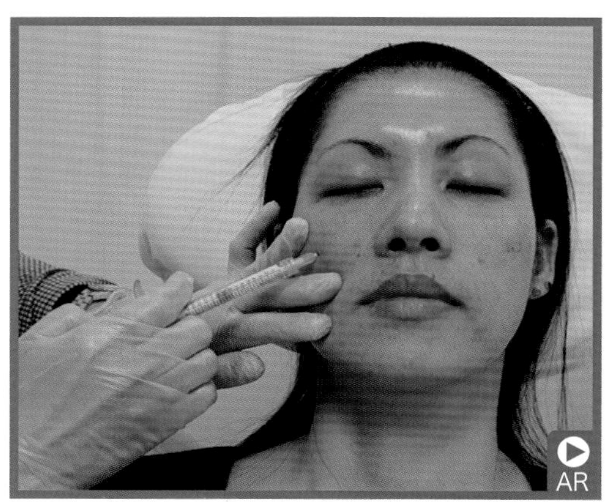

❸向内侧 SOOF（右侧）注射

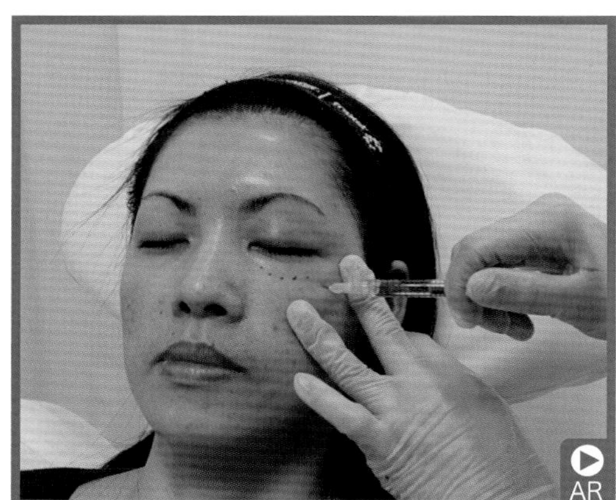

❹向泪沟注射

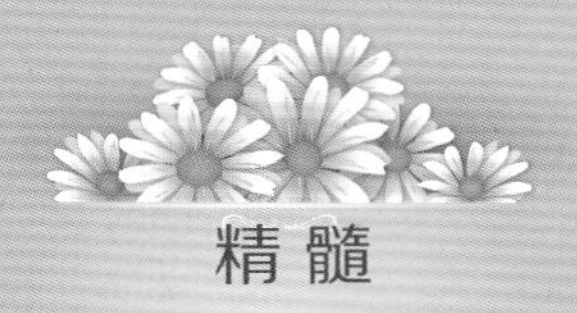

精髓

13 避免并发症

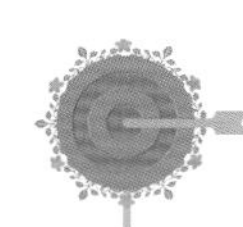

要点！

并发症中最可怕的是填充物栓塞导致的失明、脑梗死和大面积皮肤坏死。熟悉预防和治疗栓塞的方法非常重要。如果发生栓塞，尽早开始治疗对预后至关重要。平时要培养血管栓塞的诊断能力。

注射填充物的并发症

近年来，随着越来越多透明质酸制剂获得国家的生产销售许可，参与填充物注射领域的医生数量急剧增加。随之而来的是严重并发症的发生率也在增加。填充物注射的并发症可根据其原因大致分为 3 种：

① 任何人、任何制剂都可能发生的并发症。如内出血（紫癜）、红斑 / 红肿、疼痛、水肿 / 肿胀、感染和疱疹等。

② 制剂在生物体内的过度反应引起的过敏反应（急性或迟发性），以及异物肉芽肿等并发症。

③ 由于医生技术不熟练导致的并发症。如血肿、小结节、线状水肿、左右不对称、神经损伤、过度矫正、移位 / 迁移、血管损伤、栓塞（导致皮肤坏死、失明或脑梗死）和丁达尔效应等。

在上述并发症中，需要特别避免的是异物肉芽肿的形成和栓塞的发生。异物肉芽肿几乎都是由半永久性填充物形成的，可以通过避免使用它们来避免形成异物肉芽肿。为了避免有时可能会造成灾难性和不可逆的栓塞结果，医生必须熟悉人体解剖学结构并具备熟练的操作技巧。

填充物注射基本上是一种盲法操作。如果不了解皮下部位、层次和结构，就像在雷区行走一样，你永远不知道什么时候会踩到地雷。

栓塞的预防和应对方法

对于注射填充物的医生来说，首先，要避免并发症的发生，并了解在栓塞事故发生时（或怀疑栓塞时）的应对方法。血液循环阻断有两种情况：一种是填充物直接进入血管造成堵塞，另一种是填充物对周围血管施加压力而导致阻断，后者较为罕见，通过按摩可以缓解。

1 高风险区域和血管

以下为易发生栓塞的高风险区域（图 1.14.1）和医生需要熟记的主要血管（动脉）（图 1.14.2）。

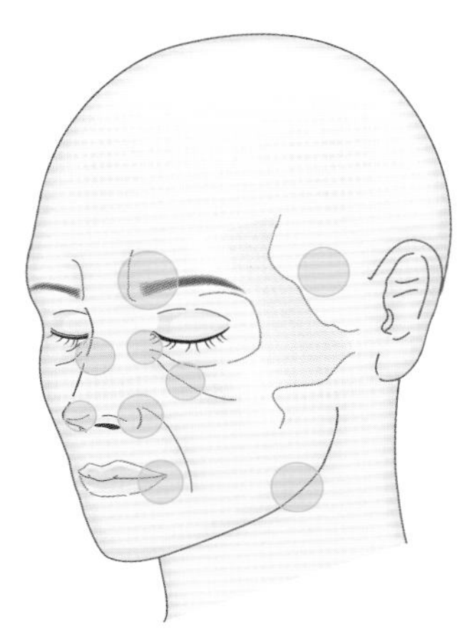

图 1.14.1 **高风险区域**

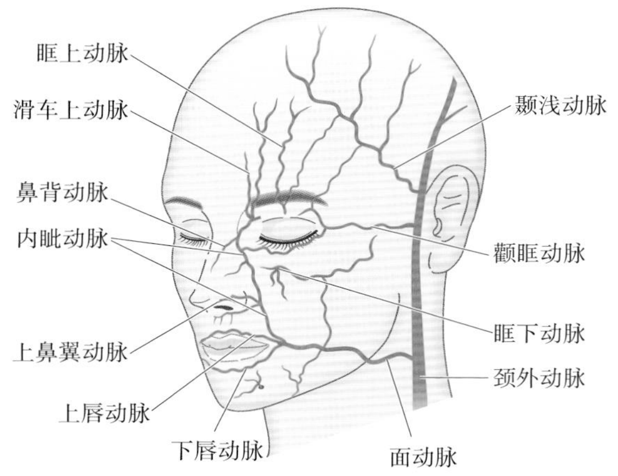

图 1.14.2 **主要血管（动脉）**

如果将这两个图形结合在一起观察，可以发现危险血管与需要注射填充物的区域重合，这一点增加了医生的操作难度。例如，滑车上动脉位于眉毛之间的纵向褶皱中，而内眦动脉位于鼻唇沟中。因此，为了避免栓塞，不仅需要了解血管的走行，同时还需要了解血管所在的层次（深度）。另外，最容易发生栓塞的部位（栓塞病例报告最多的部位）是眉间。这是由于滑车上动脉的直径较小且缺乏侧支血管。

主要血管的走行层次

① 滑车上动脉：位于皱眉肌及额肌上；② 内眦动脉：位于提口角肌上方和提上唇鼻翼肌下方（靠近鼻唇沟处），沿着提上唇鼻翼肌的内侧（靠近内眦处）；③ 眶下动脉：位于骨膜上（眶下孔处），提上唇鼻翼肌下方；④ 颞浅动脉：位于颞顶肌膜内；⑤ 面动脉：位于骨膜上（下颌部位）。

2 动脉栓塞和静脉栓塞

动脉栓塞和静脉栓塞，临床症状不同。

（1）动脉栓塞

动脉栓塞症状通常在注射后立即或早期出现。最明显的症状是“疼痛（剧痛）”和“皮肤苍白”。栓塞后可能会导致失明、脑梗死和大面积的皮肤坏死。但需要注意的是，如果患者接受了神经阻滞等局部麻醉，可能不会出现疼痛的症状。另外，如果使用含有肾上腺素的局部麻醉剂，皮肤的苍白变化可能不明显。

（2）静脉栓塞

静脉栓塞通常在注射时未发现异常，一段时间后出现症状。主要表现为长时间的钝痛、水肿和皮肤变色（暗红色）等。与动脉栓塞相比，静脉栓塞的后果常不太严重。

3 动脉栓塞的经过

动脉栓塞的典型经过如下：

① 注射后即刻：出现“疼痛（剧痛）”和“皮肤的苍白变化”➡ ② 数分钟至数小时：出现网状血管扩张（由于局部缺氧引起）➡ ③ 数小时至数天：皮肤变色（灰色至淡黑色），进行性皮肤溃疡和坏死（有时伴有脓疱，需要注意的是，这种皮肤变化很容易被误诊为疱疹或感染）➡ ④ 几天至几周：愈合后留下瘢痕。

动脉栓塞导致的皮肤坏死范围根据堵塞部位的不同而存在很大差异。

远端（末梢）栓塞时：会引起皮肤小范围坏死（图 1.14.3）。

近端（中枢）栓塞时：会引起皮肤大范围坏死。单次注射量在 0.1 mL 以上，高压注射时容易发生近端栓塞（图 1.14.4）。

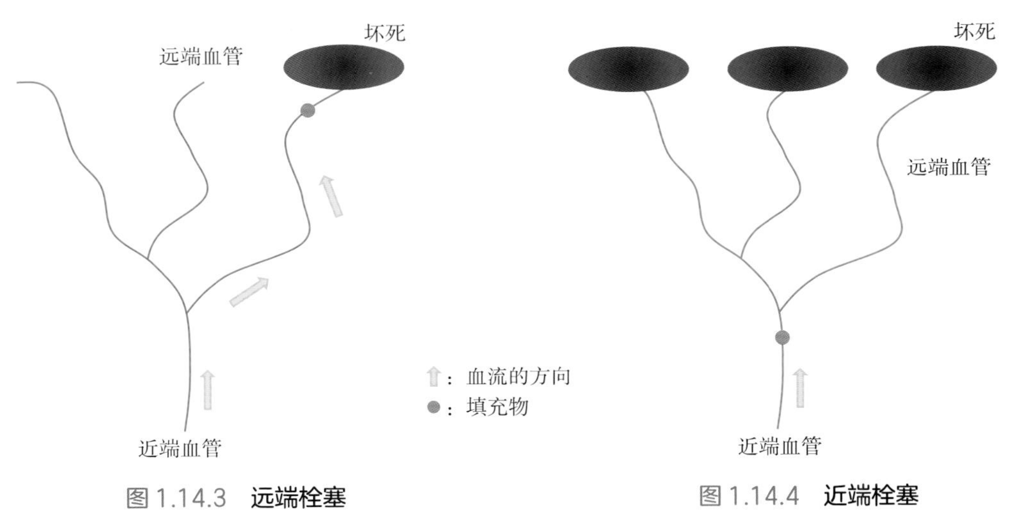

图 1.14.3 **远端栓塞**

图 1.14.4 **近端栓塞**

4 栓塞的预防

怎样做才能避免栓塞？无论医生技术如何精湛，注射有多小心，都无法完全避免栓塞的发生。在临床上，即使是经验丰富的医生也会出现栓塞的情况。但是真的无法完全避免栓塞事故吗？其中一定存在技术性因素，这是作者个人的看法。作者认为，通过遵循基本原则并进行细致的操作，栓塞是一种 99% 可以避免的并发症。以下是预防栓塞的要点：

预防栓塞的要点（按重要性的高低顺序排列）：

1）熟悉血管的解剖学结构（走行和层次），始终牢记异常情况的存在。

2）在低压下进行缓慢的注射（避免使用高于动脉压的压力进行注射）。

3）少量注射（0.1 mL 以下）。

4）进行注射器的回抽试验，确认是否有反向出血（在有危险的血管区域，应用力回抽注射器，至少持续 5 ~ 10 s）。

5）在退针的同时进行注射（退针直线注射法，参照“引言”）。

6）在向危险区域进行注射时，使用粗（27G 以上）的钝针。

7）（使用钝针时）感到针有阻力时或者患者感到疼痛时，不要强行进针，应先后退，然后重新寻找没有阻力的层次。

8）要明白细针比粗针的风险更高（细针容易穿透血管，而且在回抽试验中也很难确认反向出血现象）。

9）注射时针轻微移动，以防止针头堵塞或注射物堆积。

10）避免使用含有肾上腺素的局部麻醉剂（血管收缩作用使得栓塞发生时白色变化变得不明显）。

11）在进行美容注射前，了解患者的外科手术、外伤等病史（避免血液循环状况不佳）。

最为重要的是，无论如何都要缓慢、低压力地进行注射。使用钝针（推荐 27G 以上）要比使用锐针更安全。虽然钝针在注射浅层和进行精细设计时有一些限制，但对于注射填充物的医生来说，能够灵活使用钝针非常重要，因为它可以扩大技术的范围。作者多数时候使用钝针，在进行浅层和精细注射时使用锐针。

5 栓塞的治疗

在发生栓塞（或怀疑栓塞）时，不要惊慌，保持冷静并立即开始治疗。平时在脑海中模拟治疗顺序是个好方法。最重要的是，如何尽快意识到“可能是栓塞”，并如何尽快开始治疗。

（1）栓塞的应对方法

1）如果观察到患者皮肤变苍白，应立即停止注射，并进行按摩。如果可能，请不要立即拔出针头，而是将注射器固定在原位并尝试回抽。

2）如果注射的是透明质酸，应注射 200 ~ 400 U 的透明质酸酶。因为栓塞不一定发生在注射部位，所以根据血管的走行，在怀疑缺血的部位全部进行注射。此时，不需要向血管内注射，只需在目标血管周围注射。如果在 1 ~ 2 h 内血液循环没有得到改善，可再次注射（次日也可以注射）。如果对透明质酸酶有过敏史，可同时注射类固醇激素。

3）使用热毛巾等进行热敷（为了扩张血管）。嘱患者在自己家里也使用热敷等方法来改善缺血部位的血液供应情况。

4）口服硝酸甘油。例如 Nitropen®（日本化药公司）0.3 mg，舌下含服。

5）外用硝酸甘油。由于日本没有软膏剂型，所以用胶带剂型代替。例如：Nitroderm®（日本诺华制药公司），25 mg。

6）皮下注射低分子量肝素。例如：Clexane®（日本赛诺菲公司），2000 IU。

7）静脉注射 PGE1（前列腺素 E1）制剂。

8）口服阿司匹林。例如：阿司匹林片 100 mg。

9）高压氧疗法。

10）针对皮肤症状（如缺血性溃疡或坏死等），进行相应的清创处理。

以上列举了教科书式的应对方法，但实际上不需要全部施行，基本的步骤是 1）~ 3)。4）~ 10）视情况而定。在皮肤科和整形科诊所有一种可替代药物是枸橼酸西地那非片（伟哥片®，日本辉瑞公司，50 mg，口服），具有扩张血管的作用。另外，如果医疗美容诊所配备了高频热疗设备 Indiva®（日本 Indiva 公司），也可以有效防止栓塞（温热作用，改善血液循环，并有按摩作用）。每天治疗一次，直到痊愈。

“早发现，早治疗”对栓塞的预后具有决定性意义。然而实际情况是，由于医生可能没有亲眼看见过栓塞的案例，也没有亲身经历过栓塞，因此他们可能会误诊为“感染”“疱疹”或“内出血”，甚至有时可能误认为是“患者过于神经质”，从而导致患者没有得到及时的治疗。因此，平时有必要尽可能多地阅读有关并发症报告的文献，并培养一双“随时能发现栓塞”的眼睛。

另外，对于注射填充物的患者，在注射前必须保证在注射后 24 h 内患者如有情况可以随时联系到医生。对于疼痛和出血等症状的投诉电话，也不要让其他工作人员来处理，一定要由医生来确认详细的症状。只要有一点栓塞的怀疑，就要请患者尽快来医院。这样做将有助于保护患者的健康，并最终保护医生自己。在作者的医疗机构，当收到关于“出现出血”的投诉时，一定要请患者拍摄照片并发送过来，以便确认是否是由栓塞引起的皮肤变色。请不要简单地以“只是少量出血，不用管它，过段时间就会好”的话语来驳回患者的诉求。

（2）关于透明质酸酶

透明质酸在注射后可以被透明质酸酶（透明质酸分解酶）迅速溶解。该药物必须常备，以备不时之需。

如果怀疑注射透明质酸后出现血管副作用（如栓塞引起的缺血），应尽快向注射部位注射与透明质酸同等剂量的透明质酸酶。栓塞可能发生在与注射部位不同的血管位置。当填充物弥散到注射部位的远端血管时，也会引起栓塞。如果根据皮肤反应怀疑是远端血管栓塞时，应将透明质酸酶注射到怀疑缺血的整个区域。透明质酸酶即使不注射到血管内，也能被毛细血管壁吸收，对血管内的透明质酸也有溶解作用。透明质酸酶分为动物来源（羊、牛）和人类来源两种，动物来源的透明质酸酶引起过敏性休克的风险较高。因此，最好事先进行皮内测试，但在紧急情况下可能没有时间进行测试。如果怀疑过敏性休克，应立即注射透明质酸酶，以防止严重的过敏反应。

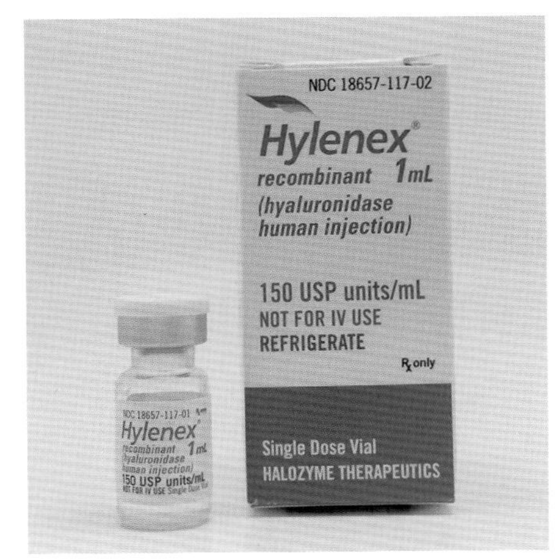

图 1.14.5　Hylenex® 透明质酸酶

具有代表性的透明质酸酶是 Hylenex®（recombinant human hyaluronidase，美国 Halo-zyme 公司）。该药物 2005 年获得 FDA 批准，虽然价格昂贵，但值得推荐。其他透明质酸酶还有：Vitrase®（来自羊睾丸，美国 Bausch & Lomb 公司）和 Amphadase®（来自牛睾丸，美国

Amphastar Pharmaceuticals 公司)。Hylenex® 是液体形式，150 U/mL，装在一个小瓶中。在紧急情况下，无须重新溶解，可以立即使用（图 1.14.5)。

6 眼动脉栓塞导致失明的发生机制（逆行性栓塞）和应对方法

(1) 失明的发生机制

注射填充物时最严重的并发症是失明和脑梗死。以下以失明为例，介绍由滑车上动脉（眉间纹）注射填充物导致失明的发生机制。

1) 在填充物注射到滑车上动脉时，如果注射压力高于动脉压力，填充物团块会逆血流方向流动，到达眼动脉（图 1.14.6)。

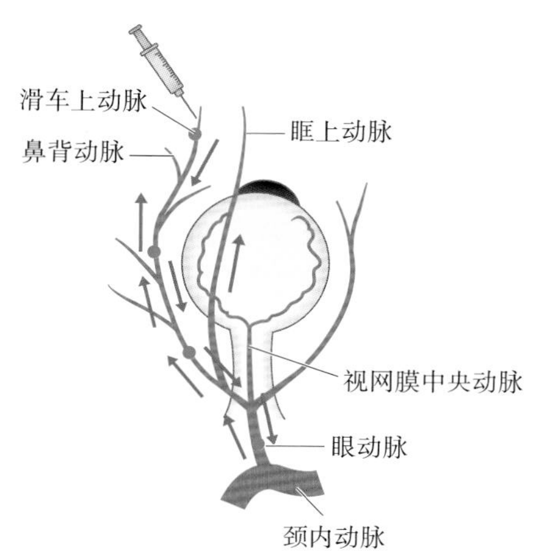

图 1.14.6 **眼动脉栓塞的发生机制①**

↑：血流的方向；↑：填充物团块移动的方向；●：填充物团块

2) 当注射完成后，注射器从皮肤上抽出，血管内的压力消失，眼动脉内的填充物团块有可能随着血流流向不同方向（图 1.14.7)。

3) 视网膜中央动脉栓塞就会导致失明，填充物团块也可能流向其他血管，导致皮肤坏死。较为罕见的情况是，填充物团块到达颈内动脉，继续流向脑血管，导致脑梗死（图 1.14.8)。视网膜中央动脉是非常细的血管，即使少量填充物也有栓塞的风险。

眼动脉栓塞可发生于任何一条远端血管，例如滑车上动脉、眶上动脉、鼻背动脉、眼动脉等（图 1.14.9)。重要的是不要在高于动脉压力的情况下注射填充物。请务必记住如果发生失明情况，应采取下文所介绍的应对方法。在大多数情况下，患者在注射后会立即感到剧痛，并瞬间失去视觉。但是也有罕见的无痛病例的报告。

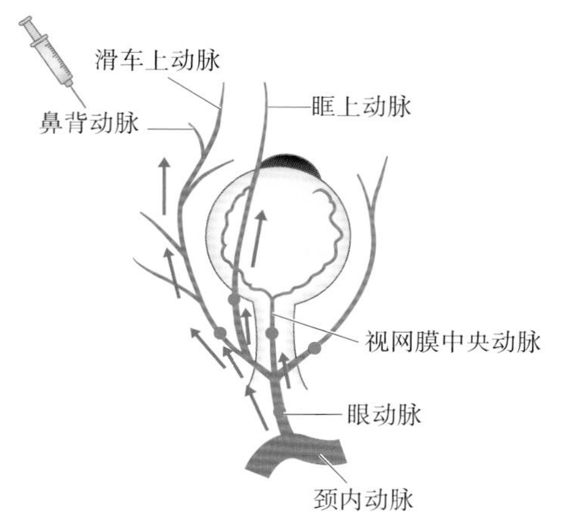

图 1.14.7 **眼动脉栓塞的发生机制②**

↑：血流的方向；↑：填充物团块移动的方向；●：填充物团块

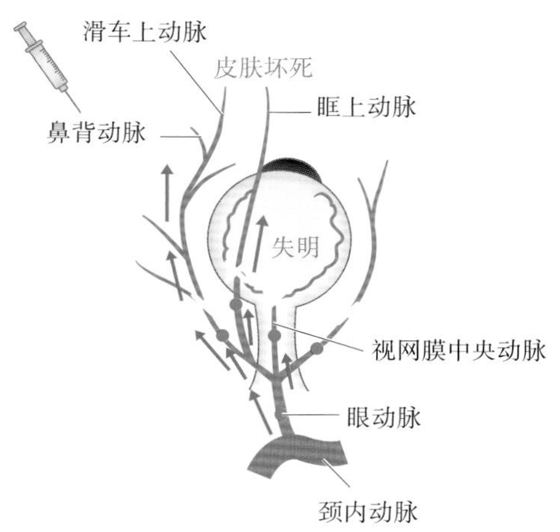

图 1.14.8 **眼动脉栓塞的发生机制③**

↑：血流的方向；↑：填充物团块移动的方向；●：填充物团块

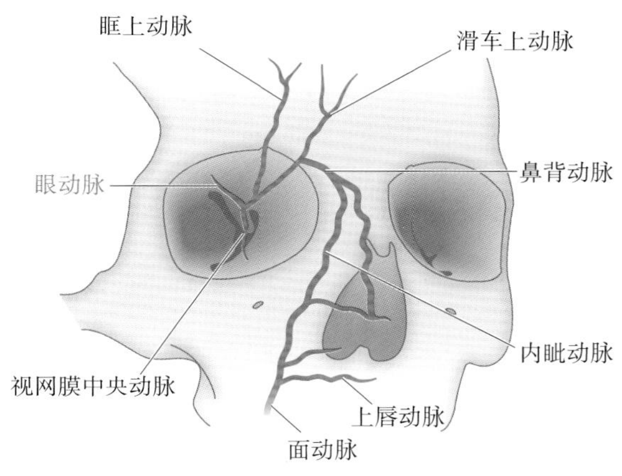

图 1.14.9 **容易导致眼动脉栓塞的危险血管**

（2）栓塞导致视力丧失时的应对方法

1）迅速办理手续并转送到有眼科专科医生的高级医疗机构（指示工作人员配合）。

2）滴入眼科表面麻醉剂 0.4% Benoxyl® 滴眼液（日本参天制药公司），进行表面麻醉。

3）将球后麻醉针从下睑外侧 1/3 处沿眼眶基底刺入，并在眼球后方注射透明质酸酶，推荐剂量为 1500 U（图 1.14.10）。

4）在闭眼状态下轻轻压迫患者眼球并进行按摩。

5）同时进行常规的栓塞处理方法。

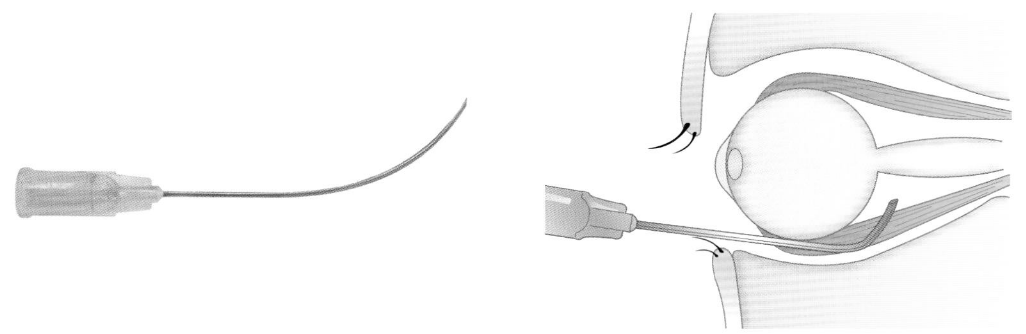

图 1.14.10　Nipro 一次性球后麻醉针（23G 弯针）和注射方法

恢复视力的时限只有 90 min。用球后麻醉针注射透明质酸酶需要医生有相关的经验，如果没有经验可能会很难操作。由于还存在视神经损伤和眼球穿孔等风险，因此最好尽快将患者与透明质酸酶一起转送到有眼科专门医生的高级医疗机构。但是，一旦发生栓塞，即使立即开始治疗，大多数情况下也极有可能造成永久失明，这是非常可怕的。

案例

以下为在其他医院发生栓塞的实际案例，栓塞后到作者所在诊所就诊。

【案例】45 岁，女性

病史：3 天前在某诊所接受了脸颊部位的透明质酸注射（制剂不明）。操作时使用锐针。注射时患者感到一阵刺痛，但不是剧痛。从第二天开始，注射部位周围的红斑范围超过了注射点，并伴有轻度钝痛。没有出现瘙痒或局部发热的感觉，但红斑范围有扩大的趋势。她前往注射的诊所就诊，被诊断为“过敏反应”，医生建议使用 Celestamine®（日本高田制药公司）片和类固醇软膏，并嘱进行局部冷敷。但是患者在冷敷后红色加重，感觉病情无好转，于是来到作者所在诊所就诊。

根据患者的病史和检查结果（图 1.14.11），诊断为“静脉栓塞”。静脉栓塞在注射一段时间后，注射部位表现为暗红色，如图 1.14.11a 所示。与动脉栓塞相比，疼痛程度较轻，多表现为“钝痛”。受凉会导致缺血和侧支血液循环增加，因此红色区域会加深。

在这种情况下，立即向暗红色部位注射 200 U 的透明质酸酶，并进行了局部热敷和按摩。由于第二天没有观察到明显变化，又注射了 200 U 的透明质酸酶。治疗后经过 3 周，患者痊愈，没有留下瘢痕。

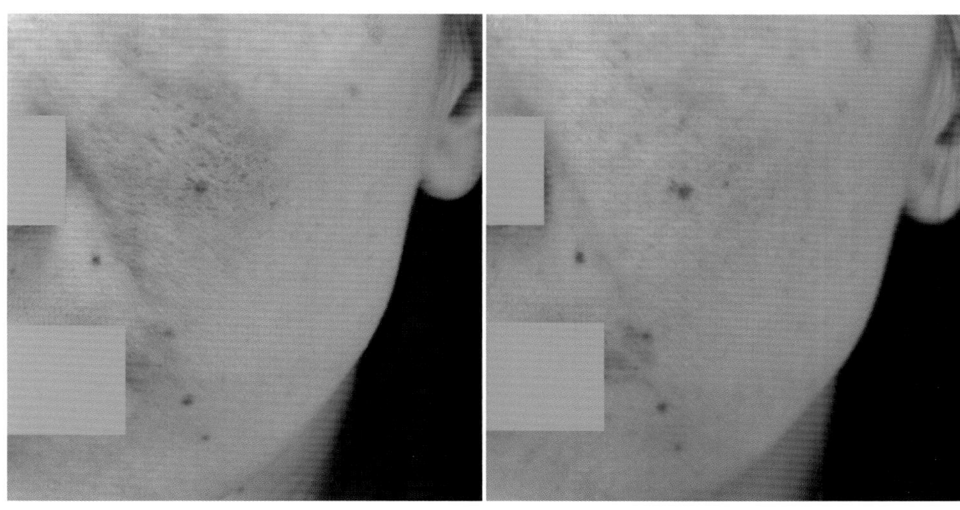

a. 来诊时　　　　b. 注射透明质酸酶后 3 周

图 1.14.11 【案例】45 岁，女性

参考文献

[1] Funt D, Pavicic T. Dermal fillers in aesthetics: an overview of adverse events and treatment approaches. Clin Cosmet Investig Dermatol 6: 295–316, 2013.

[2] Pessa JE, Rohrich RJ. The central forehead. Facial Topography: Clinical Anatomy of the Face，pp13–46, Quality Medical Publishing, St. Louis, 2012.

[3] Bailey SH, Cohen JL, Kenkel JM. Etiology, prevention, and treatment of dermal filler complications. Aesthet Surg J 31: 110–121, 2011.

[4] Sclafani AP, Fagien S. Treatment of injectable soft tissue filler complications. Dermatol Surg 35: 1672–1680, 2009.

[5] Glaish AS, Cohen JL, Goldberg LH. Injection necrosis of the glabella: protocol for prevention and treatment after use of dermal fillers. Dermatol Surg 32: 276–281, 2006.

[6] Cohen JL. Understanding, avoiding, and managing dermal filler complications. Dermatol Surg 34 : S92–S99, 2008.

[7] 市川広太，宮坂宗男，西村正樹ほか：ヒアルロニダーゼ注射によるヒアルロン酸フィラーの分解. Skin Surgery 14 : 64–68, 2005.

[8] Hylenex® recombinant. Available from URL: http://www.hylenex.com/home/default.aspx（Accessed 20/10/2016）.

[9] Lazzeri D, Agostini T, Figus M, et al. Blindness following cosmetic injections of the face. Plast Reconstr Surg 129: 995–1012, 2012.

[10] Rubin AP. Complications of local anesthesia for ophthalmic surgery. Br J Anesth 75: 93–96, 1995.

第二章

各部位注射技巧

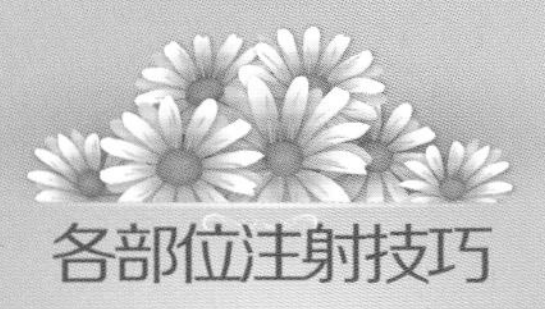

各部位注射技巧

Technic 1

向鼻唇沟（法令纹）注射填充物

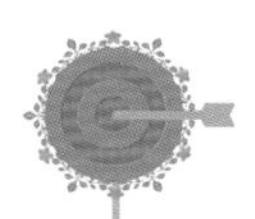

要点！

鼻唇沟是填充物注射中需求量最大的治疗部位，但同时也是风险最高的区域，因此在注射时必须谨慎操作。值得注意的是，鼻唇沟在儿童中也是存在的，如果完全填平，反而看起来会不自然。应综合考虑面部整体比例进行注射，避免过度矫正。

注射技巧和注意点

所谓的鼻唇沟，是从鼻翼延伸到嘴角的沟，通常被称为法令纹。该部位是填充物注射中需求量最大的治疗部位。由于多种因素的影响（如上颌骨骨吸收、上颌韧带松弛、鼻唇颊脂肪下垂、皮肤弹性下降、软组织容量损失和中面部表情肌过度收缩等），随着年龄的增长，鼻唇沟会变得更深、更为明显。

1 危险血管

在这个区域需要特别注意的是鼻翼动脉和内眦动脉的位置（图 2.1.1）。由于鼻翼动脉是通往鼻翼和鼻尖唯一的营养血管，如果这里栓塞，可能导致鼻翼和鼻尖的皮肤坏死。内眦动脉的逆行性栓塞会导致失明等严重并发症（参照“精髓 13：避免并发症”）。

内眦动脉位于鼻翼附近的鼻唇沟上方 2 ~ 3 mm 处，走行在提口角肌和提上唇肌之间。因此，安全的注射层次是骨膜上或皮下浅层。但是如果针头浮在骨膜上，可能会有进入血管内的风险，所以在骨膜上注射时必须特别小心谨慎。

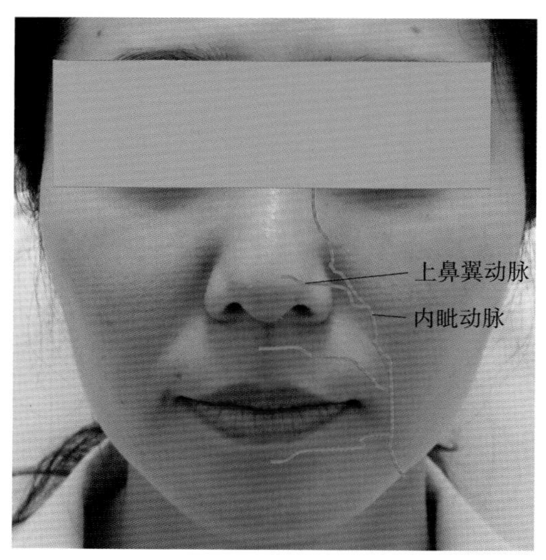

图 2.1.1　**注射时的危险血管**

2 注射技巧

对于中面部容量损失较大的患者，在矫正鼻唇沟之前先对中面部进行矫正，可以提高效率和效果。另外，如果患者在微笑时出现提上唇肌和提上唇鼻翼肌过度收缩的情况，可以考虑结合肉毒毒素注射来获得更好的效果。如果鼻唇沟较深，可能需要在不同层次上进行重叠注射（根据不同的层次，可以选择不同类型的填充物）。

案例

【案例 1】39 岁，女性

使用 Restylane® Lido（日本 Gardelma 公司）进行填充。在右侧使用 30G（27 mm）钝针，在左侧使用 29G 锐针（图 2.1.2）。注射的技巧是在完全平坦的状态下进行，并且要注意注射的位置，以达到自然的效果。

左右两侧的效果没有区别。一般来说，使用锐针更容易实现精细的设计，但内部出血的风险也更高。如果将填充物注射到鼻唇沟外侧，褶皱会更加明显。因此，在注射时需要经常观察患者的表情和肤色变化，并且将填充物注射到鼻唇沟的内侧。如果注射的层次太浅，填充物会呈“蚯蚓样”的凸出。

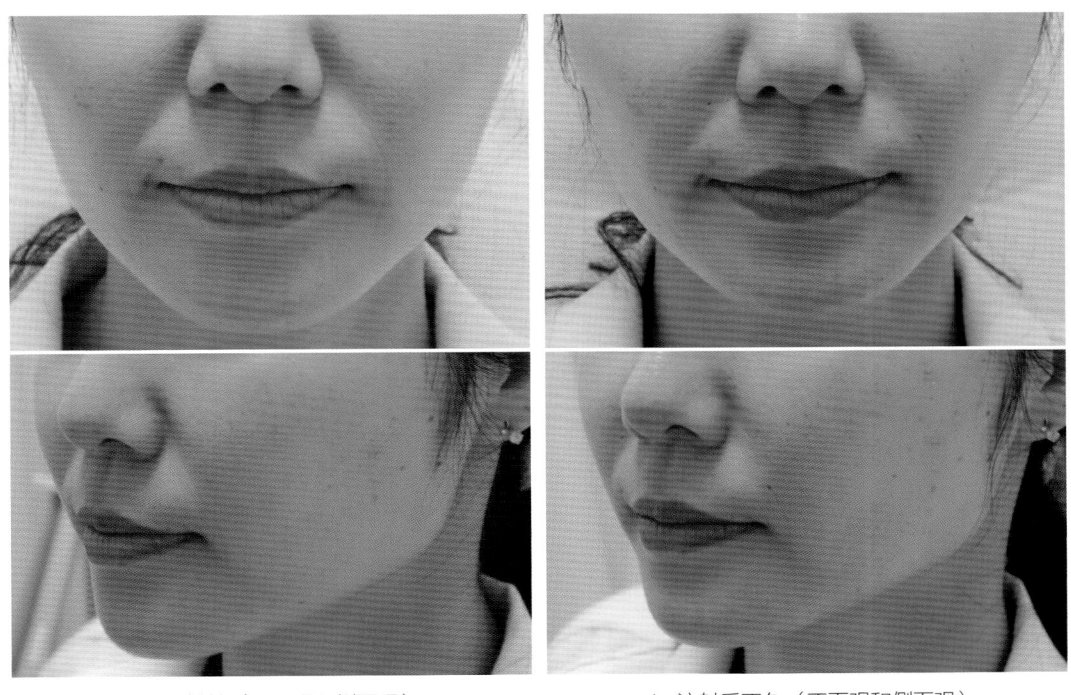

a. 注射前（正面观和侧面观）　　b. 注射后不久（正面观和侧面观）

图 2.1.2 **【案例 1】39 岁，女性**

右侧注射 Restylane® Lido 0.3 mL（使用 30G 钝针），左侧注射 Restylane® Lido 0.2 mL（使用 29G 锐针）。

【案例 2】54 岁，女性

使用 Rediesse®（德国 Merz 公司）进行填充（右侧 0.6 mL，左侧 0.7 mL）。注射后 4 个月，效果保持良好。

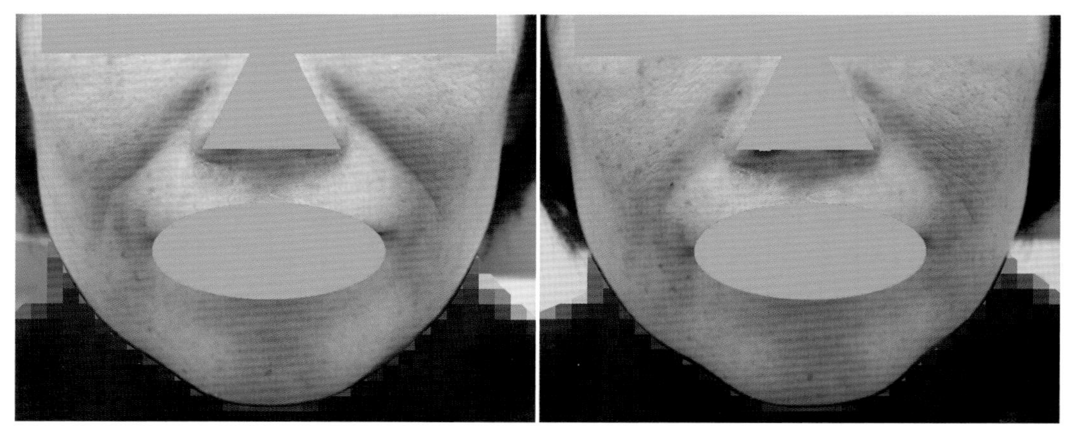

a. 注射前　　b. 注射后不久

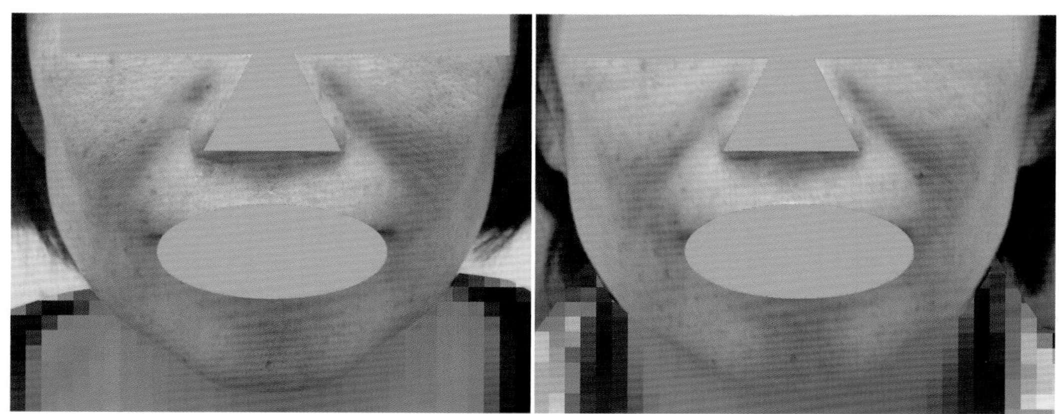

c. 注射后 1 周　　d. 注射后 4 个月

图 2.1.3 **【案例 2】54 岁，女性，注射填充物后随时间的变化**

右侧注射 Radiesse® 0.6 mL，左侧注射 Radiesse® 0.7 mL。

操作视频

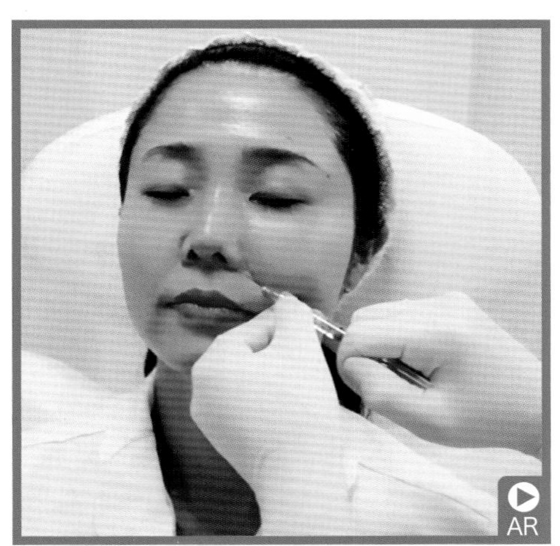

❶使用锐针进行注射的实例。在皮下浅层（提上唇肌以上），用缓慢、低压、匀速的方式进行注射。在鼻唇沟的鼻翼附近使用fanning法（参照“引言”）进行注射。

每次注射后，使用 Hibiten 棉球进行轻柔擦拭，以确保填充物均匀分布。轻柔擦拭也是预防栓塞的重要手段。

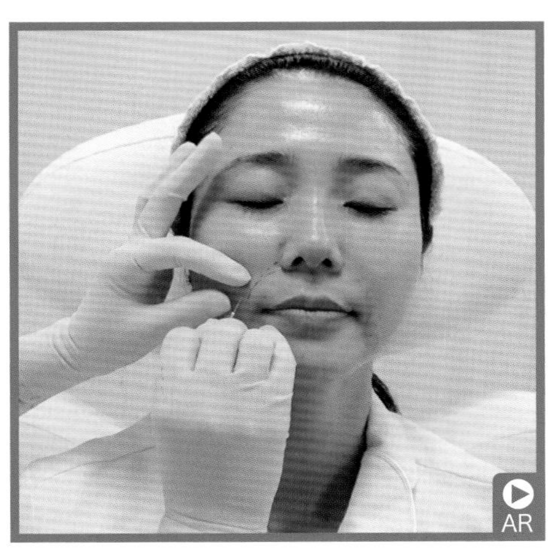

❷使用钝针进行注射的实例。根据注射前的设计，缓慢插入钝针，然后使用钝针的前端将计划注射的部位剥离出来。通过剥离操作保证注射的顺利进行，减少栓塞的风险。

请妥善处理使用过的锐针和钝针。对于鼻唇沟较深的患者，需要在骨膜上和皮下浅层进行双层注射（关于向骨膜注射的技术，参照“精髓 9：近年来的趋势——少量点状注射提升法”一节中的“操作视频”）

参考文献

[1] Small R, Hoang D. Dermal Filler Procedures. pp59–66, Wolters Kluwer Health, Philadelphia, 2012.

[2] de Maio M, Rzany B. Injectable Fillers in Aesthetic Medicine (2nd ed). pp106–111, Springer, Heidelberg, 2014.

向中面部（印第安纹）注射填充物

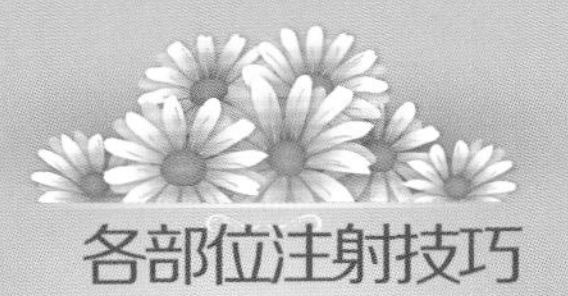

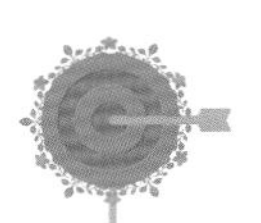

要点！

为了淡化印第安纹，需要了解其在解剖学上的机制，并注射填充物加以纠正。填充物主要注射到骨膜上和面颊深层脂肪中，以恢复面颊的形状并提升支持韧带。

关联项 精髓 4：灵活设计脸颊的形状；精髓 12：印第安纹的治疗误区

印第安纹形成的原因

在泪沟的延长线上，中颊沟会随着年龄的增长而越来越明显。这两种情况通常被称为印第安纹（图 2.2.1）。

印第安纹的深浅受以下因素影响：

1）中面部区域特别容易发生骨吸收，上颌骨从较早的年龄开始后缩。由于颧韧带这一真性韧带附着在最容易凹陷的部位（SOOF 下缘），所以随着上颌骨的后缩，皮肤也会被拉向内侧（图 2.2.2）。中颊沟是 SOOF（眼轮匝肌下）下缘和颧韧带形成的一条沟。另外，颧韧带会随着年龄的增长而松弛，特别是在外侧（参照“精髓 1：了解面部的衰老过程”中的“支持韧带”）。

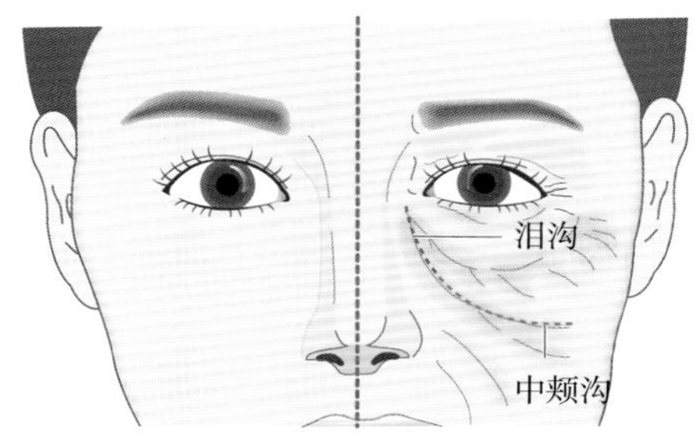

图 2.2.1　**中面部的皱纹**

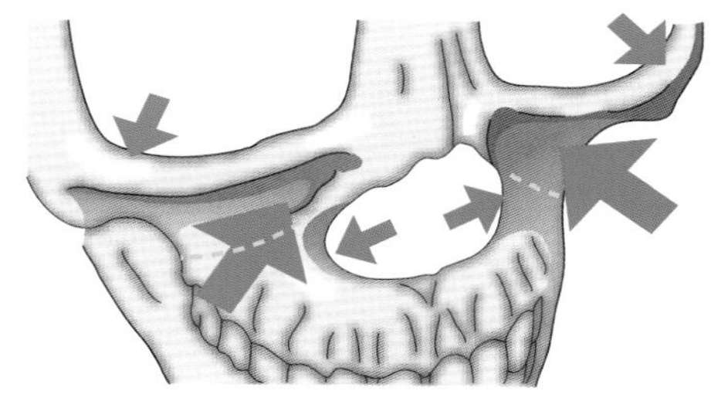

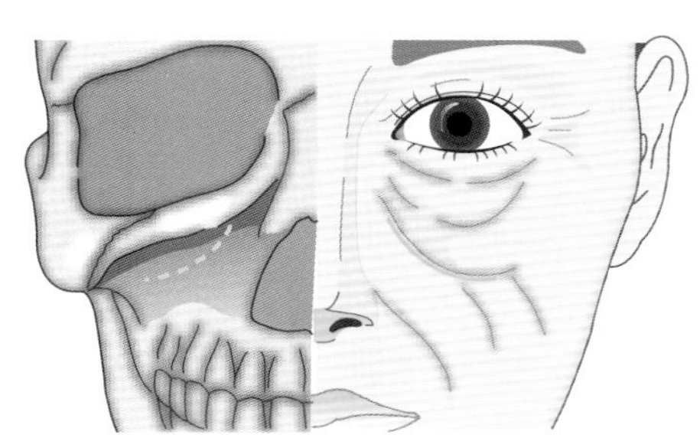

图 2.2.2　**颧韧带和印第安纹**

黄色虚线：颧韧带的附着部位；黄色实线：与颧骨附着部位一致的皱纹；绿色箭头：容易发生骨吸收的部位。

2）随着年龄的增长，面部深层脂肪（SOOF 和内侧深层颊部脂肪）会逐渐减少，导致颊部凹陷（参照“精髓 4：灵活设计脸颊的形状”）。另外，由于支持韧带的松弛，脂肪层会下移。颧韧带上方的 SOOF 会变成上薄下厚的楔形，这是导致中颊沟加深的原因之一。

3）浅层脂肪以中颊沟为界分为 2 个脂肪室。随着年龄的增长，不仅是深层脂肪，浅层脂肪的颧脂肪垫体积也明显减小，导致脂肪层分离明显。这也是中颊沟加深的原因之一（另外，下方的鼻唇脂肪垫不会因年龄的增长而减少，而是会下垂，这也是导致法令纹明显的原因之一（图 2.2.3）。

4）由于眼眶内脂肪疝（眼袋，baggyeye）引起眼眶下缘的相对隆起，使得中面部看起来更加凹陷。

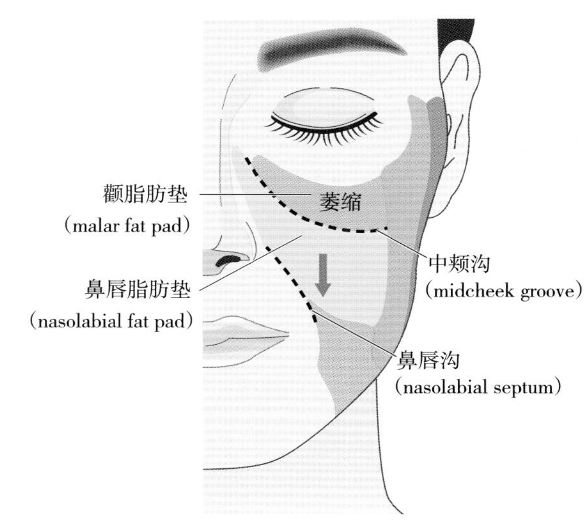

图 2.2.3　**与年龄相关的面颊浅层脂肪的变化**

注射技巧和注意点

中面部（印第安纹）的矫正：

1）需要恢复因骨吸收而凹陷的上颌骨的形状。

2）需要通过恢复深层脂肪的容量来恢复面颊丰满、圆润的形状（通过恢复深层脂肪的容量，同时提升支持韧带）。

因此，主要将填充物注射到骨膜上和深层脂肪中。矫正面颊部，法令纹也会变浅，因此，在需要注射法令纹时，应先进行面颊的矫正（关于注射方法及注意点，请参照“精髓 4：灵活设计脸颊的形状”）。

小知识

▶ 中颊沟（印第安纹）矫正的限度

中颊沟与从骨骼到皮肤牢固附着的颧韧带走行一致。当上颌骨后缩时，中颊沟会随之与皮肤一起凹陷。为了减轻中颊沟，可以注射填充物于 SOOF 区域。但由于颧韧带的伸展能力有限，如果注射过量的填充物，中颊沟会变得更加明显（图 2.2.4）。对于有明显骨后缩的患者，很难完全消除印第安纹（图 2.2.5）。

对于有明显骨后缩的患者，即使注射填充物，颧韧带也无法伸长，从而导致印第安纹上方隆起，使其更加明显。在这种情况下，完全消除印第安纹是困难的。因此，了解矫正的限度非常重要。

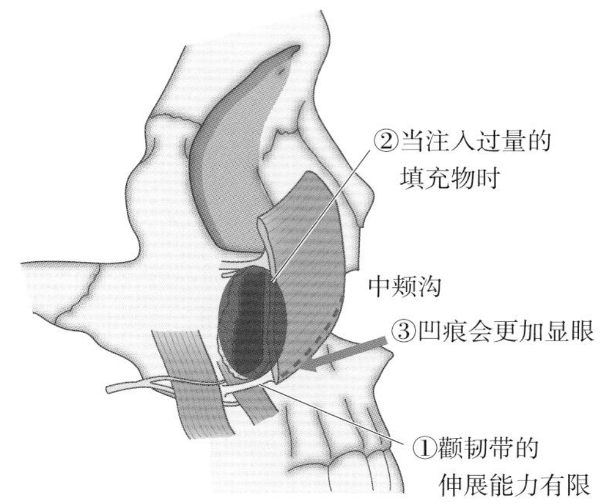

图 2.2.4　**中颊沟矫正的限度**

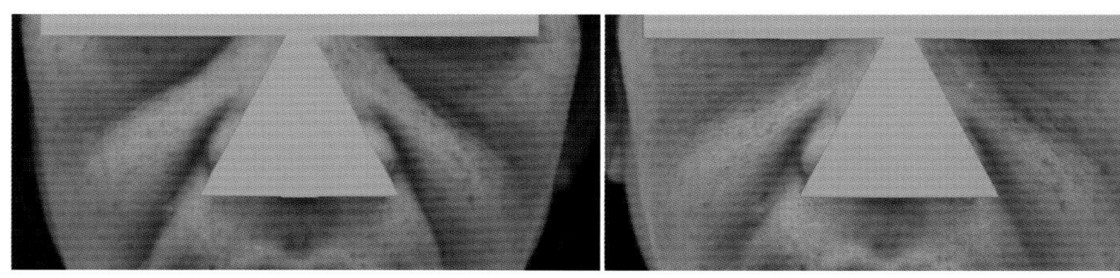

a. 注射前　　b. 注射 3.9 mL Radiesse®（德国 Merz 公司）后

图 2.2.5　**很难完全消除印第安纹**

参考文献

[1]Lemaire T. Midcheek groove: anatomy and dangers. Anatomy and Volumising injections, edited by Garcia P, Master collection 2, pp118–135, E2e Medical Publishing, Paris, 2011.

[2]Pessa JE, Rohrich RJ. The cheek. Facial Topography: Clinical Anatomy of the Face, pp47–93, Quality Medical Publishing, St. Louis, 2012.

[3]Mendelson BC, Muzaffar AR, Adams WP Jr. Surgical anatomy of the midcheek and malar mounds. Plast Reconstr Surg 110: 885–896, 2002.

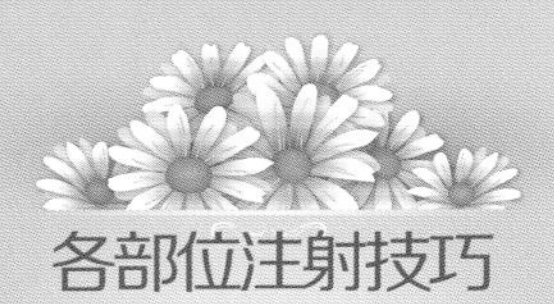

各部位注射技巧

Technic 3 向下睑（泪沟）注射填充物

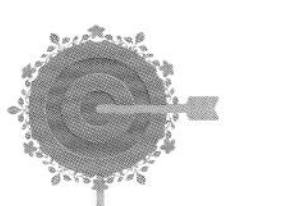

要点！

下睑（泪沟）是填充物注射中风险和难度都很高的区域。为了达到效果，关键是将填充物注射到眼轮匝肌下的骨膜上，避免在浅层注射大量填充物。在注射时，应使用钝针均匀地注射填充物。过度矫正是绝对的禁忌。另外，对于严重眼袋的案例，矫正效果有限。

关联项 精髓 12：印第安纹的治疗误区

下睑皱纹的成因 1——泪沟

首先，应处理下睑至中面部的皱纹。

泪沟是指从眼眶下缘内侧延伸到瞳孔正中线的深沟。即使在年轻人中也可以看到泪沟。泪沟延长线上的沟被称为睑颧沟，随着年龄的增长会变得越来越明显。泪沟的稍下方是鼻颊沟，其延长线上是中颊沟（图 2.3.1）。

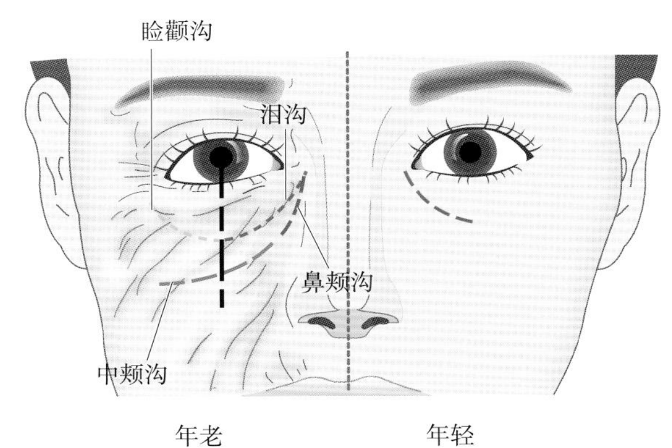

图 2.3.1 **下眼至中面部的皱纹**

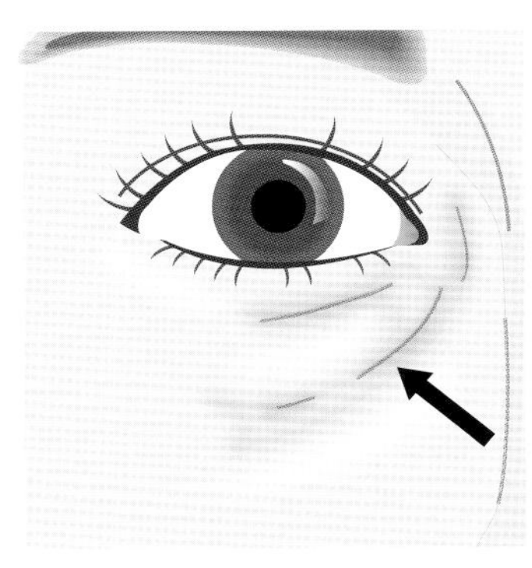

a. 泪沟

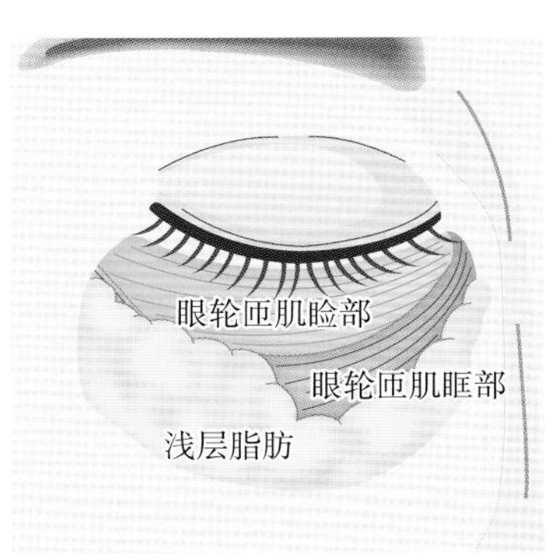

b. 去除皮肤后显示的结构

图 2.3.2 **泪沟的结构①**

在此详细分析一下泪沟的结构（图 2.3.2)。图2.3.2b 的紫色部分为泪沟，该部位缺乏浅层脂肪，皮肤下方是眼轮匝肌和眼眶。眼轮匝肌的下方是骨骼。该部位的眼轮匝肌通过泪沟连接到眼眶的下缘。换句话说，泪沟是由皮肤、眼轮匝肌、骨骼 3 层结构组成的，几乎没有脂肪。另外，该部位的眼轮匝肌在英语中表达为“violet tint”，呈暗紫红色。泪沟呈现紫红色的原因之一是肌肉的颜色透过皮肤可见。

进一步去除浅层脂肪后可见，泪沟和睑颊沟位于眼轮匝肌和眼睑部与眼轮匝肌和眶部的交界处，沿着眼眶下缘延伸（图 2.3.3)。随着年龄的增长，眼眶后缩和眼眶内脂肪突出，泪沟会逐渐加深和突出（图 2.3.4)。随着年龄的增长，眶隔纤维组织变得脆弱，眼眶内脂肪突出，但被眶隔限制在眶内，形成眼袋。

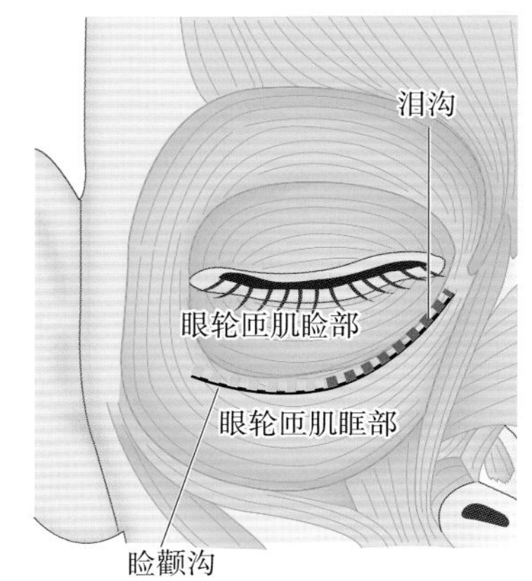

图 2.3.3 **泪沟的结构②**
去除浅层脂肪的地方。
黑色线：眼眶下缘的位置。

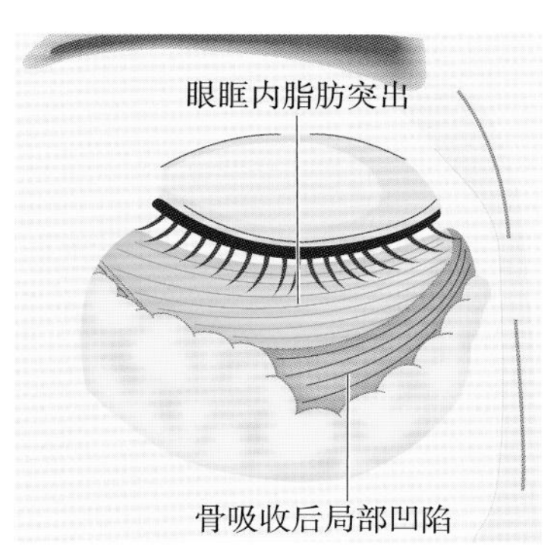

图 2.3.4 **泪沟随年龄增长而变得明显的机制**

下睑皱纹的成因 2——睑颧沟

泪沟延伸的睑颧沟（瞳孔正中线外侧）在年轻人中少见，但随着年龄的增长会变得逐渐明显（图 2.3.5)。其原因主要是覆盖睑颧沟的浅层脂肪萎缩消失，与泪沟的形成原因相同，由于眼眶的后缩和眼眶脂肪的突出，以及眼轮匝肌支持韧带（以下简称 ORL）松弛（该部位的眼轮匝肌通过 ORL 连接到眼眶）导致睑颧沟形成。

ORL 越靠外侧越容易松弛，导致睑颧沟越深。ORL 越向下松弛，睑颧沟也越向下延伸（图 2.3.6)。

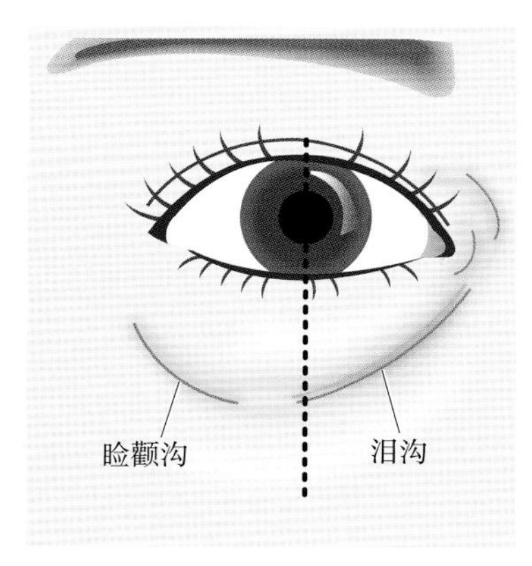

图 2.3.5 **睑颧沟和泪沟**

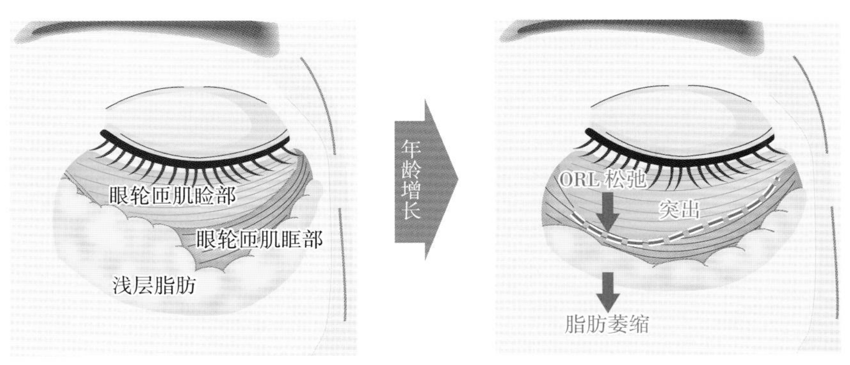

图 2.3.6 **去除皮肤，显示在年龄增长后出现睑颧沟的机制**

小知识

ORL 由泪沟 – 眼轮匝肌支持韧带复合体组成，包括泪沟韧带（位于瞳孔正中线内侧）和 ORL（位于瞳孔正中线外侧），它们分开呈两条韧带。泪沟韧带不容易随年龄的增长而松弛，而 ORL 则容易松弛（图 2.3.7）。

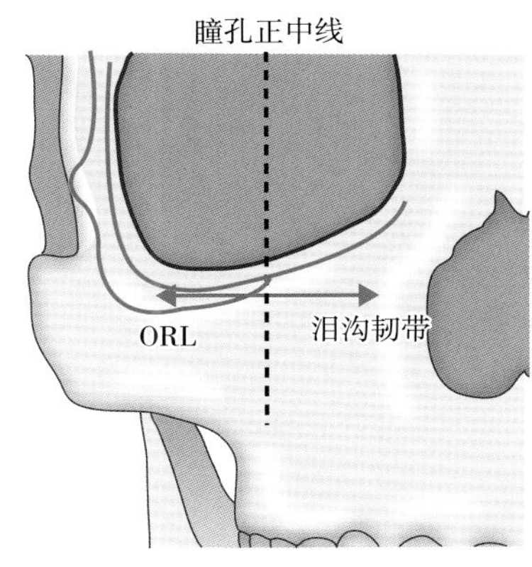

图 2.3.7 **泪沟 – 眼轮匝肌支持韧带复合体**

注射技巧和注意点

在这个区域进行注射时，要注意内眦附近沿提上唇鼻翼肌内侧走行的内眦动脉和内眦静脉。内眦静脉位于内眦动脉稍外侧，沿着眼轮匝肌的内侧走行。在向泪沟注射填充物时，使用锐针是非常危险的。为了避免栓塞和血肿的发生，并且避免皮肤凹凸不平，应该使用钝针进行注射。另外，要注意不要将填充物注射到眼眶下缘以上（眼轮匝肌睑部）。

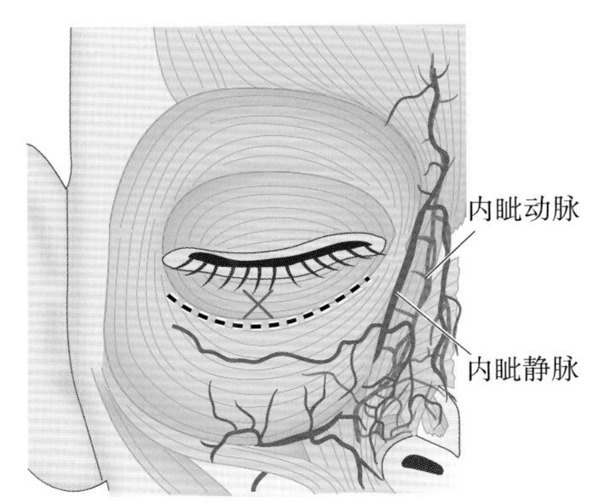

图 2.3.8 **注入下眼睑时的风险血管**

术前设计和注射时患者均采取坐位（90°）。钝针的刺入点位于泪沟延长线上的眼眶下缘的外侧（1 ~ 1.5 cm）。用钝针（27G、37 mm）沿着眼眶下缘稍下的上方，缓慢地向眼轮匝肌下方推进（图 2.3.9）。

此时，如果钝针插入正确的层次中，针头几乎不会感觉到阻力，可以顺畅地推进。患者也通常不会感到疼痛。如果针头遇到一点阻力，或者患者感到疼痛，说明针头插入的层次和位置不对，需要先拔出针，然后重新操作。

正确的注射技巧是，用引导针穿刺形成钝针刺入点时，要深入骨膜上，以确保注射路径准确。通过这种操作，可以轻松地将钝针插入骨膜上。

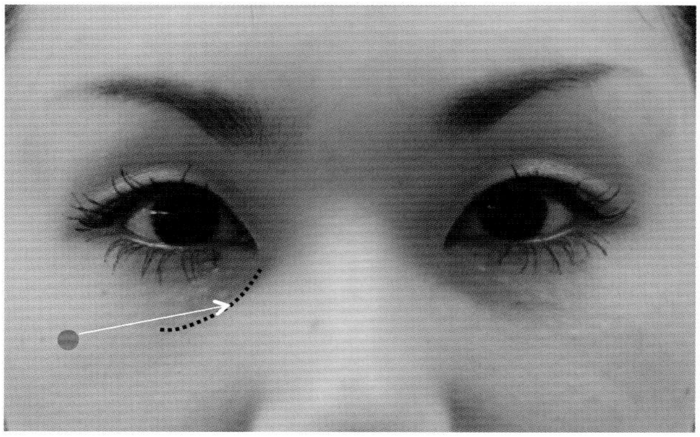

图 2.3.9 **术前设计以及钝针的刺入点和插入方向**

在矫正泪沟时，作者通常使用 Teosyal® Redensity Ⅱ（瑞士 Teoxane 公司）透明质酸制剂。该制剂具有低吸水性，不易过度矫正，但是容易产生丁达尔效应。通常每侧需要注射 0.2 ~ 0.5 mL。如果凹陷程度较大，仅在眼轮匝肌下注射不足以矫正，可另外向皮下浅层注射极少量的透明质酸，但向皮下浅层注射透明质酸需要医生技术熟练，因为容易引起丁达尔效应和过度矫正。注射量应控制在 0.02 ~ 0.05 mL 之间。在进行浅层注射时，最好使用人源胶原制剂（Humallagen®，美国 Regenerative Medicine International，LLC）。

在矫正泪沟时，尽量避免在皮下浅层注射高亲水性透明质酸。在患者保持面部静止的状态下，注射区无异常表现。但是当患者做面部表情运动时（肌肉收缩），透明质酸会连同眼轮匝肌一起呈现突出的状态（图 2.3.10）。

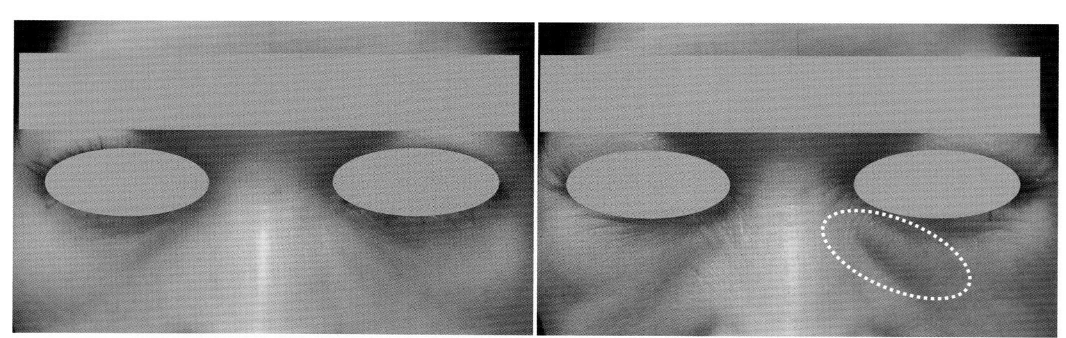

a. 患者面部呈静止状态时　　b. 患者做面部表情运动时

图 2.3.10 **向皮下浅层注射透明质酸后的不良现象**

案例

【案例 1】28 岁，女性

使用 27G 钝针，将 0.4 mL（左右各 0.2 mL）® Redensity Ⅱ，用退针直线注射法注射到眼轮匝肌下的骨膜上（图 2.3.11）。具体方法参照“引言”和“操作视频”。

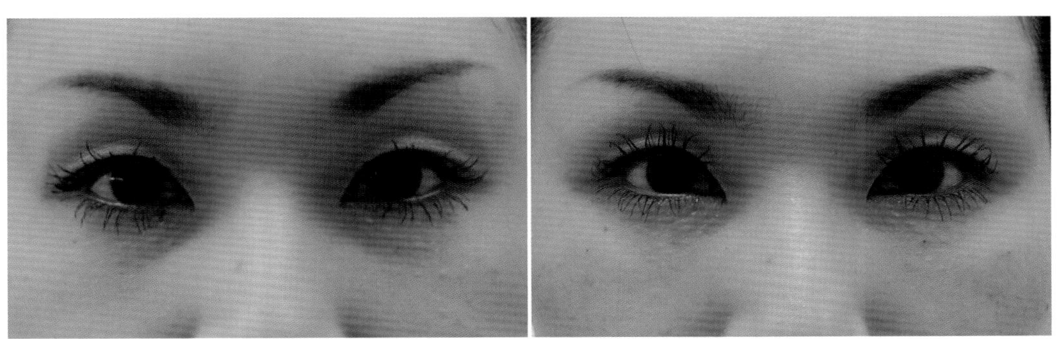

a. 注射前　　b. 注射后 4 周

图 2.3.11 **【案例 1】28 岁，女性**

Teosyal® Ridensity Ⅱ：右侧注射 0.2 mL，左侧注射 0.2 mL。

【案例 2】58 岁，女性

在明显出现眼袋的案例中，填充物的矫正是有限的。如果是左侧程度较轻的眼袋，可以通过填充物进行矫正，使其变得平坦。但是对于右侧程度较重的眼袋案例，需要进行去脂等外科处置加以矫正。在这个案例中，除了下睑以外，在面颊也注射了透明质酸（Teosyal® Deep Lines, Teoxane 公司）（图 2.3.12）。

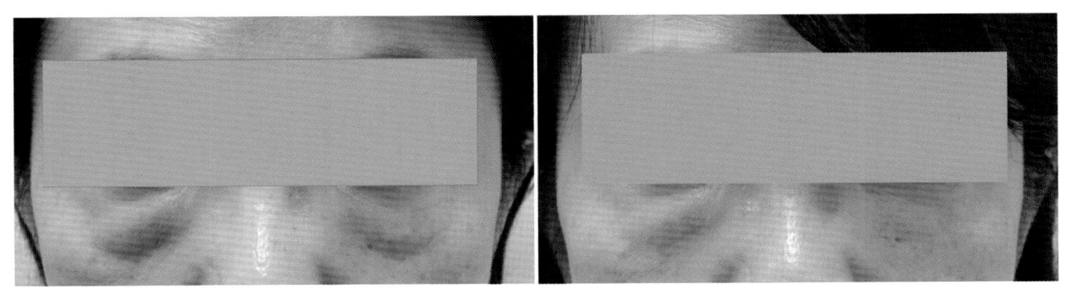

a. 注射前　　b. 注射后 4 周

图 2.3.12 **【案例 2】58 岁，女性**

Teosyal® Redensity Ⅱ：右侧注射 0.5 mL，左侧注射 0.5 mL；Teosyal® Deep Lines：右侧注射 0.3 mL，左侧注射 0.3 mL。

一点建议

Teosyal® Redensity Ⅱ是一种适用于矫正泪沟的透明质酸制剂，它是交联和非交联透明质酸的混合物，富含氨基酸、抗氧化剂、矿物质、维生素和利多卡因（图 2.3.13）。Teosyal® Redensity Ⅱ 具有低吸水性，注射后不易发生眼睑周围水肿和丁达尔效应（图 2.3.14）。它是一种非常容易使用的矫正泪沟的制剂，但如果向浅层注射过多，仍可能引起水肿和丁达尔效应。

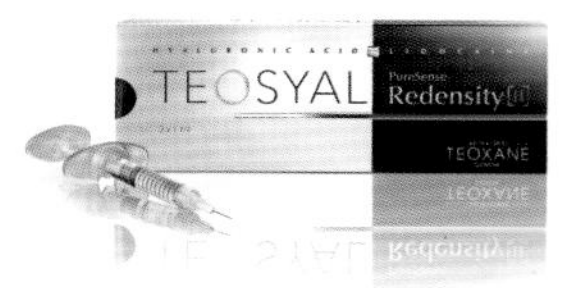

图 2.3.13 Teosyal® Redensity Ⅱ

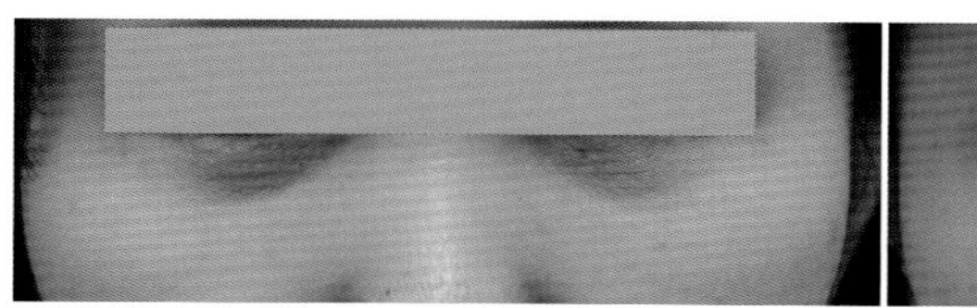
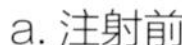

a. 注射前

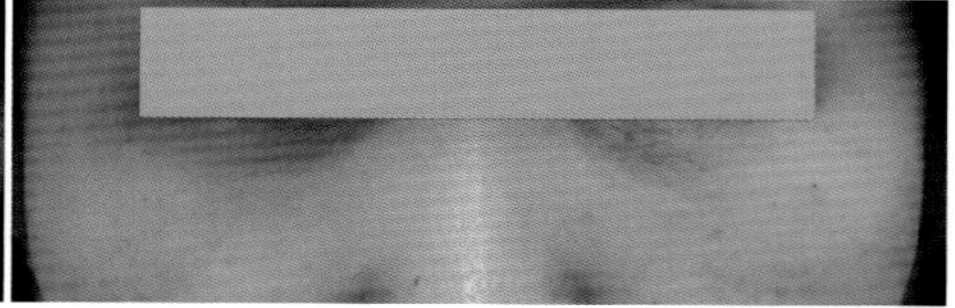

b. 注射后 3 个月

图 2.3.14 **患者 39 岁，女性**

Teosyal® Redensity Ⅱ右侧注射 0.3 mL，左侧注射 0.3 mL。注射后 3 个月，未出现丁达尔效应。由于 Teosyal® Redensity Ⅱ中含有美肤成分，皮肤纹理和小细纹也得到了改善。

一点建议

对于眼睑周围的浅层细纹，可以使用人源胶原制剂（Humallagen®），不会出现丁达尔效应或水肿（图 2.3.15）。但是，人源胶原制剂没有溶解剂，过量注射会导致呈“蚯蚓样”肿胀外观，因此需要注意使用方法。通常采用 ferning 法进行注射。

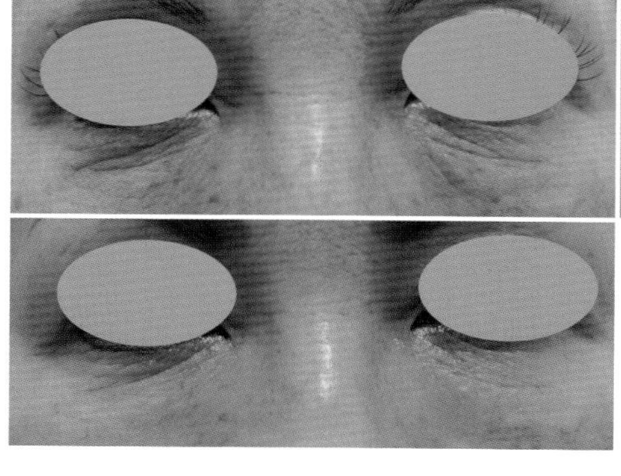
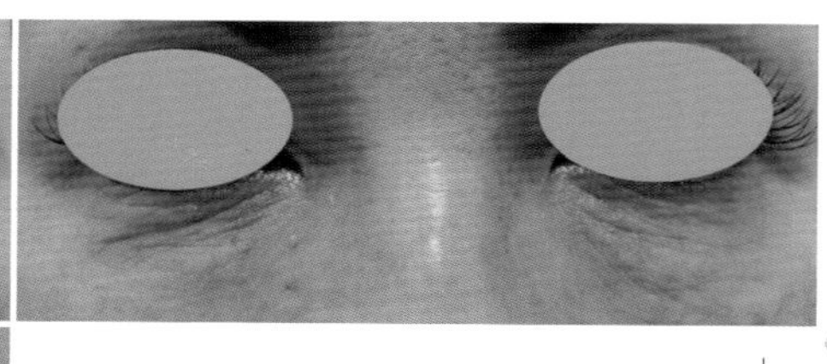

a. 注射前
b. 4 次注射后 1 个月
c. 6 次注射后 1 个月

a | b
c

图 2.3.15 **患者 51 岁，女性**

6 次注射的总量为 1 mL。

操作视频

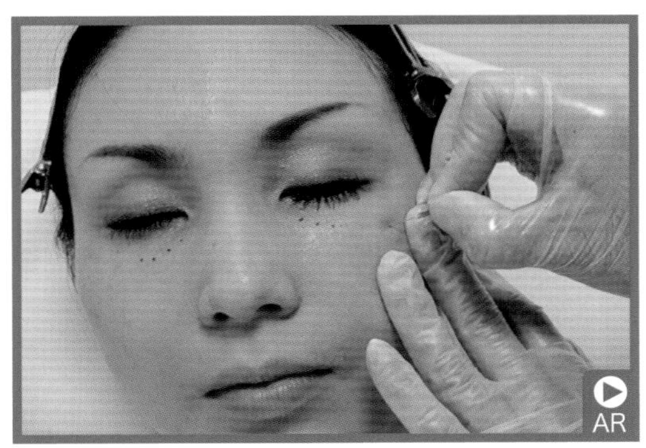

❶用引导针穿刺形成钝针的刺入点。在引导针接触到骨膜之前，在朝向泪沟的方向上形成一条通道，以便于钝针可以轻松地插入骨膜上。

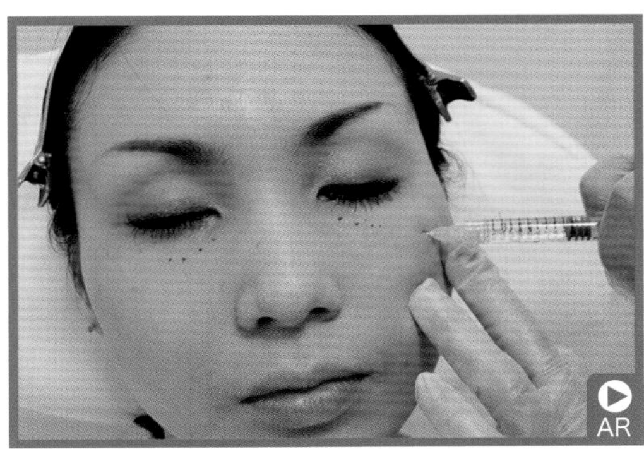

❷将钝针朝向骨膜，缓慢地向预定方向插入。插入后，轻轻抬起针，确认是否能透过皮肤看到针。如果能看到针，则说明插入层次过浅。采用退针直线注射法，在确认皮肤隆起程度的同时，缓慢均匀地进行注射。

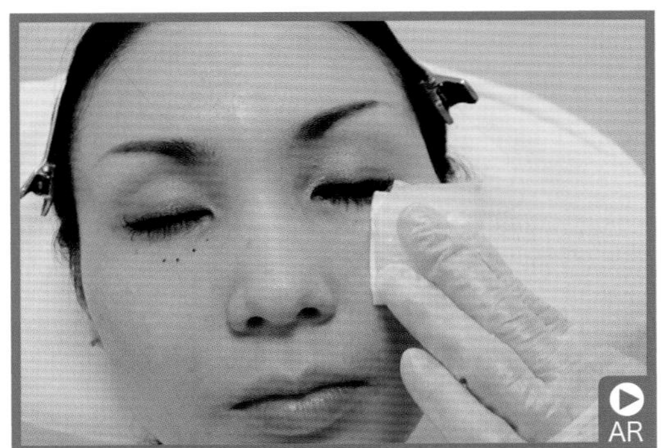

❸注射完成后，用冰袋冰敷 3 min 左右。

参考文献

[1]Lemaire T. Infraorbital area: anatomy and dangers. Anatomy and Volumising Injections, edited by Garcia P, Master collection 2, pp66–75, E2e Medical publishing, Paris, 2011.

[2]Wong CH, Hsieh MK, Mendelson B. The tear trough ligament: anatomical basis for the tear trough deformity. Plast Reconstr Surg 129: 1392–1402, 2012.

[3]Wong CH, Mendelson B. Facial soft-tissue spaces and retaining ligaments of the midcheek: defining the premaxillary space. Plast Reconstr Surg 132: 49–56, 2013.

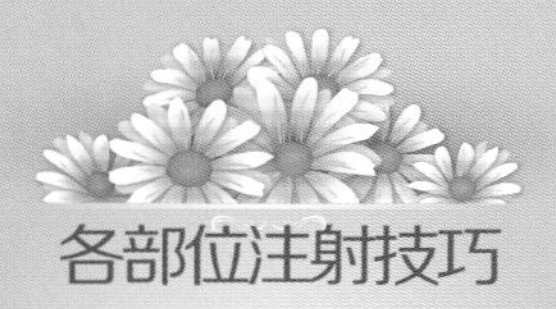

Technic 4 向颞部（太阳穴）注射填充物

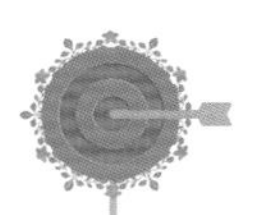

要点！

从皮肤上可以看到颞浅静脉，颞浅动脉与颞浅静脉并行。在进行颞部注射时，应注意避免针刺入可见的颞浅静脉。在向骨膜注射时，应轻触骨膜并稳定针的位置，确保注射过程中针不会注射到浅层。另外，向疏松结缔组织层注射时，可以使用钝针的前端对预定注射部位进行剥离，以便顺利注射并确保注射后皮肤表面光滑。一定要确保注射到正确的层次！

关联项 精髓 5：颞部（太阳穴）和下颌是小脸效果的关键；精髓 6：将葫芦形脸变成倒卵形脸

注射技巧和注意点

颞部（太阳穴）是容易受到年龄增长影响的部位，由于颞肌的萎缩和脂肪的减少，从较小的年龄开始就会出现凹陷（图 2.4.1）［参照“精髓 5：颞部（太阳穴）和下颌是小脸效果的关键”］。

该区域需要注意的 3 条有风险的血管有颞浅动脉、颧眶动脉和颞中动脉（图 2.4.2）。

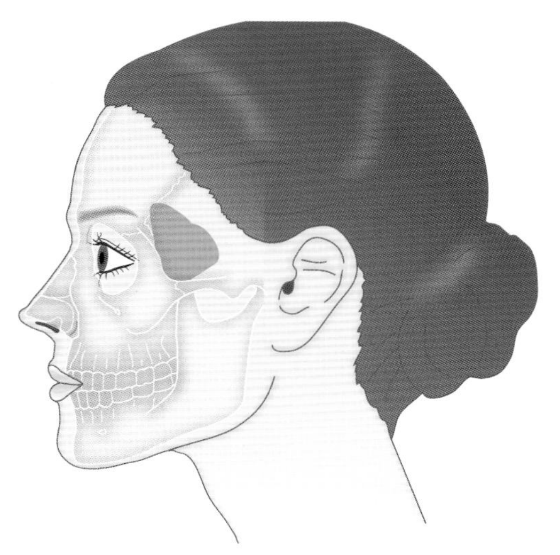

图 2.4.1 **与年龄相关的颞部变化**

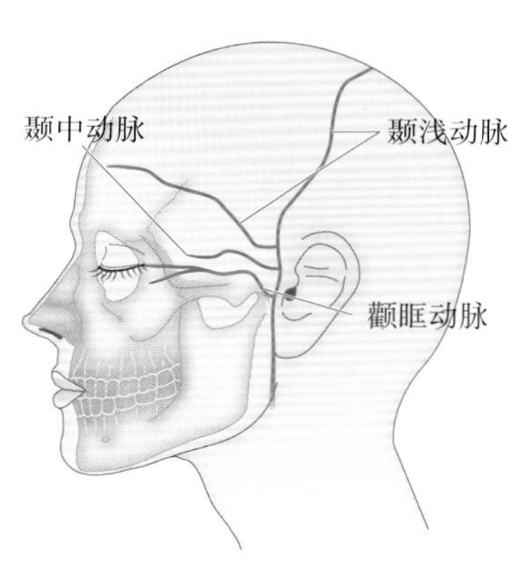

图 2.4.2 **颞部的危险血管**

颞浅动脉、颧眶动脉在颞顶筋膜内，颞中动脉在颞深筋膜内，有 3 个安全的注射层可选：颅骨膜、疏松结缔组织层和皮下组织层。

1）颅骨膜（骨膜上）注射：可以使用最简单的技术，不易形成皮肤凹凸不平，效果也很好，但需要较多的填充物。每侧需要 0.3 ~ 1.0 mL 的注射量。

2）疏松结缔组织（颞深筋膜和颞顶筋膜之间的疏松结缔组织）层注射：虽然需要注射填充物的量很少，但缺点是容易出现皮肤的凹凸不平。另外，如果太阳穴凹陷的程度较严重，仅向该层注射是不够的。在正确的层次注射非常重要。针可以顺利插入且没有太多阻力的层次就是疏松结缔组织层。如果针的阻力较大，不要强行进针，应先退针再重新操作。

3）皮下组织（皮下浅层）层注射：注射后，该区域皮肤会变得凹凸不平，不推荐使用。

在熟练之前最好只选择骨膜上注射。待熟练之后，可以增加疏松结缔组织层注射，可以用更少的填充物进行矫正。

案例

【案例】38 岁，女性

首先使用 27G 锐针，在骨膜上注射 Radiesse®（德国 Merz 公司），右侧注射 0.5 mL，左侧注射 0.4 mL。由于到达骨膜的距离较长，所以使用较长的针（19 mm）。另外，使用 27G 钝针（37 mm）在左右两侧各向疏松结缔组织层注射 0.3 mL。注射后即刻，皮肤可能会有点凹凸不平，但几天内会变得自然平整（图 2.4.3）。

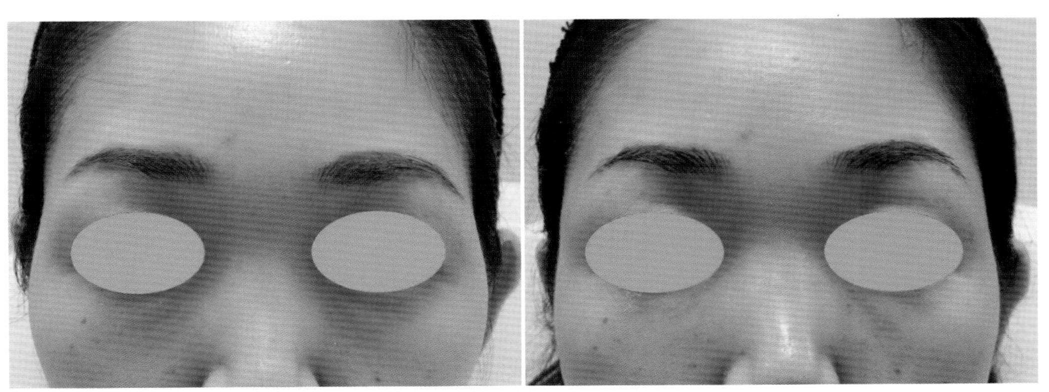

a. 注射前　　b. 注射后 1 个月

图 2.4.3 **【案例】38 岁，女性**

Radiesse® 右侧注射 0.8 mL，左侧注射 0.7 mL。

操作视频

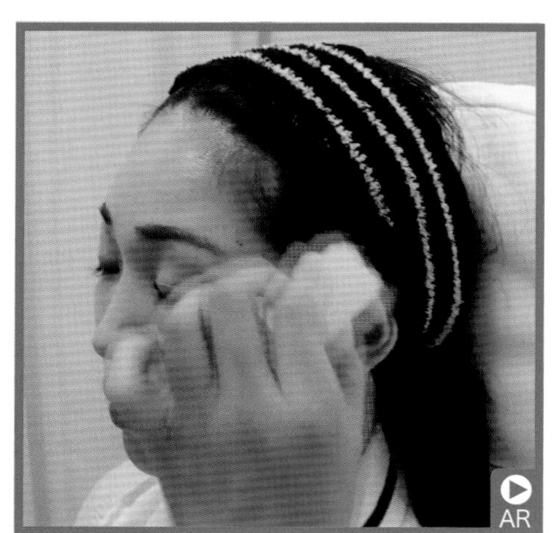

❶向骨膜上注射：避开透明的血管，缓慢地将针刺入凹陷较严重的部位，直到针尖触碰到骨膜为止。在注射过程中，用左手牢牢按住注射器，并在确认回抽无血后，通过 bolus 法缓慢（参照“引言”）进行注射。

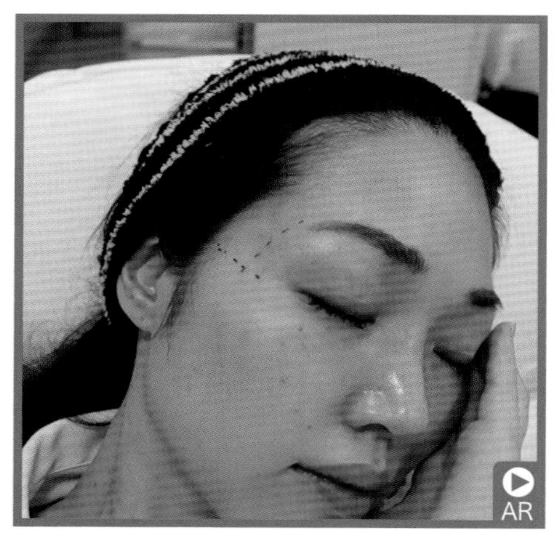

❷向疏松结缔组织层注射：用 27G 钝针的针尖，预先在注射部位进行剥离，即在没有阻力的层次进行注射。然后，采用退针扇形注射法（参照“引言”）均匀地进行注射。注射完成后，用含有 Hibiten 的棉球轻柔地擦拭，使皮肤表面变得平整。

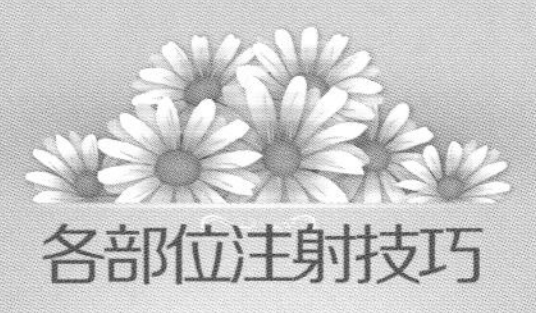

Technic 5 向额部（额纹）注射填充物

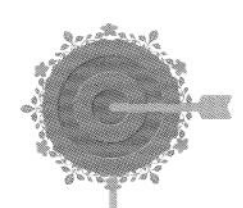

要点！

注射时要注意危险血管、神经的位置和注射层次，缓慢而小心地进行注射。安全层在额肌下和骨膜上。如果钝针插入的层次太浅，会感到阻力，患者也会感到疼痛。另外，如果触到神经，头部会有刺激感。此时不要强行进针，应该先退针，再重新操作。即使注射后皮肤出现凹凸不平，也可以通过按摩使其平整。

关联项 精髓 7：注射填充剂淡化额纹

注射技巧和注意点

额骨也是容易发生选择性骨吸收的部位，特别是在额部水平 3 等分后的中央部分容易发生凹陷，会导致额部失去平整度（图 2.5.1）。注射技巧是以这个中央部分为中心来注射填充物，以调整额部的形状。在进行额部轮廓塑形时，通常使用 Radiesse®（德国 Merz 公司）或中 ~ 高度黏性的透明质酸制剂。

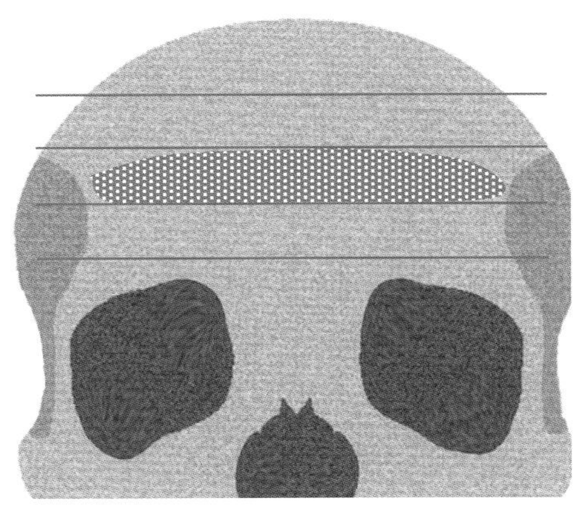

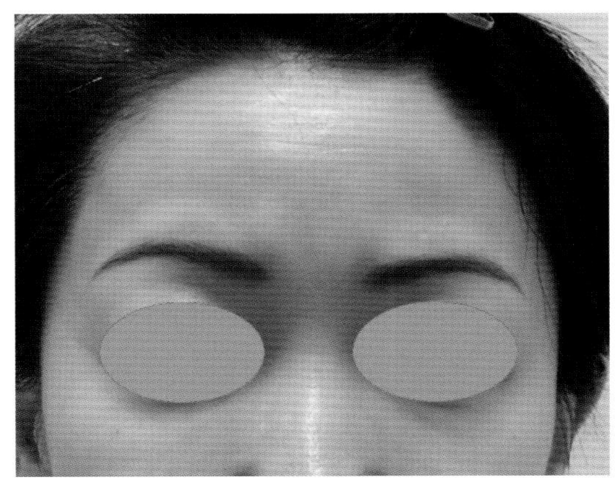

图 2.5.1　**与年龄相关的额部变化**

在这个区域注射时，需要注意眶上动静脉、眶上神经以及滑车上动静脉、滑车上神经（图 2.5.2）。为了避免造成动静脉和神经损伤，应该使用较粗的钝针，将刺入点取在瞳孔正中线的外侧，并在额肌下进行注射。

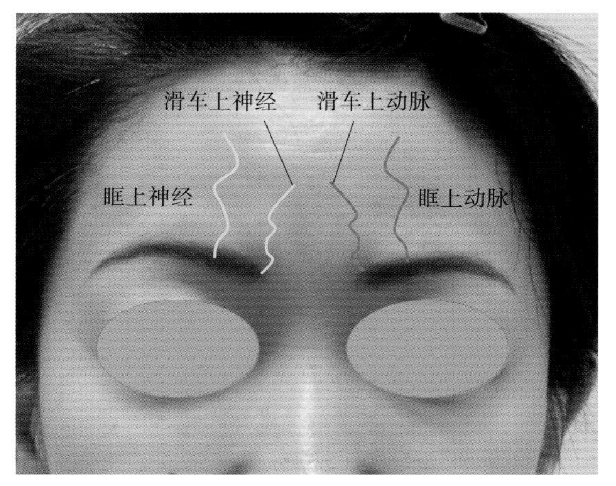

图 2.5.2 **危险血管和神经**

案例

【案例】42 岁，女性

使用 25G 钝针（50 mm），在额肌下注射 3.0 mL（每侧 1.5 mL）的 Radiesse®。注射后，该区域皮肤立即出现凹凸不平的现象，但通常会在 1 ~ 2 周内恢复平整（图 2.5.3）。嘱咐患者每天按摩注射区域 2 ~ 3 min，以促进其更快地恢复平整（尽管不按摩也会自然恢复，但按摩会恢复得更快）。

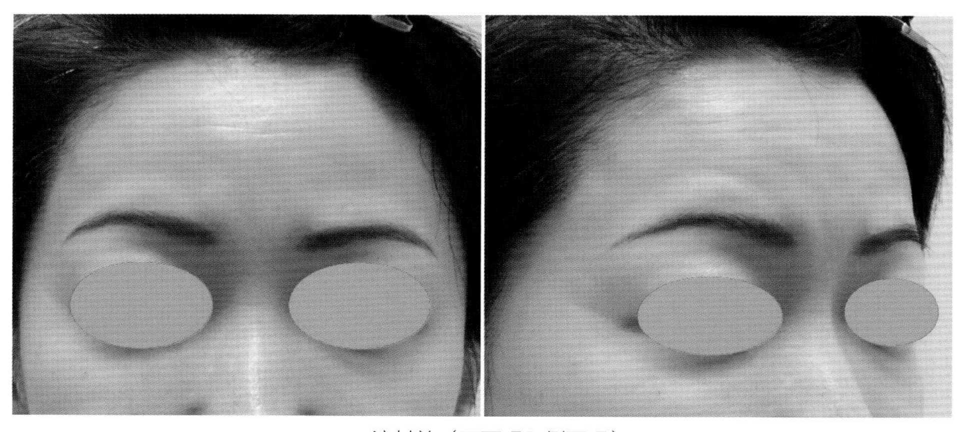

a. 注射前（正面观和侧面观）

图 2.5.3 **【案例】42 岁，女性**

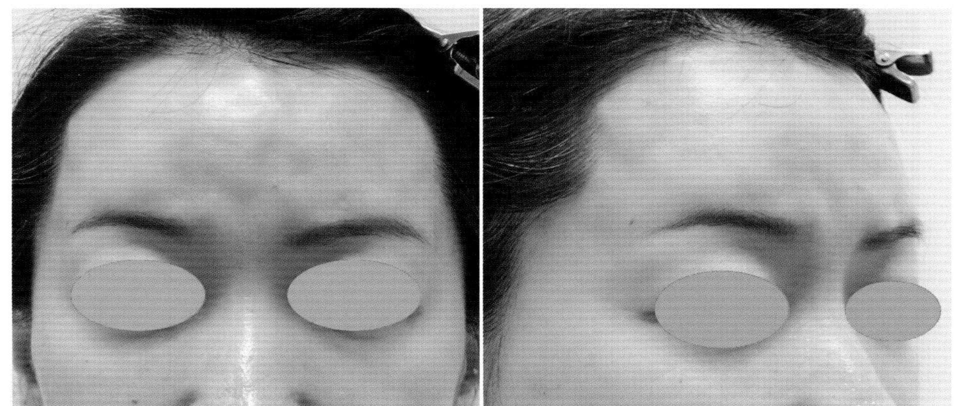

b. 注射后不久（正面观和侧面观）

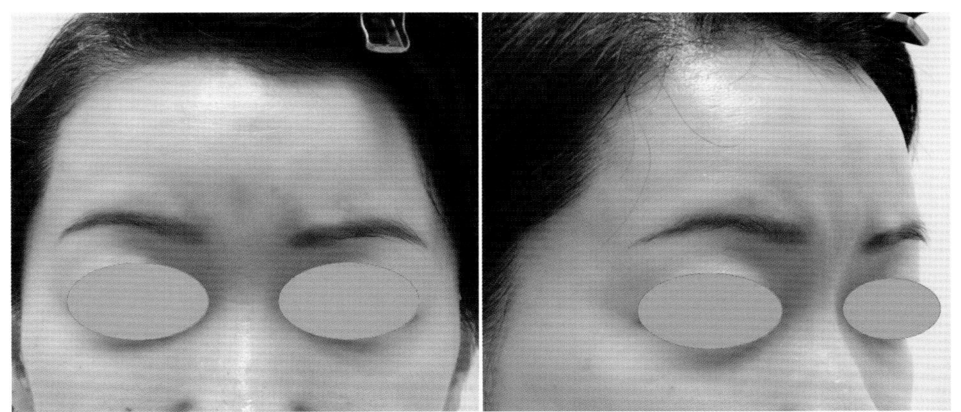

c. 注射后 3 周（正面观和侧面观）

图 2.5.3 **【案例】42 岁，女性（续）**

Radiesse® 右侧注射 1.5 mL，左侧注射 1.5 mL。

操作视频

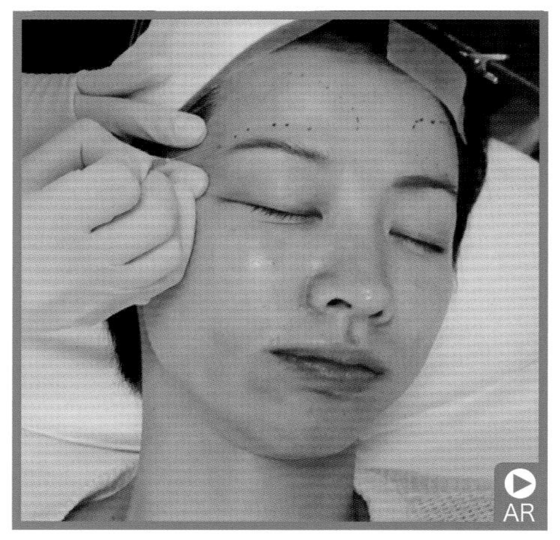

❶选择位于眉毛外侧上方的刺入点。将25G钝针（50 mm）缓慢刺入额肌下，并用退针扇形注射法进行注射（参照“引言”）。注射完成后，用含有Hibiten的棉球轻柔擦拭注射区域，使其变得平整。

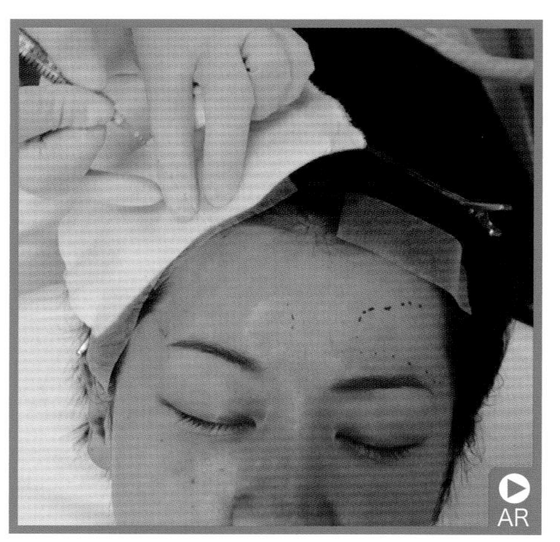

❷在额部发际线上方（瞳孔正中线外侧）选择刺入点，进行追加注射。需要注意的是，额部中央附近是高风险区域。如果遇到一点阻力，请不要强行进行注射。

参考文献

[1]Dermatology Times. Fillers correct volume loss to forehead. Available from URL: http://dermatologytimes.modernmedicine.com/(Accessed 10/9/2016).

[2]de Maio M, Rzany B. Injectable Fillers in Aesthetic Medicine(2nd ed). pp70–74, Springer, Berlin Heidelberg, 2014.

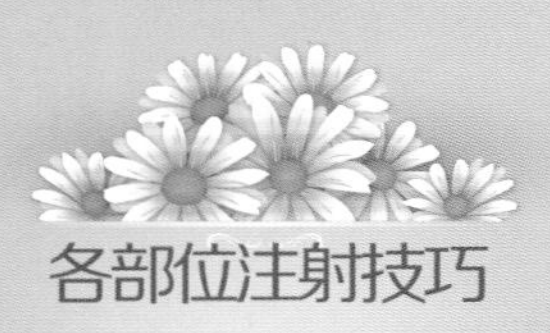

各部位注射技巧

Technic 6

向侧面部注射填充物

要点!

注射时避免向深层注射，不要超过颧弓（脸部的最大宽处）的范围。不要注射成凸起的状态，只需矫正到皮肤变平整的程度。不要过量注射，以免使面部看起来过大。在注射前，可以使用钝针前端将注射部位完全剥离，以避免术后皮肤出现凹凸不平的情况。

关联项 精髓 6“将葫芦形脸变成倒卵形脸”

注射技巧和注意点

随着年龄的增长，侧面部和颧弓以下部位呈三角形凹陷。在不经常活动、不易松弛的侧面部的浅层，没有重要的结构，所以只要避免进行深层注射，操作是相对安全且容易的（图 2.6.1）。

侧面部（lateral face）和颞部一样，可以使用钝针注射填充物于皮下浅层的疏松结缔组织层(subderal loose tissue)，该层容易进行剥离（图 2.6.2）。

Radiesse® 或中 ~ 高度黏性的透明质酸制剂适用于侧面部注射。

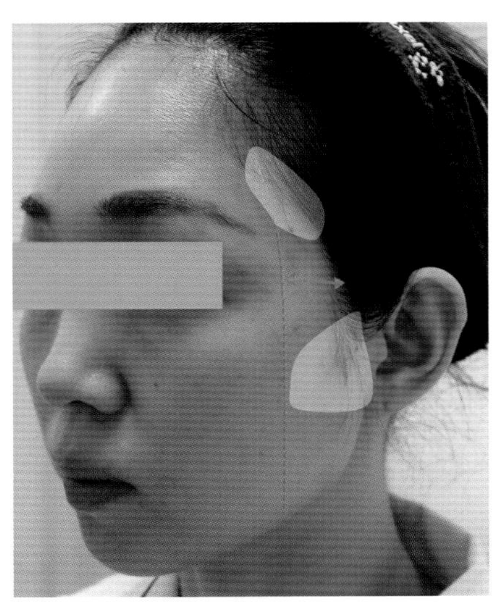

图 2.6.1 **侧面部不经常活动、不易松弛的部位（箭头）**

如图所示侧面部为从眼眶外侧边缘垂直向下连线（虚线）的外侧。颞部、侧面部随年龄的增长而凹陷（粉红色部分）。

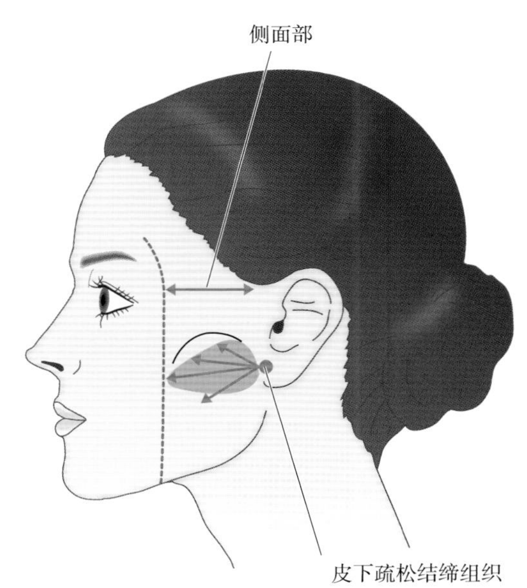

图 2.6.2 **向侧面部注射填充物**

案例

【案例】38 岁，女性

使用 27G 钝针，向皮下疏松组织层中注射 Radiesse®（德国 Merz 公司），右侧注射 0.6 mL，左侧注射 0.5 mL（图 2.6.3）。

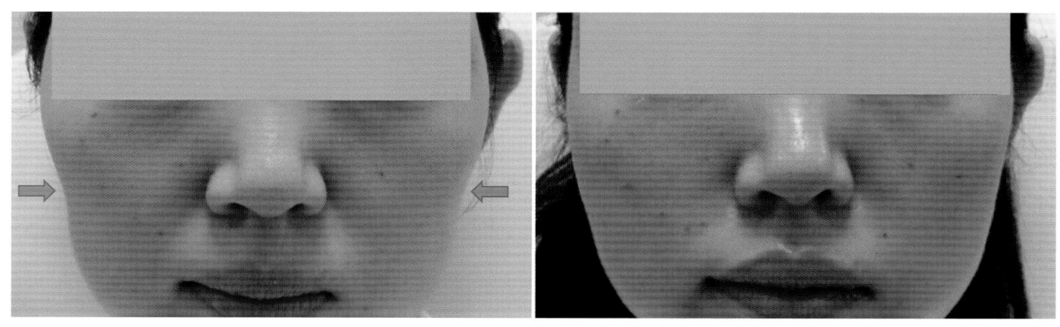

a. 注射前　　b. 注射后 1 个月

图 2.6.3 **【案例】38 岁，女性**

Radiesse® 右侧注射 0.6 mL，左侧注射 0.5 mL。

操作视频

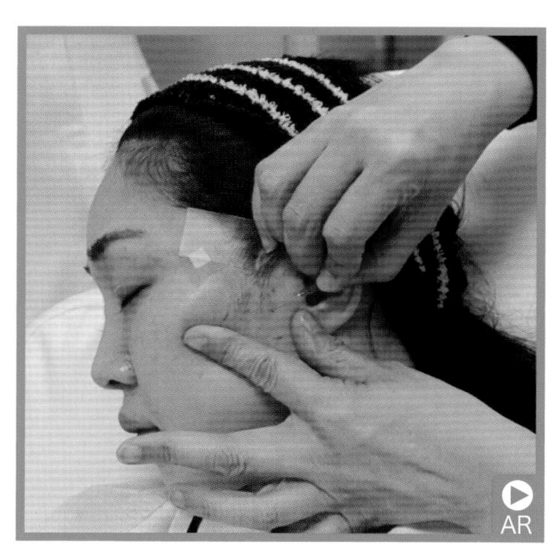

●在侧面部外侧选择进针点。将 27G 钝针插入皮下疏松结缔组织层，并进行预定部位的剥离。剥离后，用退针扇形注射法（参照“引言”）进行注射。注射完成后，用含有 Hibiten 的棉球轻柔擦拭注射部位，使其变得平整。

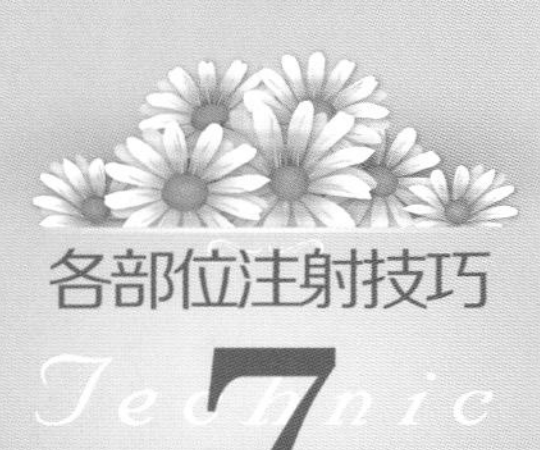

各部位注射技巧 Technic 7

向下颌部（面部下 1/3）注射填充物

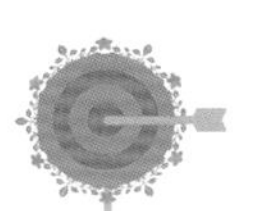

要点！

使用填充物注射下颌部的要点：①避免向韧带固定之间的下垂部分注射填充物；②恢复因骨吸收而失去的体积和形状，塑造优美的下颌曲线；③淡化木偶纹（labio mandibular fold）；④使 W 形下颌轮廓变得平滑。特别是对于老年人，充分恢复面部下 1/3 的容量和形状是实现完美比例的关键。

关联项 精髓 5：颞部（太阳穴）和下颌是小脸效果的关键；精髓 8：下颌（面部的下 1/3）是老年人变年轻的关键部位"

注射技巧和注意点

由于面动脉位于下颌角内侧 3 cm 处的骨膜上，因此应注意不要将针刺入该区域深层。面动脉可以通过触诊确定其位置。避免针刺入深层，以避免损伤下颌部的神经（图 2.7.1）。

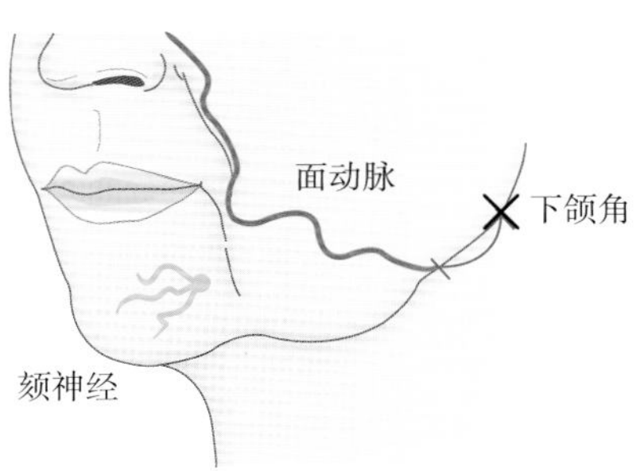

图 2.7.1　**下颌区域有风险的部位**

1 塑造下颏部形状

（1）锐针使用方法

从下颌的正中处慢慢刺入骨膜上，使用 bolus 法（参照"引言"）进行注射（图 2.7.2）。根据案例的不同，也可使用 retrograde bolus 法（参照"引言"）进行多层注射（图 2.7.3）。为了避免出现左右不对称情况，应在目测下颌形状的同时，微调针尖进行注射（图 2.7.4）（参照下面的"操作视频❶"）。

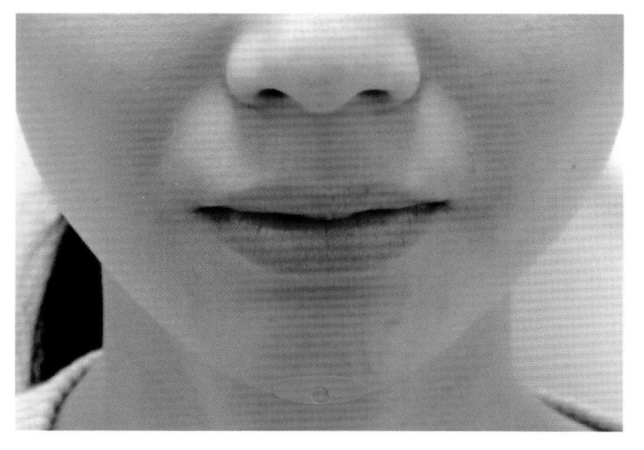

图 2.7.2　**颏部注射方法**

●：刺入点，⬬：填充物注射部位

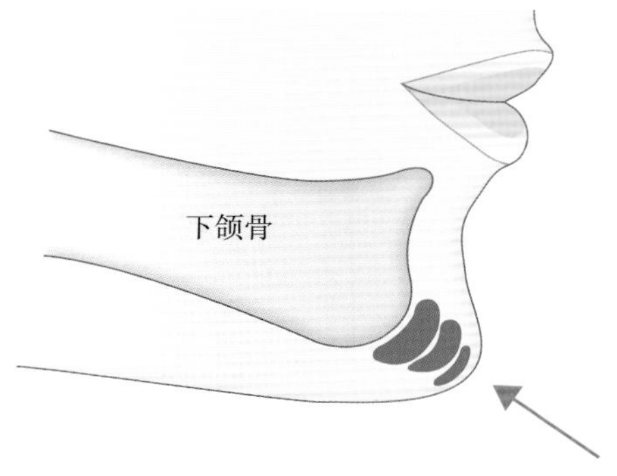

图 2.7.3　**颏部注射方法（多层注射）**

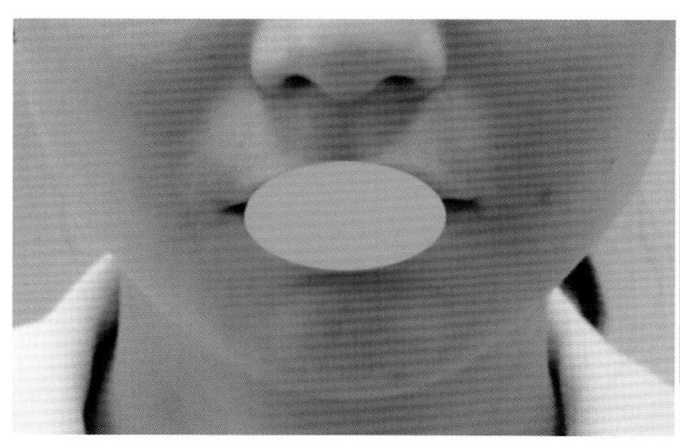

a. 注射前

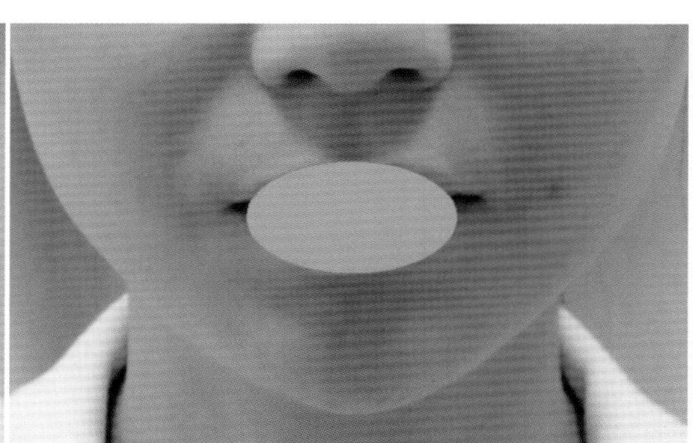

b. 注射后 7 天

图 2.7.4　**注射案例：28 岁，女性（使用锐针）**

Radiesse®（德国 Merz 公司）注射 0.5 mL。

（2）钝针使用方法

如果患者下颌发育不良，需要较大的注射量时，可使用钝针，在大范围、不规则层中注射填充物来调整下颌的形状（图 2.7.5，图 2.7.6）（参照下面的“操作视频 ❷”）。

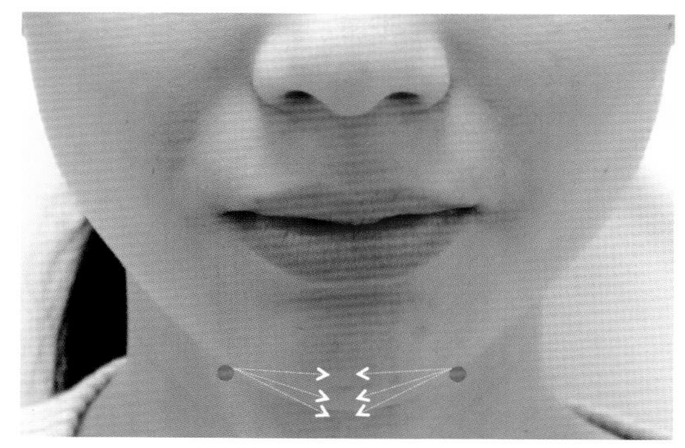

图 2.7.5　**颏部注射方法（使用钝针）**

●：钝针刺入点。

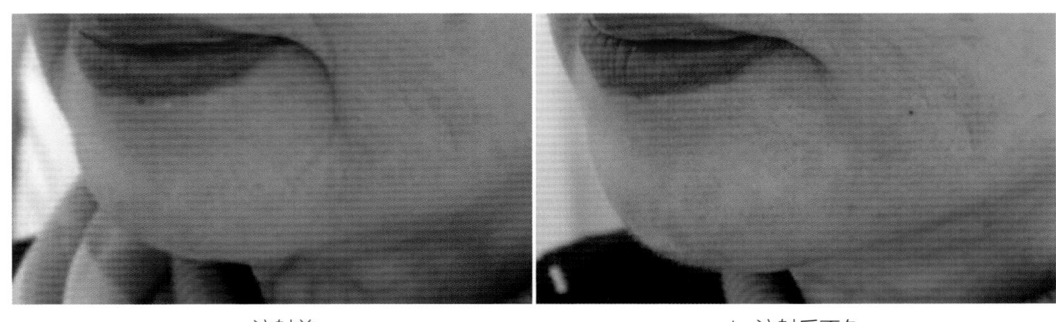

图 2.7.6 **注射案例：77 岁，女性（使用钝针）**
Radiesse® 注射 0.45 mL。

2 塑造下颌轮廓

最终目标是使 W 形下颌轮廓变得平滑（图 2.7.7，图 2.7.8）。

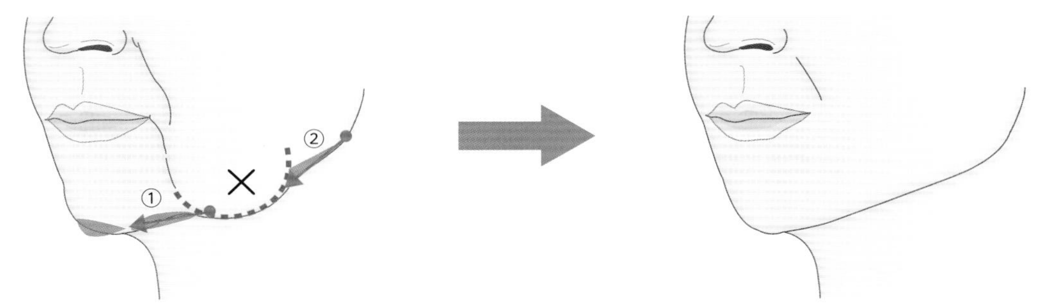

图 2.7.7 **理想的下颌注射设计方案**
×：不能注射填充物的部位；●：钝针刺入点。

（1）下颌线的前方区域

从穿刺点刺入针管到骨膜上，使用退针直线注射法（retrograde linear threading）法（参照“引言”）注入填充物。与下颏尖部类似，根据案例的需要，也可以进行多层注射（参照后述的“操作视频❸”）。

（2）下颌线的后方区域

由于面部动脉在骨膜上行进，因此在骨膜上注射是危险的。应该在较浅的疏松结缔组织（loose tissue）层注射。操作方法与前方区域相同。需要注意的是不要在被韧带固定的下垂部位（图 2.7.7：× 号标记）注射填充物。注射后进行按摩，使下颌线变得平滑（参照后述的“操作视频❹”）。

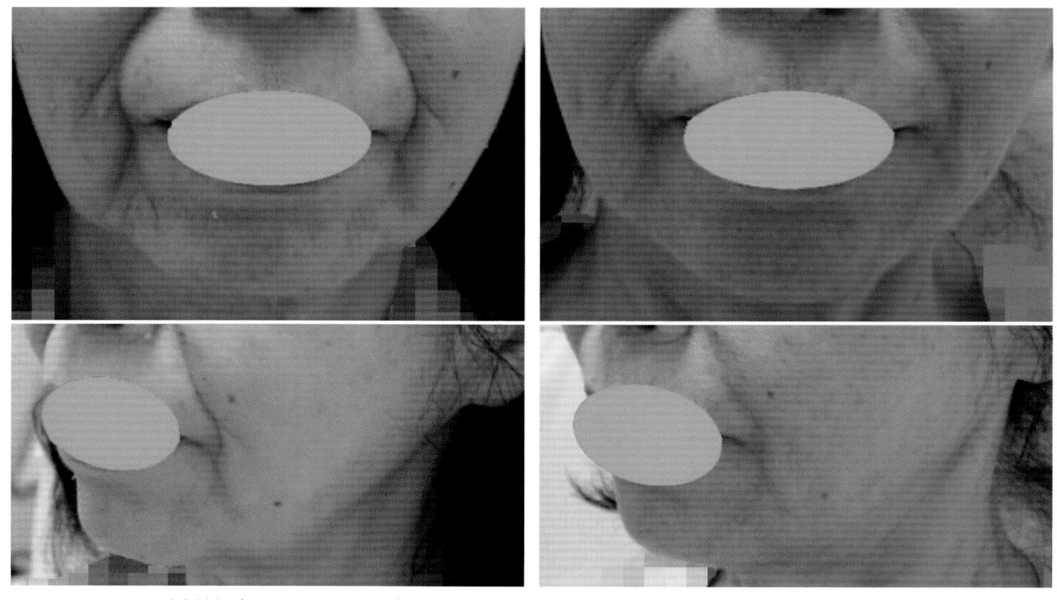

a. 注射前（正面观和侧面观）　　b. 注射后 2 个月（正面观和侧面观）

图 2.7.8　**注射案例：72 岁，女性**

3 使口角纹变浅

（1）基本注射方法

在口角纹的下缘选择钝针刺入点，用钝针的前端剥离预定注射部位的皮下浅层（图 2.7.9）。使填充物能够均匀进入，避免皮肤出现凹凸不平的情况。此外，剥离操作有助于伤口愈合，并促进纤维化，从长远来看，可以改善浅的小皱纹。用扇形法注射，越向外注射剂量越大，越向内注射剂量越小，淡化口角纹。注射后进行轻柔按摩，促进填充物的融合（参照下面的"操作视频❺"）。

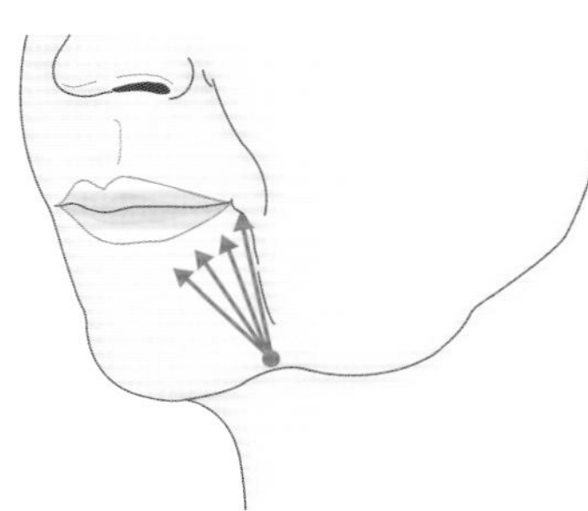

图 2.7.9　**向口角纹注射①**

●：钝针的刺入点。

（2）口角纹深、皱纹多（老年人等）的注射方法

在注射方案①（红色）基础上，用扇形法追加注射图 2.7.10 所示的蓝色部位，总体上称为 cross-hatching 法（参照"引言"）。注射后口角纹部位的皮肤就会产生张力（图 2.7.11）。可以选择向口角纹部位注射具有胶原诱导作用的 Radiesse®，或对组织适应性较好的透明质酸［Teosyal® RHA2（瑞士 Teoxane 公司）、Restylane® Lido（日本 Galderma）、Juvederm Vista® Ultra（Allergan 日本公司）等］（参照下面的"操作视频❻"）。

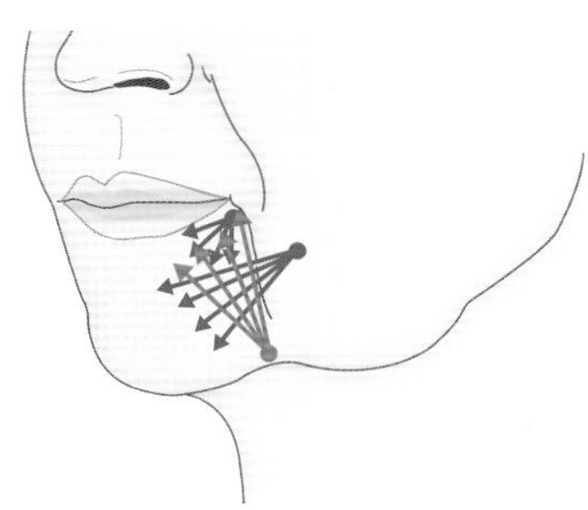

图 2.7.10　**向口角纹注射②**

●：钝针的刺入点；●：追加注射的钝针刺入点。

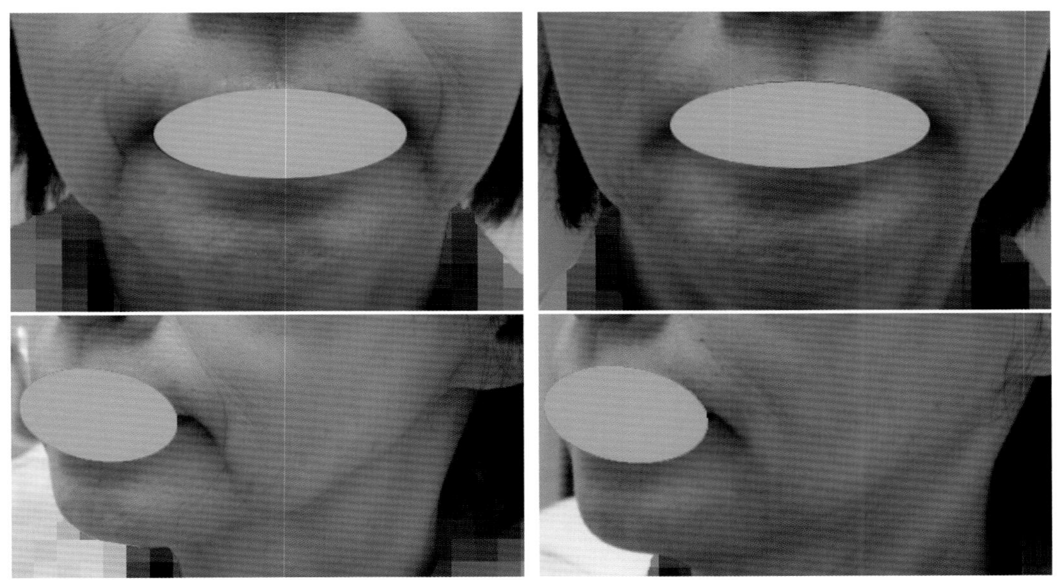

a. 注射前（正面观和侧面观）　　b. 注射后不久（正面观和侧面观）

图 2.7.11　**注射案例：54 岁，女性**

一点建议

可以使用钝针将皮下进行大范围剥离，然后在其中注射少量填充物。经剥离操作后伤口的愈合机制可以与注射填充物产生协同效应，促进皮下纤维化，进而长期保持皮肤紧致的效果。对于口角周围的细小皱纹，即使不直接注射填充物，也可以通过这种方法得到改善。另外，如果使用 Radiesse®，由于该填充物本身具有促进胶原蛋白生成的作用，可以产生更好的皮肤紧致效果。

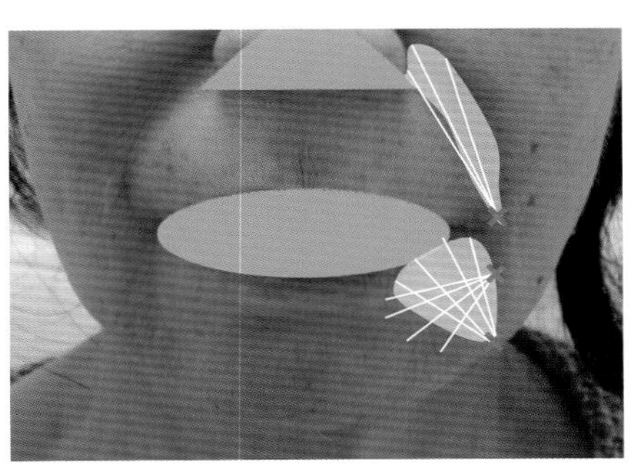

剥离范围

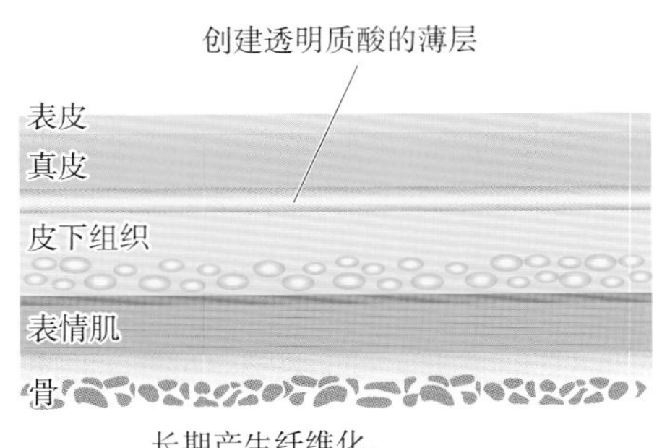

长期产生纤维化，
可以期待改善细小皱纹

操作视频

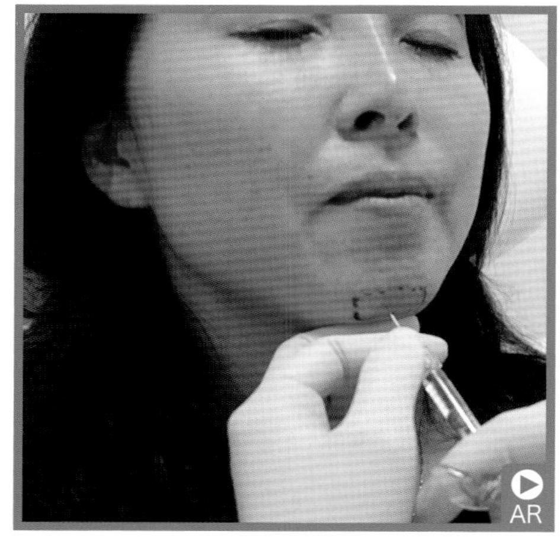

❶使用锐针注射的案例。将针（25G）缓慢地从下颌正中刺入，直到针触到骨膜为止。为了避免出现左右不对称情况，在目测下颌形状的同时，用 retrograde · bolus 法缓慢地进行多层注射。注射完成后，进行按摩塑形。

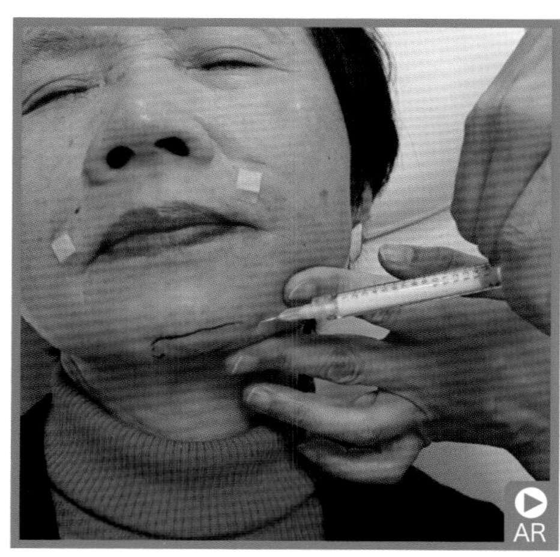

❷使用钝针注射的案例。钝针从刺入点沿着骨膜缓慢刺入，用 retrograde linear threading 法进行注射。如果患者是老年人，想要抚平下颌的皱纹，使皮肤更有张力的话，还可以在较浅的层次进行注射。注射完成后，进行按摩塑形，使填充物融合。

※ 适合下颌塑形的制剂：Radiesse®，以及高黏性、高弹性透明质酸制剂［Cleviel Contour®（韩国 Aestura 公司）、Teosyal® Ultimate（Teoxane 公司）、Juvederm Vista® Voluma XC（Allergan 日本公司）等］

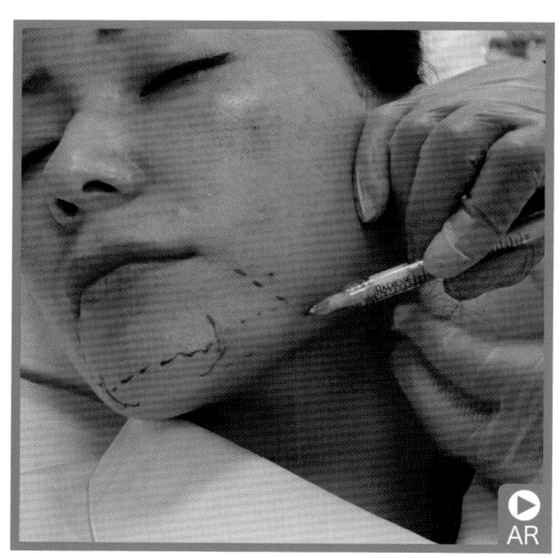

❸下颌轮廓的前方区域：沿着骨膜缓慢插入钝针。用 retrograde 法缓慢地注射填充物，并通过按揉塑造下颌轮廓。医生在坐位下确认下颌轮廓的形状，必要时可进行重复追加注射（也有注射多层的情况）。

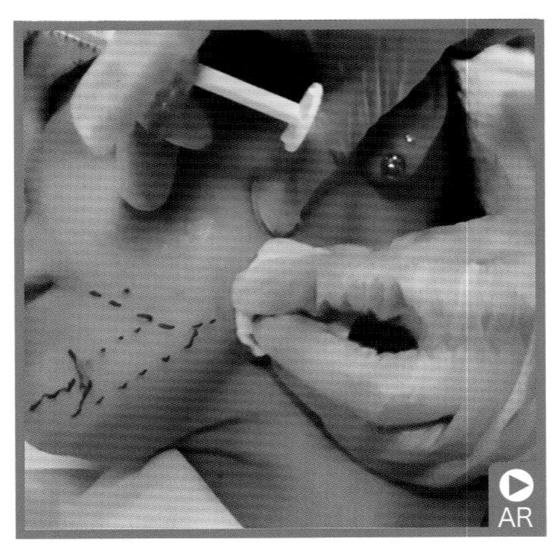

❹下颌轮廓的后方区域：红色的 X 标志是面动脉的走行部位。在此处，针刺入深的层次是危险的，所以要注射到皮下疏松组织的浅层。注射少量后进行按摩，医生在坐位下确认下颌轮廓的形状。反复进行注射和按摩，直到下颌轮廓变得平滑。

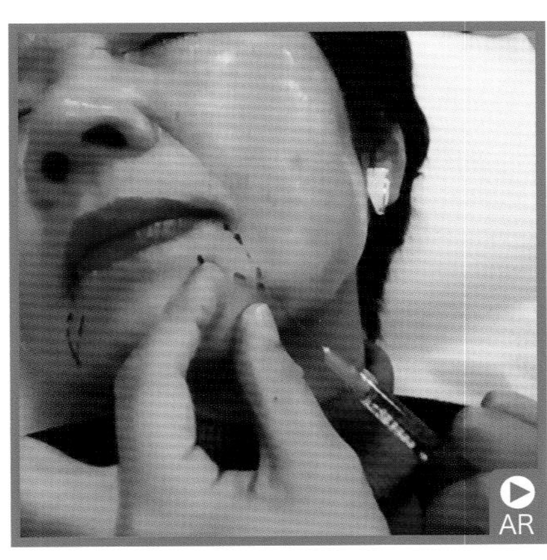

❺使用 27G 钝针，充分剥离预定注射部位的皮下区域。用 fanning 法注射填充物，口角纹外侧注射量较大，越往内侧注射量越小，使口角纹变得平滑。注射完成后，用含有 Hibiten 的棉球进行轻柔擦拭。

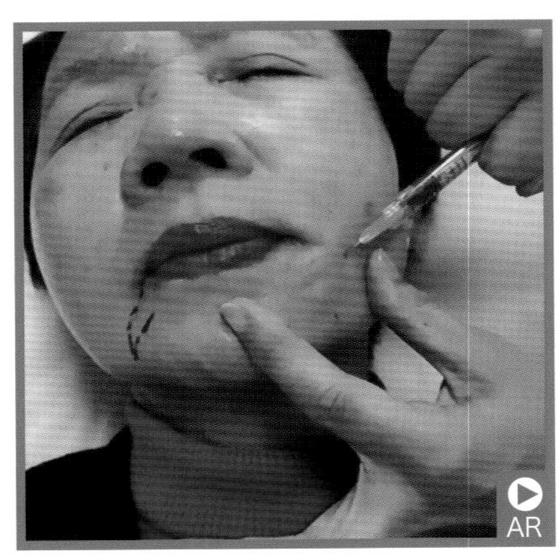

❻在垂直于❺的方向，从口角纹外侧用 fanning 法向皮下注射填充物。与❺相比，要进行少量注射，给人一种在皮下薄薄地铺上一层填充物的感觉。

参考文献

[1] Kontis TC, Lacombe VG. Filler injection for chin augmentation. Cosmetic Injection Techniques, pp160–163, Thieme Medical Publishers, New York, 2013.

[2] Small R, Hoang D. Dermal Filler Procedures. pp67–75, Wolters Kluwer Health, Philadelphia, 2012.

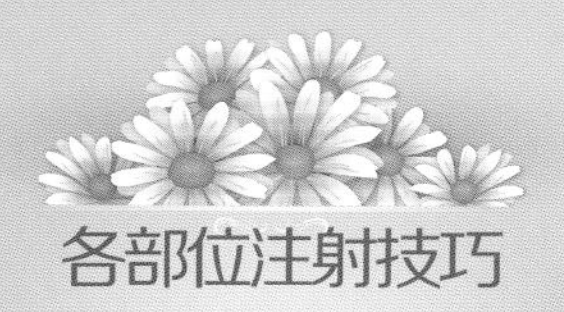

各部位注射技巧

Technic 8

向上睑凹陷（眼窝凹陷）处注射填充物

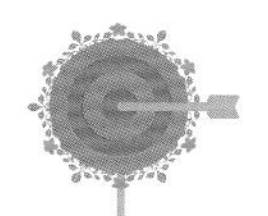

要点！

当患者在坐位下睁开眼睛（设计）和在仰卧位闭上眼睛（注射）时，凹陷的位置可能会发生偏差，不易分辨。因此，在注射填充物时，建议每次少量注射后请患者恢复到坐位，确认注射位置是否有偏差，这一点非常重要。另外，切忌过度矫正！要点是矫正到患者闭眼时填充物不突出的程度。

注射技巧和注意点

由于遗传因素、年龄增长或上睑手术去脂过多等原因，上睑发生下垂，伴有上睑凹陷（眼窝凹陷）(图 2.8.1)。

上睑的皮肤非常薄，注射过量的填充物会导致水肿和凹凸不平。在注射过程中，要注意滑车上动脉和滑车上神经以及眶上动脉和眶上神经的位置（图 2.8.2)。任何一种填充物进入血管内，都有因逆行性栓塞而导致失明的风险，因此注射时必须使用钝针，并缓慢进行注射。另外，为了在发生事故时填充物能够被溶解，一定要使用可溶解的透明质酸制剂。

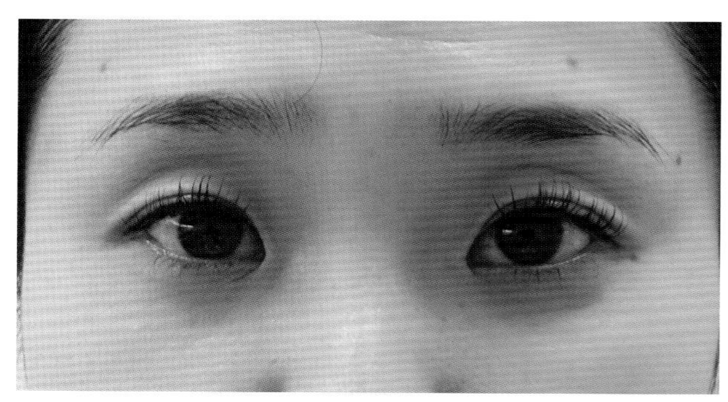

图 2.8.1　**上睑凹陷（眼窝凹陷）**

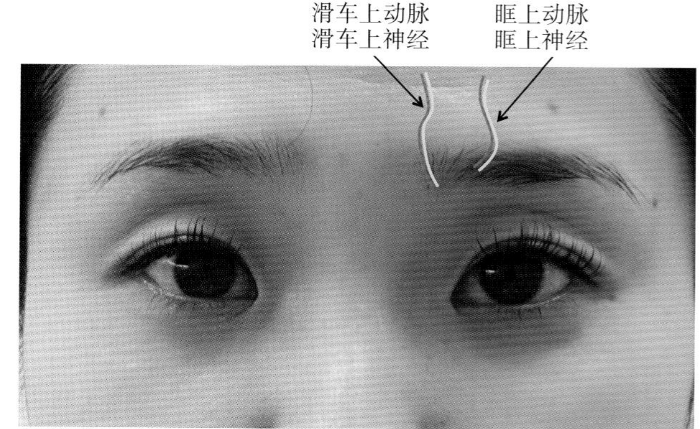

图 2.8.2　**注射时有风险的部位**

案例

【案例】39 岁，女性

使用的制剂是 Teosyal® RHA 1（瑞士 Teoxane 公司）。使用 30G 钝针（27 mm），每侧注射 0.15 mL。注射后 2 个月，只在右侧追加注射 0.1 mL（图 2.8.3）。

在注射前，根据患者在坐位时睁开眼睛（正面观）的情况进行注射方案设计。注射时患者采用仰卧位闭眼状态。在手术过程中几次恢复到坐位，在每次确认注射结果后逐渐增加剂量。注射后，进行轻柔的按摩使其融合，并用冰袋冰敷约 5 min。

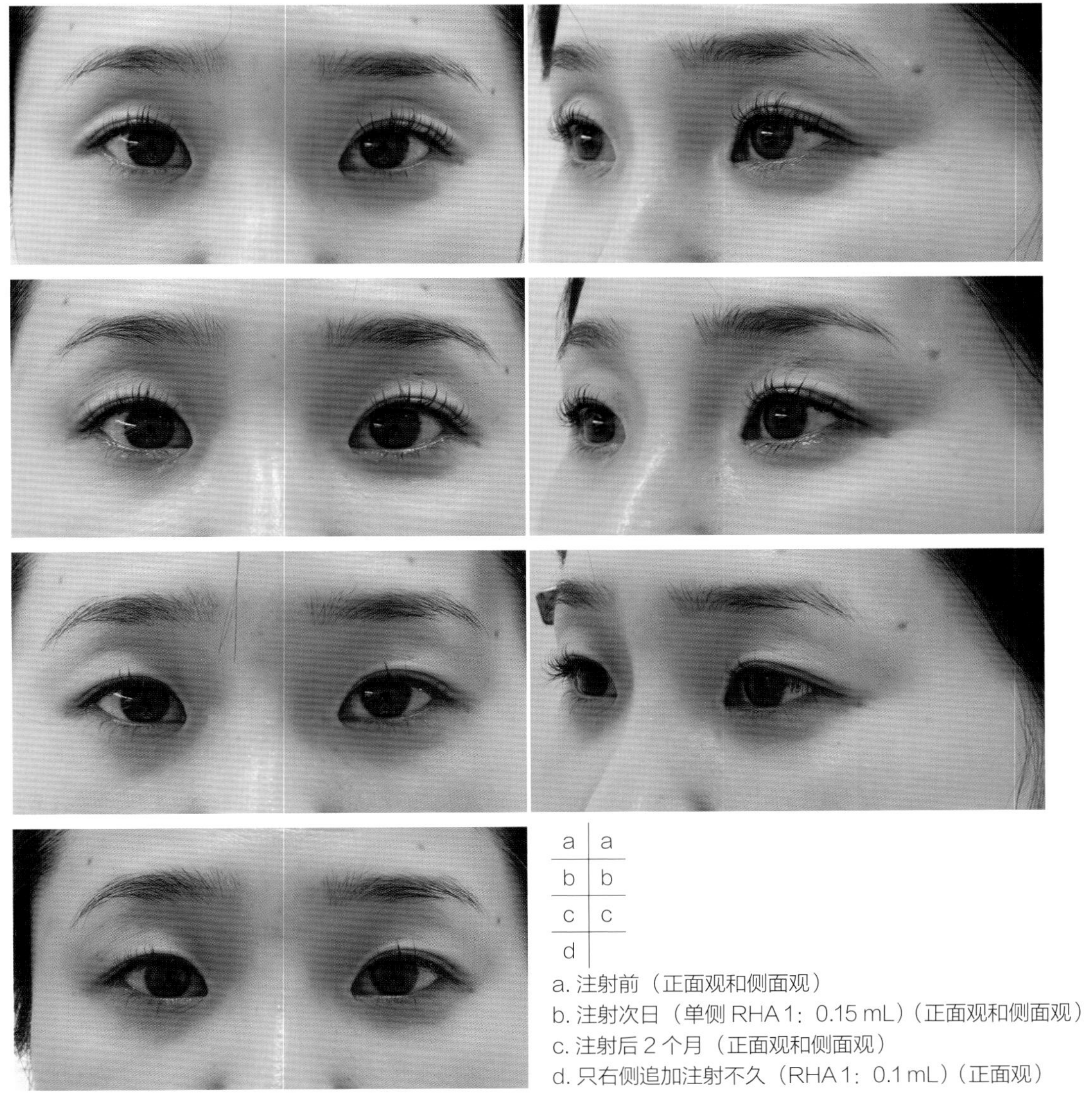

a. 注射前（正面观和侧面观）
b. 注射次日（单侧 RHA 1：0.15 mL）（正面观和侧面观）
c. 注射后 2 个月（正面观和侧面观）
d. 只右侧追加注射不久（RHA 1：0.1 mL）（正面观）

图 2.8.3 【案例】39 岁，女性

操作视频

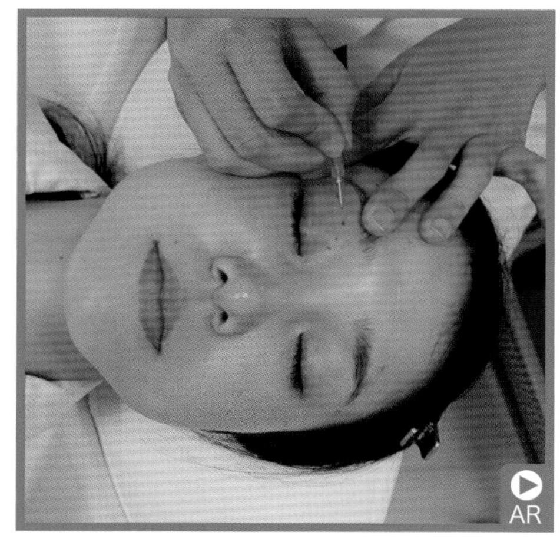

❶由于上睑有长度和弧度，所以注射分为内侧注射和外侧注射。首先进行内侧注射。为了安全起见，刺入点必须位于瞳孔正中线的外侧。从刺入点插入钝针，沿着设计的方向进行极少量的注射。

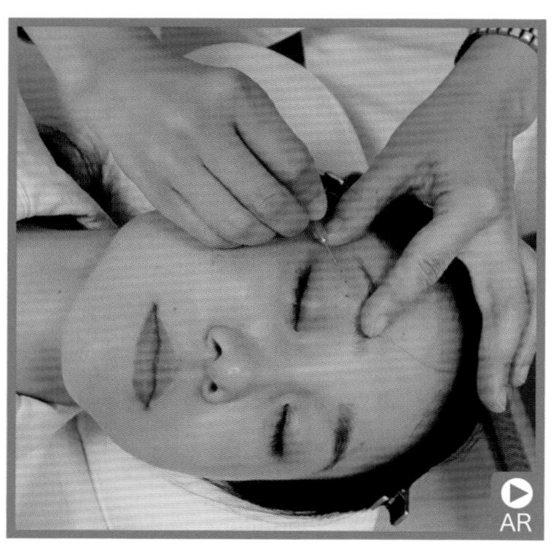

❷然后进行外侧注射。与内侧注射一样，沿着设计的方向进行极少量的注射。使其与已经注射的内侧部位顺利连接。

参考文献

[1] Kontis TC, Lacombe VG. Filler injection for sunken upper eyelids. Cosmetic Injection Techniques, pp131-133, Thieme Medical Publishers, New York, 2013.

[2] de Maio M, Rzany B. Injectable Fillers in Aesthetic Medicine (2nd ed). pp80-83, Springer, Heidelberg, 2014.

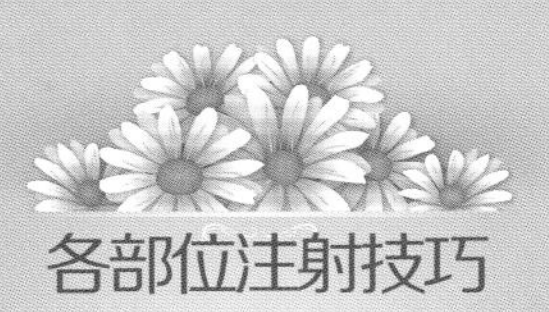

各部位注射技巧

Technic 9 向鼻背注射填充物（填充物隆鼻术）

要点!

即使不使用移植物，也可以通过填充物垫高鼻背（填充物隆鼻术）来塑造鼻部的形状。填充物隆鼻术是一种时间短、微创的手术方法，可获得较高的满意度。同时，鼻背部也是栓塞事故多发的部位，所以需要医生非常小心和熟练地进行操作。另外，如果反复注射填充物制剂，可能导致鼻背变粗。

注射技巧和注意点

许多东方人对自己的鼻部有自卑感，用填充物垫高鼻背的手术作为一种微创整形手术很受欢迎，但同时此处也是因栓塞导致失明事故最多的部位。

1 危险血管

这个区域需要注意的是作为内眦动脉分支的鼻背动脉和鼻翼动脉（图 2.9.1）。注射填充物时可能会导致鼻背动脉逆行性的眼动脉栓塞（参考“精髓 13：避免并发症”）。另外，鼻翼动脉是鼻翼和鼻尖唯一的营养血管，如果发生栓塞，可能会导致鼻翼和鼻尖部分皮肤坏死。

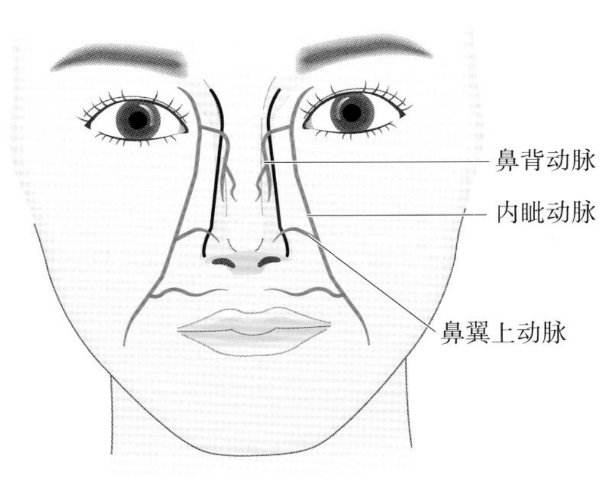

图 2.9.1 **注射时的危险血管**

2 注射前的设计

通常将钝针插入点放在鼻翼软骨间脚附近（图 2.9.2），注射范围从鼻尖到上睑缘水平的正中线上（图 2.9.3）。如果喜欢西方风格的鼻部外形，注射范围可以略微向上扩展。

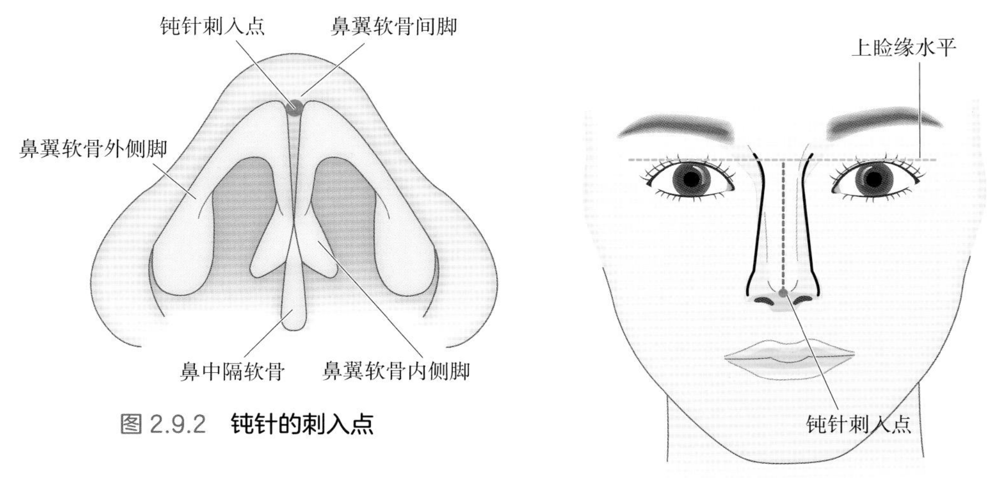

图 2.9.2　**钝针的刺入点**

图 2.9.3　**鼻背注射的设计**

3 注射技巧

在钝针刺入点注射少量的利多卡因进行局部麻醉。使用引导针穿刺形成钝针刺入点。将 25G 钝针（50 mm）缓慢插入骨膜附近的皮下深层。如果感到有异常阻力，切勿强行进针，以避免事故的发生。当钝针前端到达注射预定部位后，用退针直线注射法（参照“引言”）以恒定的压力和速度缓慢地将填充物注射到鼻背部，止于鼻尖部，确保注射过程不中断（图 2.9.4）。注射时要注意不要偏离正中线的位置。

注射后，用指尖调整鼻背形状。最初应谨慎进行注射，边注射边让患者在坐位下确认效果，如果需要进一步增加效果，可追加注射。

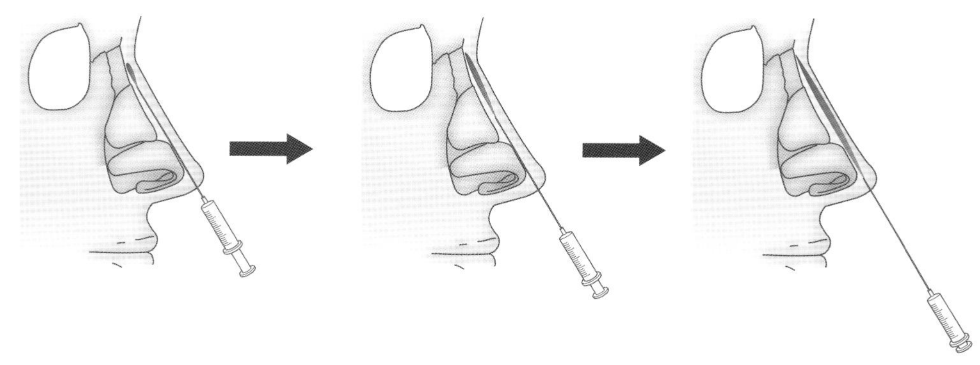
图 2.9.4　**鼻背注射法**

案例

【案例 1】38 岁，女性

注射 0.3 mL Radiesse®（德国 Merz 公司）。注射后，鼻背变得更挺拔，鼻翼也显得更紧实（图 2.9.5）。

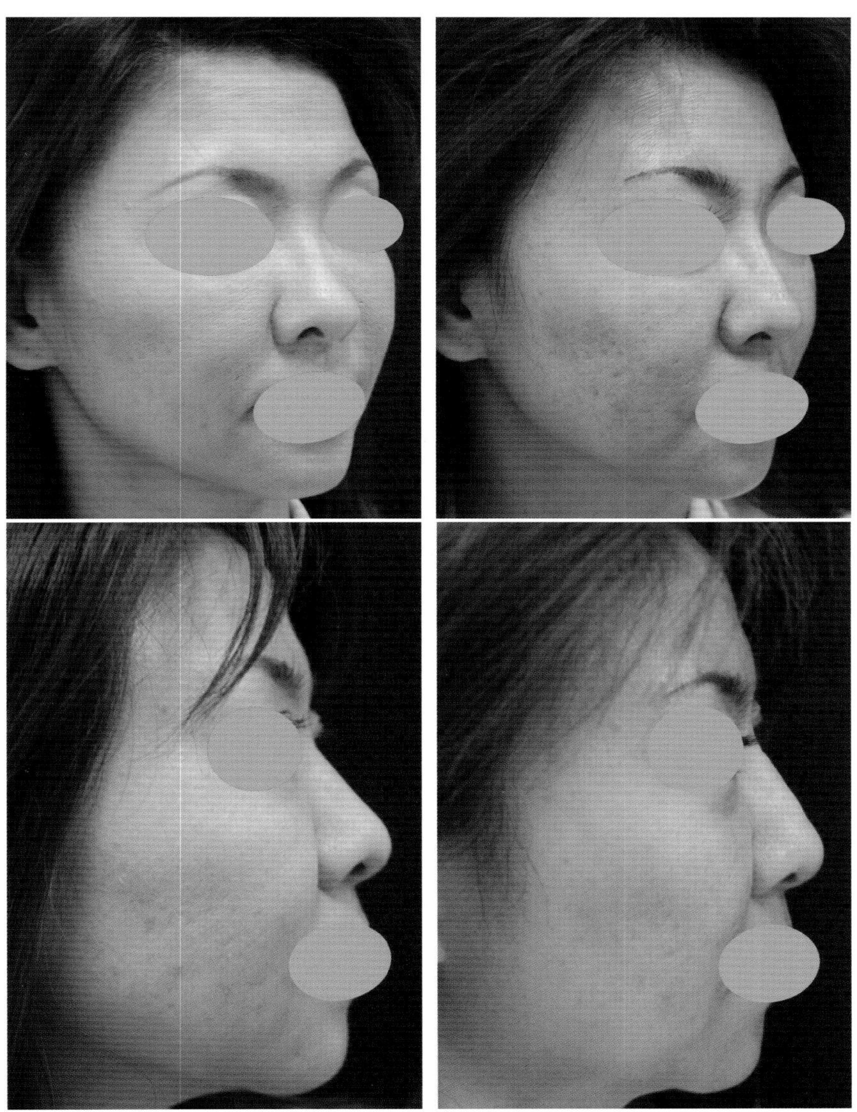

a. 注射前（斜面观和侧面观）　　b. 注射后不久（斜面观和侧面观）

图 2.9.5 **【案例 1】38 岁，女性**

Radiesse® 注射 0.3 mL。

【案例 2】38 岁，女性

注射 0.3 mL Cleviel Contour®（韩国 Aestura 公司）。当鼻背变得挺直后，鼻翼的宽度也变窄（图 2.9.6，正面观较为明显）。为了形成理想的 E- 线关系（上唇轻触鼻尖与颏顶点之间的连线），还在颏部注射 0.7 mL Cleviel Contour®。调整 E- 线关系后，侧面部看起来更为漂亮（图 2.9.6，侧面观较为明显）。

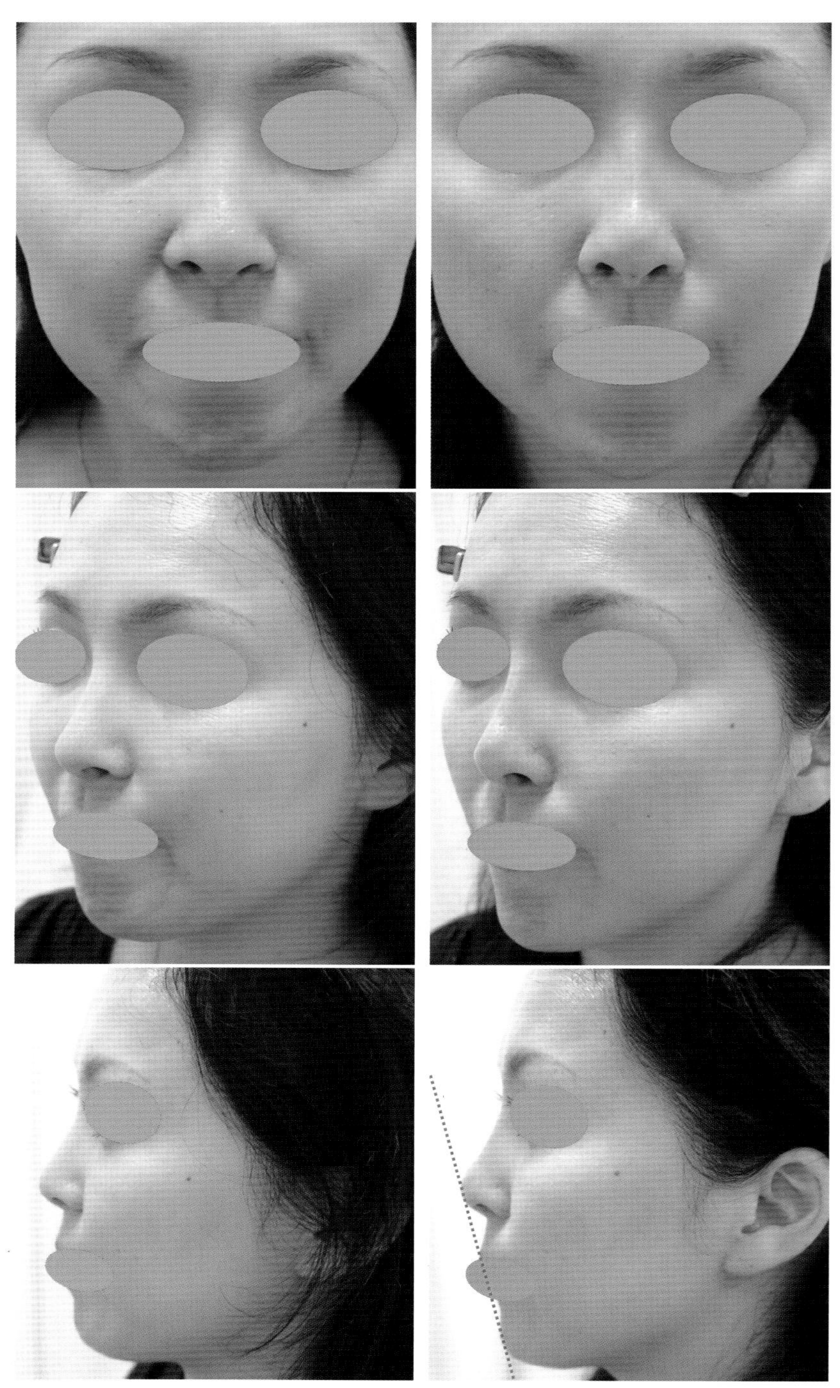

a. 注射前（正面观、斜面观和侧面观） b. 注射后不久（正面观、斜面观和侧面观）

图 2.9.6 **【案例 2】38 岁，女性**

Cleviel Contour® 注射 0.3 mL（颏部也注射 0.7 mL）。

一点建议

目前，适合注射鼻背的填充物制剂有：富有黏性和弹性的 Radiesse®（羟基磷灰石钙制剂，德国 Merz 公司）和 Cleviel Contour®（透明质酸，韩国 Aestura 公司）。Radiesse® 在全球范围内经常被用于填充物隆鼻术，虽然效果很好，但由于没有溶解剂，有许多关于栓塞事故的报道，因此适合有经验的医生使用。Cleviel Contour® 是一种高浓度、高密度（HA 50 mg/mL）的透明质酸制剂，注射后可以保持原有形状而不会横向扩散。另外，它具有低吸水性，所以不会引起后期鼻背肿胀和变粗。

操作视频

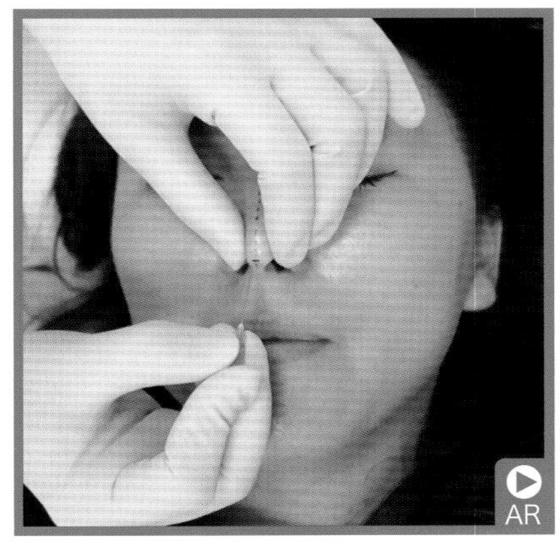

❶局部麻醉后，用引导针（23G）在钝针刺入点上穿刺。捏住鼻尖后穿刺，一般不会出血。

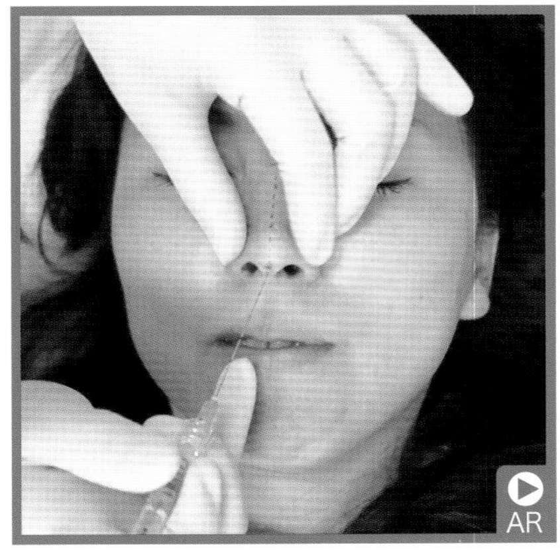

❷沿着设计好的直线，缓慢地插入 25G 钝针（50 mm），直至达到骨膜附近的皮下深层。当钝针前端到达注射预定部位后，使用退针直线注射法（参照“引言”）以恒定的压力缓慢地注射填充物，直到鼻尖处，确保填充物注射连续不间断。在注射过程中，可以用拇指和食指捏住鼻部两侧，以确保注射位置不偏离正中位置。注射完成后，进行按摩并塑形。

参考文献

[1]Kontis TC, Lacombe VG. Filler injection for nonsurgical rhinoplasty. Cosmetic Injection Techniques, pp140–145, Thieme Medical Publishers, New York, 2013.

[2]水野力：鼻；ヒアルロン酸注入法．患者満足度ベストを目指す 非手術・低侵襲美容外科，高柳進編，pp104–109，南江堂，東京，2016.

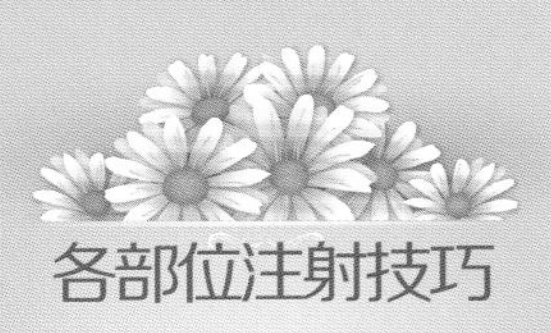

各部位注射技巧

Technic 10 向唇部注射填充物

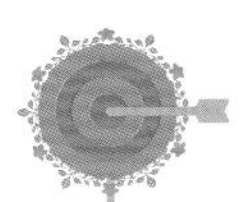

要点！

对于亚洲人来说，拥有像欧美人那样厚实、性感的嘴唇可能会显得面部不协调。因此，在进行唇部填充术时，需要注意避免注射过量的填充物，以达到与个人容貌相协调的自然状态。另外，根据年龄进行设计也是必要的，以避免产生与实际年龄不符的不自然外观。

与年龄相关的唇部变化

随着年龄的增长，嘴唇的组织容量（尤其是上唇）和水分会减少，唇缘变得模糊，轮廓变得不够清晰。嘴唇会失去光泽，竖纹也会变得明显。另外，人中嵴、唇弓变平，口角下垂。针对这些萎缩变化，可以通过注射填充物来恢复唇部的形状和容量。

注射技巧和注意点

首先，判断是否需要增加唇红部位的容量，是否需要增加唇红缘轮廓的清晰度，或者两者都需要。在大多数情况下，会同时进行注射，先注射唇红缘，再注射唇红部位。由于注射后会迅速引起肿胀，所以要迅速完成一侧的治疗（唇红缘和唇红部位），然后再注射另一侧。

另外，注射后的肿胀会持续数天。一般 3~7 天会消肿，所以通常在一周后才能看到效果。填充效果通常可以持续 6 个月至 1 年。对于有唇部疱疹病史的患者，需要采取抗病毒药物进行预防性治疗，以避免注射填充物引起唇部疱疹的发作。

1 危险血管

这个区域需要特别注意的是作为面动脉分支的上唇动脉和下唇动脉（图 2.10.1）。如果发生栓塞，可能导致唇部皮肤坏死。使用锐针时要特别小心。

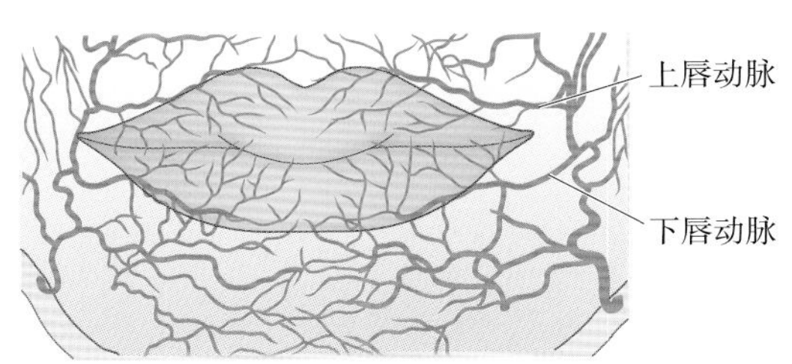

图 2.10.1　**唇部的危险血管**

2 关于麻醉

唇部是注射疼痛感非常强烈的部位。对疼痛耐受性强的患者，只需涂上表面麻醉膏就可以缓解疼痛，但进行阻滞麻醉会使操作过程更为轻松。麻醉的注射部位如图 2.10.2 所示。需要向患者说明，阻滞麻醉可能会在注射后的一段时间内造成左右嘴唇的轻微差异。

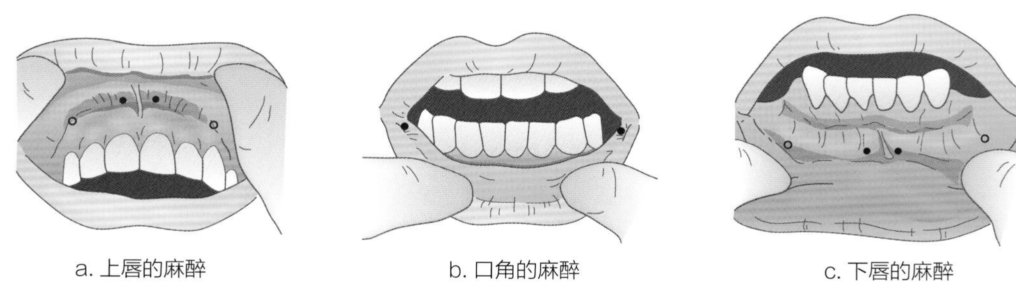

a. 上唇的麻醉　　b. 口角的麻醉　　c. 下唇的麻醉

图 2.10.2　**唇部的阻滞麻醉（注射部位和麻醉剂量）**

•：2% 利多卡因 0.1 mL；∘：2% 利多卡因 0.5 mL。

3 适合用于唇部注射的填充剂

对于亚洲人来说，自然的嘴唇更受欢迎，而像欧美人那样厚实、性感的嘴唇是不自然的。作者经常使用 Teosyal®RHA 1 和 Teosyal®Ridensity Ⅱ（均为瑞士 Teoxane 公司）进行唇部注射。如果想要轮廓更清晰、容量更多，可使用 Juvederm® Vista® Ultra XC（Allergan 日本公司）、Restylane® Lido、Restylane Perlane® Lido（均为日本 Galderma 公司）等填充剂。

Radiesse®（德国 Merz 公司）在进行唇部注射时是禁忌的，因为它可能导致小结节的形成。

4 注射技巧

对于唇部的注射，根据设计和注射部位的不同，可以分别使用钝针和锐针。

（1）向唇红缘注射填充物

使用钝针时，在口角处穿刺形成刺入点，使用 30G、27 mm 钝针可以形成更为清晰的唇红缘。将钝针沿着唇红缘浅层刺入唇弓的中心处。由于唇红缘为曲线，所以需要用手指拉伸嘴唇的同时插入钝针，采用退针直线注射法（参照“引言”）缓慢地注射填充物（图 2.10.3）。注射时必须保持恒定的压力、速度，以避免形成凹凸不平的唇缘。如果希望唇弓更为清晰，可以额外使用锐针追加注射这个部位。

使用锐针注射时，应按照图 2.10.3 所示的顺序对唇红缘进行划分和注射。必须要注意避免不自然的连接区。

（2）向唇红部位注射填充物

使用钝针时，在向唇红缘注射后，从相同的刺入点直接注射到唇红部位的黏膜内。使用锐针时，应注意防止栓塞（图 2.10.4）。

（3）向扁平的人中嵴注射填充物

有 3 种方法：沿着人中嵴进行注射（图 2.10.5a）、从人中嵴的侧面进行精细的垂直注射、增高人中嵴的方法（图 2.10.5b）。

（4）向上唇上部的纵纹注射填充物

上唇上部的纵纹是由于口轮匝肌的过度收缩引起的。因此在注射填充物之前，进行肉毒毒素注射会取得更好的效果（图 2.10.6）。然而，注射肉毒毒素过多可能导致唇功能障碍和变形，所以第一次注射时建议使用 2 个点 1 U 的剂量以确保安全。另外，对吹奏乐器和唱歌的患者禁忌使用。

在许多情况下，注射肉毒毒素后，皱纹会变得不明显，但如果皱纹仍然很明显，可以考虑在上唇上部注射填充物（图 2.10.7）。

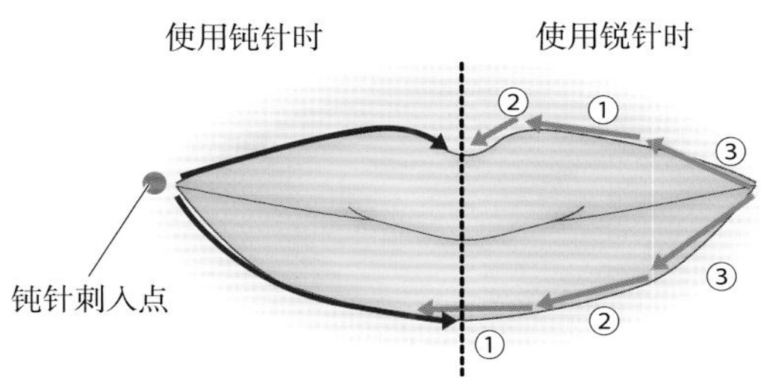

图 2.10.3 **向唇红缘进行注射**

箭头的方向是进针方向。注射全部采用退针直线注射法进行。

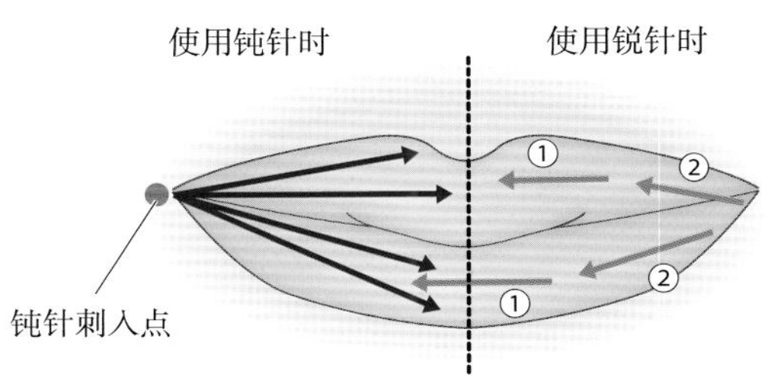

图 2.10.4 **向唇红部位注射**

箭头的方向是进针方向。注射全部采用退针直线注射法进行。

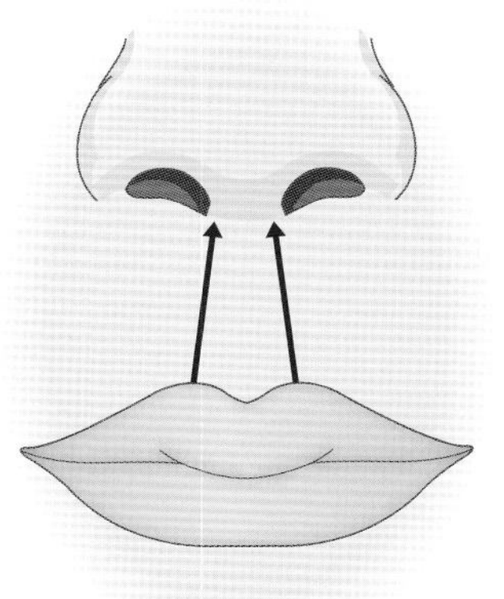

a. 沿着人中嵴进行注射的方法

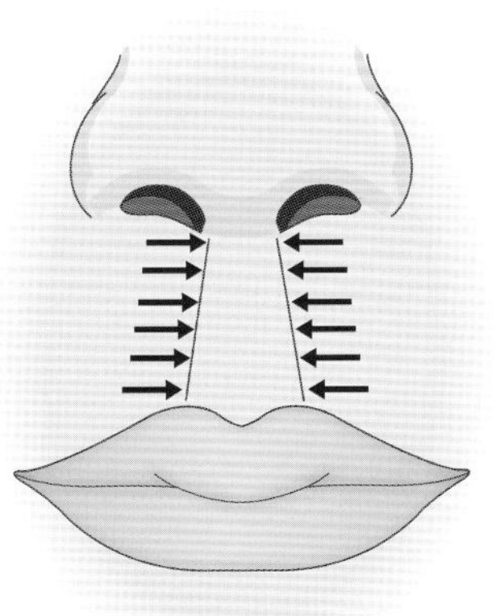

b. 增高人中嵴的方法

图 2.10.5 **人中嵴注射方法**

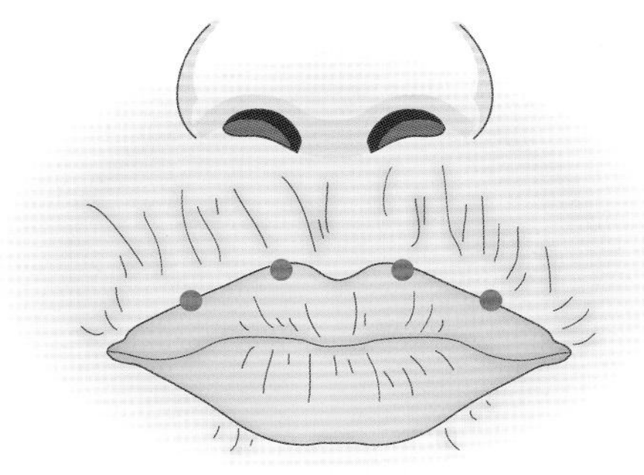

图 2.10.6 **针对上唇上部纵纹的肉毒毒素注射点**

沿着唇缘的 2 处或 4 处注射肉毒毒素 1～2 U。

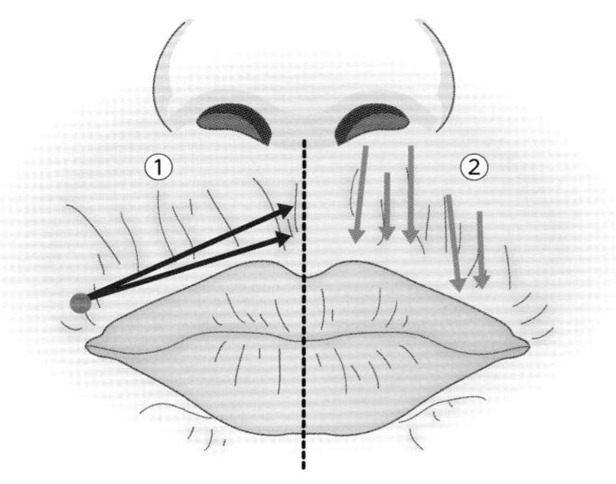

图 2.10.7 **向上唇上部的纵纹注射填充物**

①：使用钝针，使用扇形注射法（参照“引言”）将填充物注射到皮下浅层。选择低黏性、低弹性和低吸水性的填充物，注射量要少，注射厚度要薄。

②：沿着纵纹，用锐针将填充物注射到真皮层。比较适合的填充物可以选择 Humallagen（美国 Regenerative Medicine International，LCC） 或 Belotero® Lidcaine Soft（德国 Merz 公司）。

案例

【案例 1】38 岁，女性，向唇部注射填充物

主诉是化妆时口红晕染（细小皱纹）和唇部缺乏光泽与丰满感。希望不要过度增加唇部体积，使用了 1.0 mL 的 Teosyal®RHA1 进行注射。

注射后会出现轻微肿胀。注射后 1 个月，唇部自然轮廓、丰满度和细小皱纹改善（图 8）。患者满意度很高，最近见到的朋友问她使用了哪款唇膏，称她的嘴唇很漂亮。

Teosyal®RHA 1 是一种不会过度改变唇部形状的填充物，可以恢复自然的轮廓和容量，并增加光泽和滋润度，是适合亚洲人使用的填充物制剂。

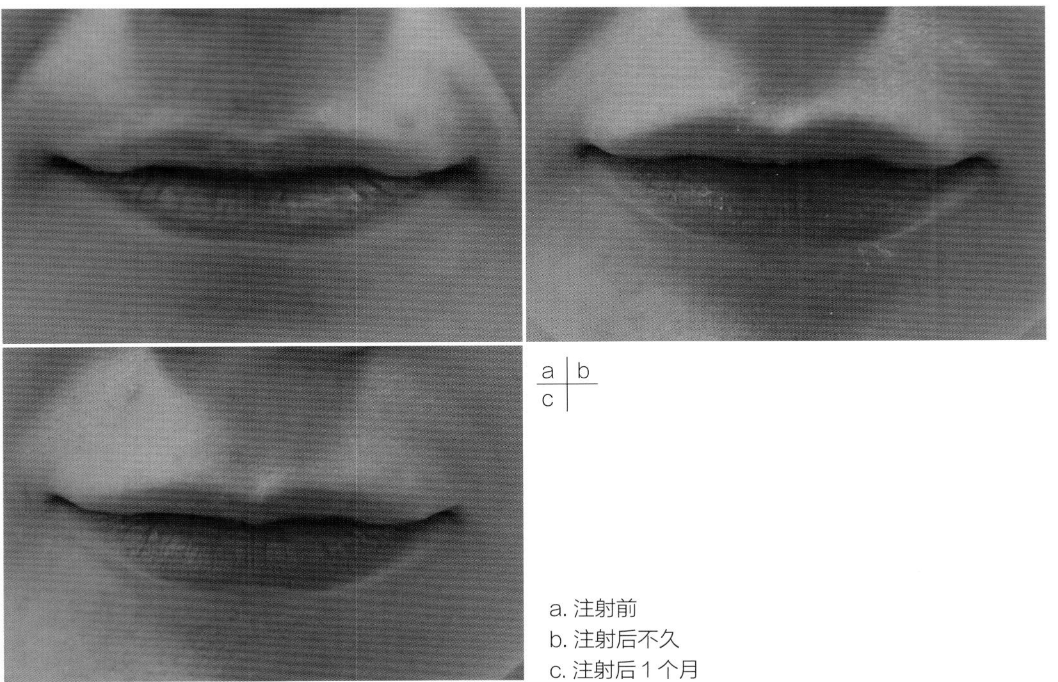

a. 注射前
b. 注射后不久
c. 注射后 1 个月

图 2.10.8 **【案例 1】38 岁，女性，向唇部注射填充物**

【案例 2】81 岁，女性，向唇部注射填充物

患者主诉是嘴唇变薄。共计使用 1.0 mL Teosyal®Redensity Ⅱ，恢复了唇部的形状和容量。对于老年人来说，过度填充会导致唇部外观不自然，因此保持与年龄相符的容量非常重要。通过恢复唇部的容量，使下垂的口角向上翘起，达到更年轻的效果（图 2.10.9）。

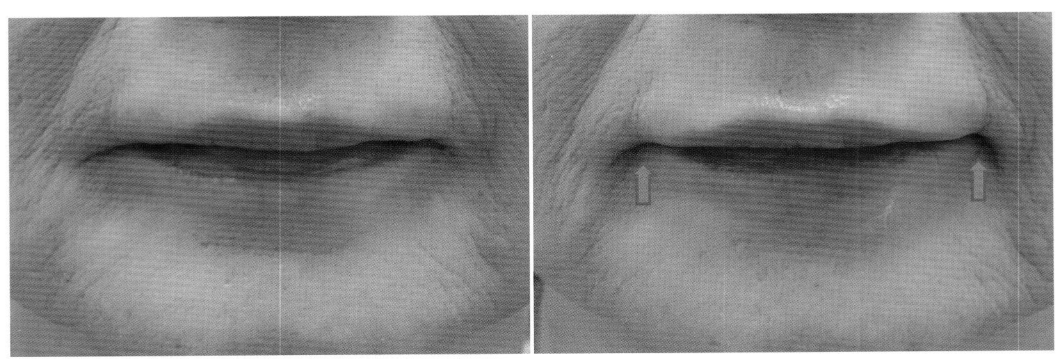

a. 注射前　　b. 注射后 1 个月

图 2.10.9 **【案例 2】81 岁，女性，向唇部注射填充物**

操作视频

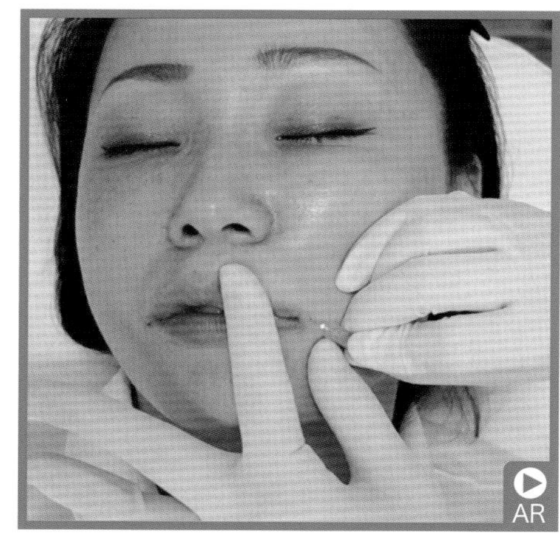

❶向上唇（左半部分）注射：在口角处穿刺形成刺入点，用30G钝针沿着唇缘浅层刺入唇弓中心。注射时要保持恒定的压力和速度，在退针时进行注射。唇缘注射结束后，不要直接拔针，继续向唇红部位进行注射。

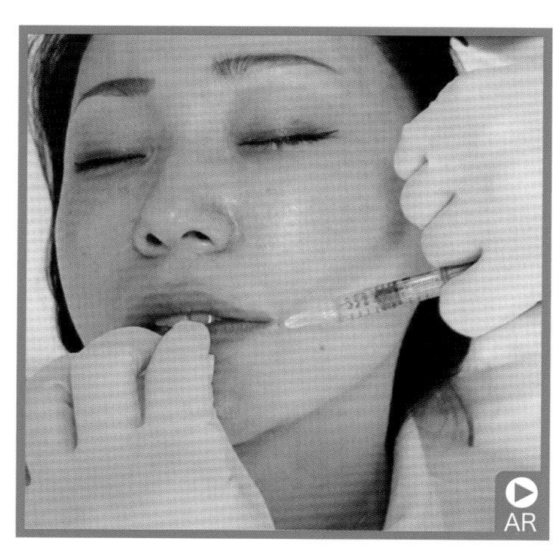

❷向下唇（左半部分）注射：在上唇注射之后向下唇注射。采取与上唇注射时相同的刺入点，用30G钝针沿着唇缘浅层刺入唇弓中心。同样，注射时要保持恒定的压力和速度，在退针时进行注射。和上唇一样，唇缘注射结束后，不要直接拔针，继续向唇红部位进行注射。注射完成后，应按摩使填充物均匀平整，并通过触诊确认填充物是否均匀（尤其是唇红缘）。

参考文献

[1]Kontis TC, Lacombe VG. Filler injection for lip augmentation. Cosmetic Injection Techniques, pp114–117, Thieme Medical Publishers, New York, 2013.

[2]Small R, Hoang D. Dermal Filler Procedures. pp99–125, Wolters Kluwer Health, Philadelphia, 2012.

[3]佐藤英明．ヒアルロン酸注入法．患者満足度ベストを目指す非手術・低侵襲美容外科，高柳進編，pp204–209，南江堂，東京，2016.

[4]de Maio M, Rzany B（新橋武訳）．上口唇・下口唇のしわ．美容医療ボツリヌストキシンを効果的に使うために，pp89–91, 克誠堂出版，東京，2011.

第三章

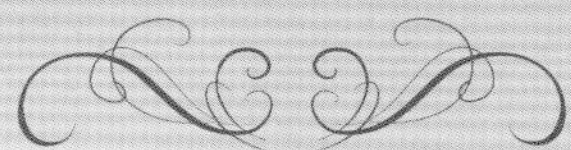

案例展示

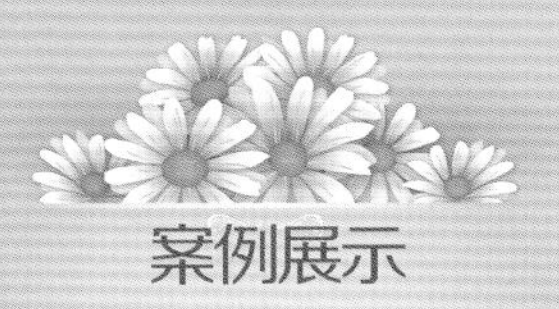

案例展示 Case Study 1

39 岁，女性

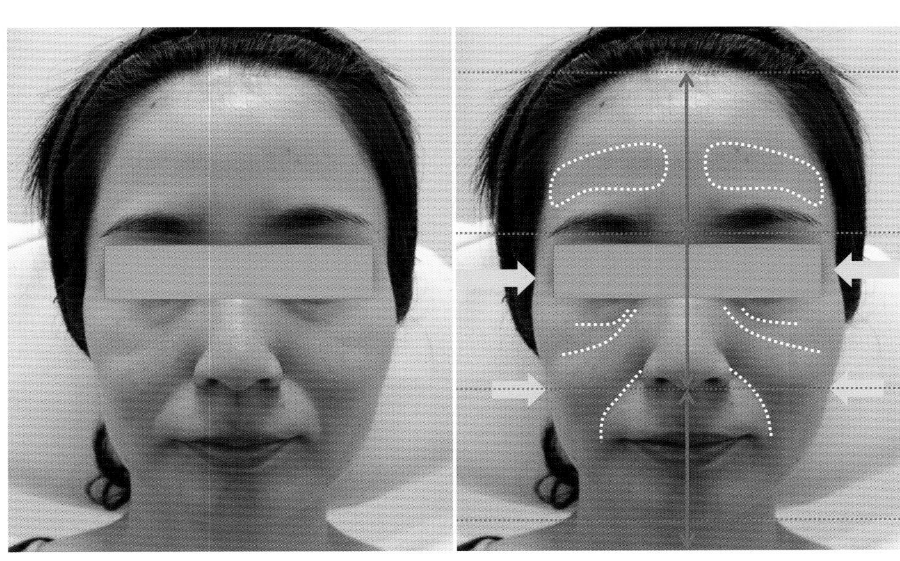

注射前　　注射前评估

①额部凹陷
②颞部凹陷
③侧面部凹陷
④泪沟
⑤印第安纹（中颊沟）
⑥法令纹
⑦面部下 1/3 部位（下颌部）的容量不足（缩短）

1 注射前评估

对于一个 39 岁的人来说，患者看起来稍显老态。患者希望整体上看起来更年轻。经评估后发现，患者额部、颞部和侧面部存在凹陷，泪沟、印第安纹（中颊沟）和法令纹都很明显，而且面部轮廓不规则（左右侧不对称）。面部下 1/3 部分（下颌部）的组织容量和长度不足，导致面部整体协调性不佳。

2 使用填充物的种类和剂量

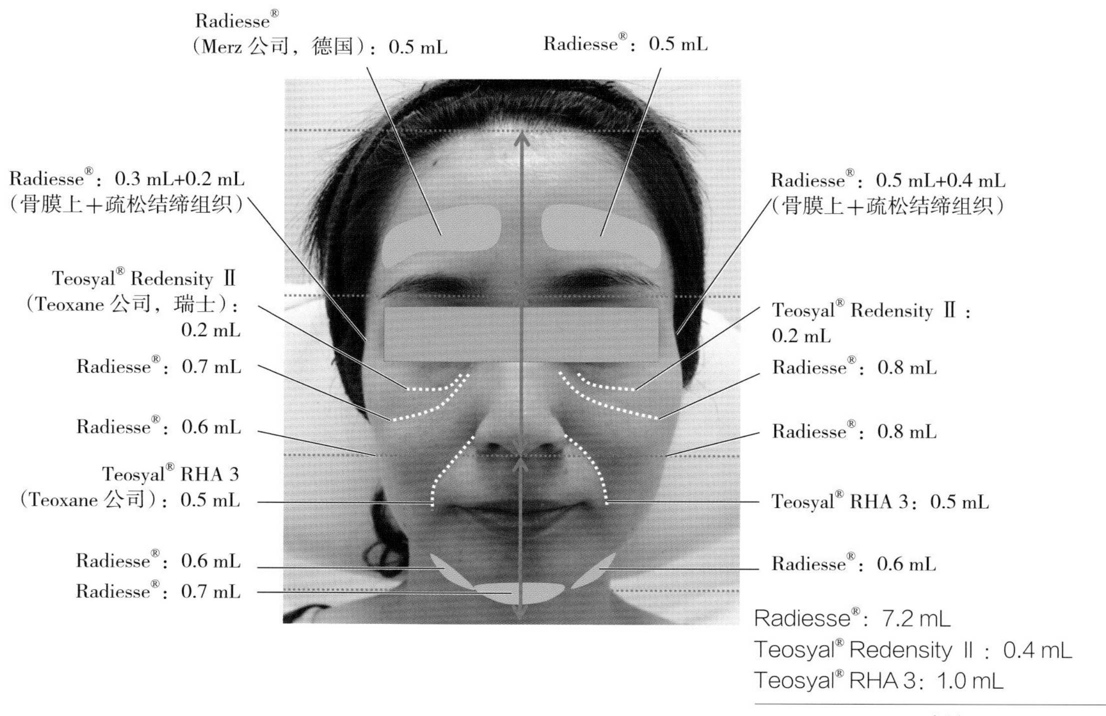

3 注射前和注射后不久

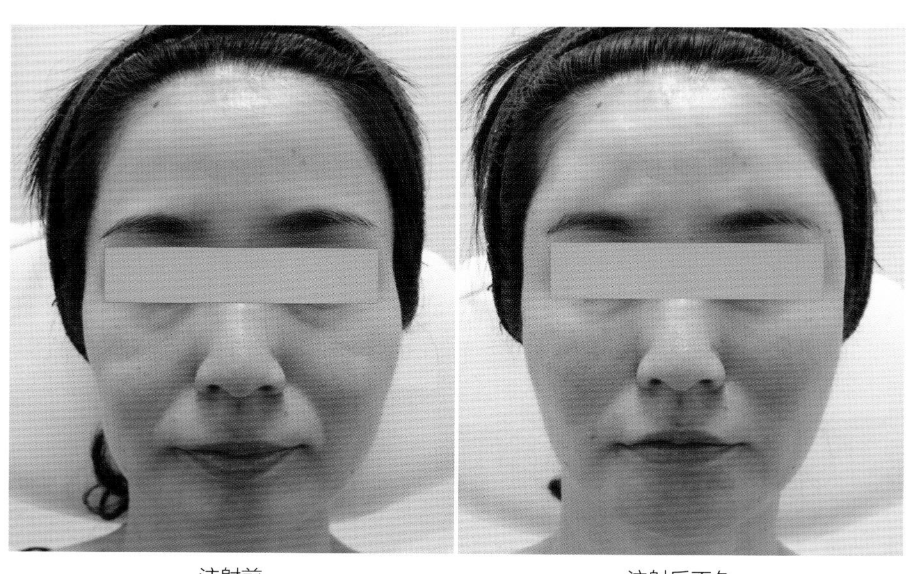

注射前　　注射后不久

Radiesse® 注射后 2～3 周，由于注射部位部分制剂被吸收，容量会减少，并与周边组织融合，达到自然的效果。根据临床经验，注射量可以稍多一点，注射后短期内可能会出现轻微的过度矫正的情况。

4 注射前和注射后 1 个月

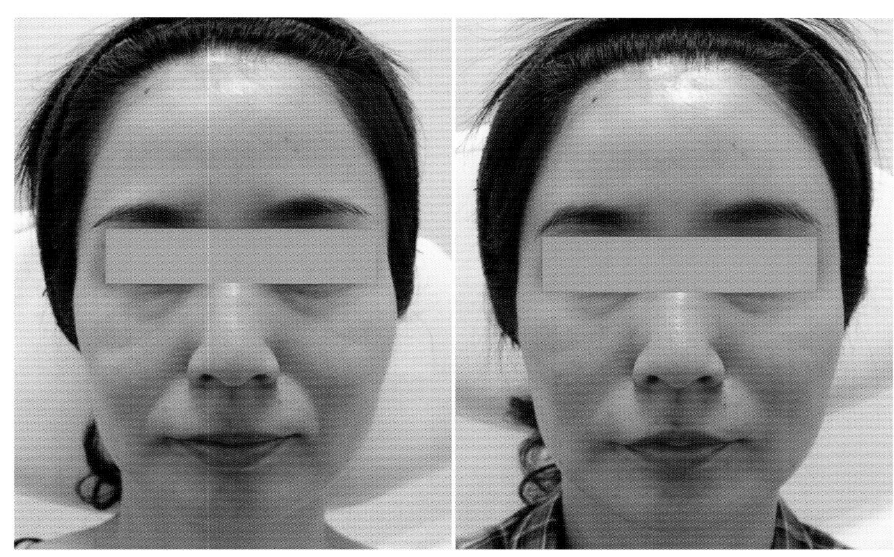

注射前　　注射后 1 个月

注射后 1 个月，患者面部状态完全稳定。术前发现的问题得到了明显改善，面部外观看起来明显年轻。同时，左右不对称的轮廓也基本得到纠正。

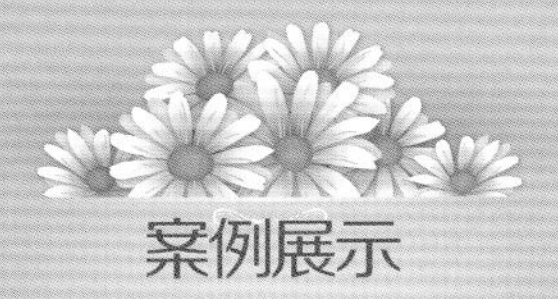

案例展示

Case Study 2 38 岁，女性

1 注射前评估

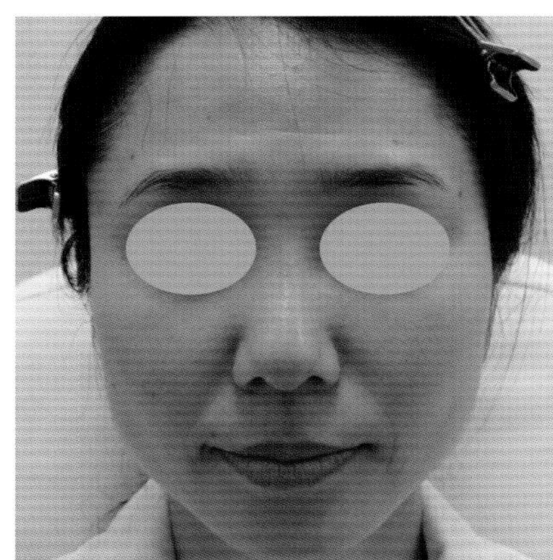

注射前

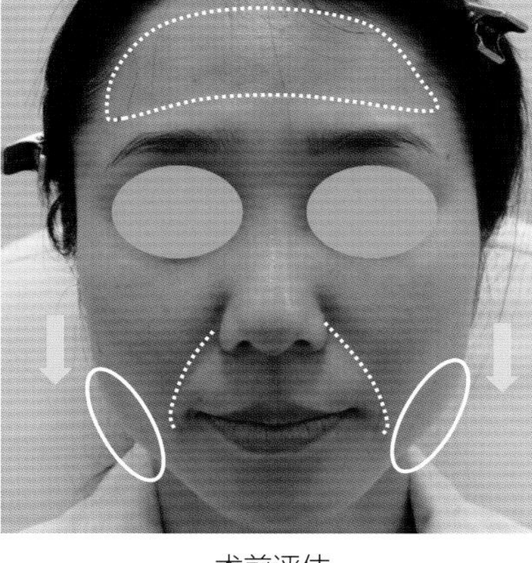

术前评估

①额部凹陷
②法令纹
③咬肌肥大
④面部轻度下垂

2 使用填充物的种类和剂量

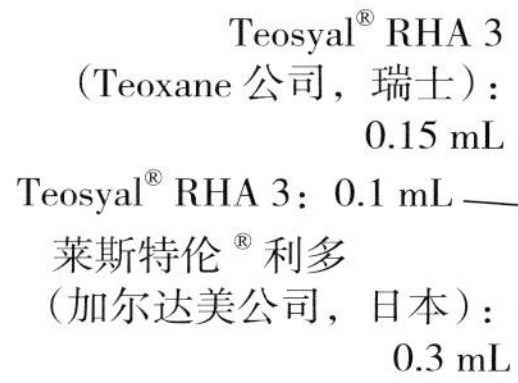

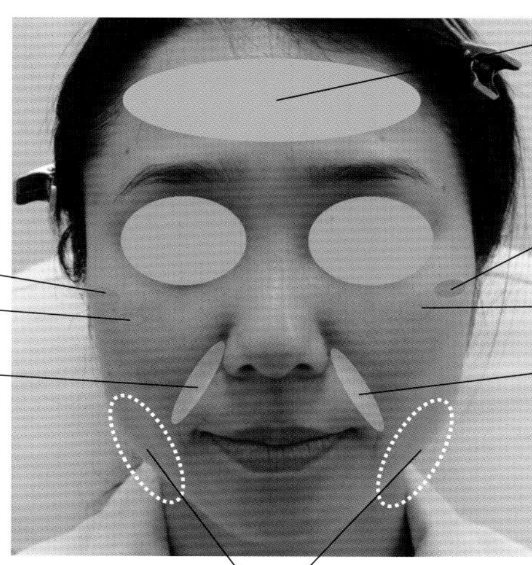

Cleviel®Prime	3.0 mL
莱斯特伦®利多	0.5 mL
Teosyal®RHA 3	0.5 mL
合计	4.0 mL

其他：肉毒毒素（24 U）

3 注射前和注射 1 个月后

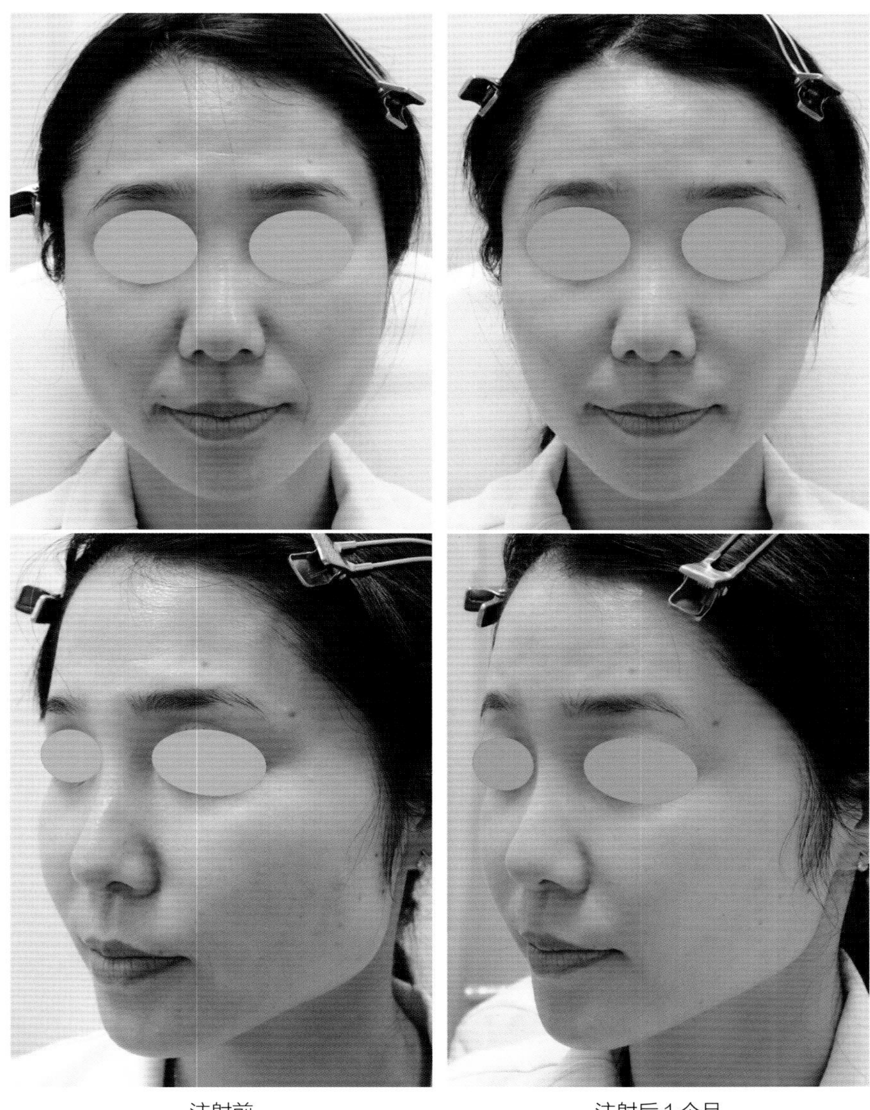

注射前　　注射后 1 个月

注射 1 个月后，额部变得圆润光滑。另外，注射前的面部轮廓呈方形，注射后呈倒卵圆形，显得精神焕发。

像本案例这样面部组织容量损失较小时，可以通过向支持韧带的支撑点注射少量填充物来获得提升效果。如果过度消除法令纹，反而会导致面容不自然。注射技巧是避免完全填平法令纹，以达到自然效果。

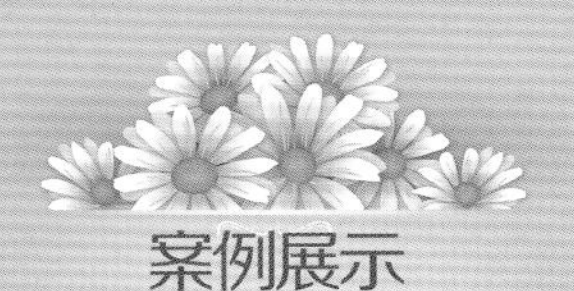

案例展示

Case Study 3 38 岁，女性

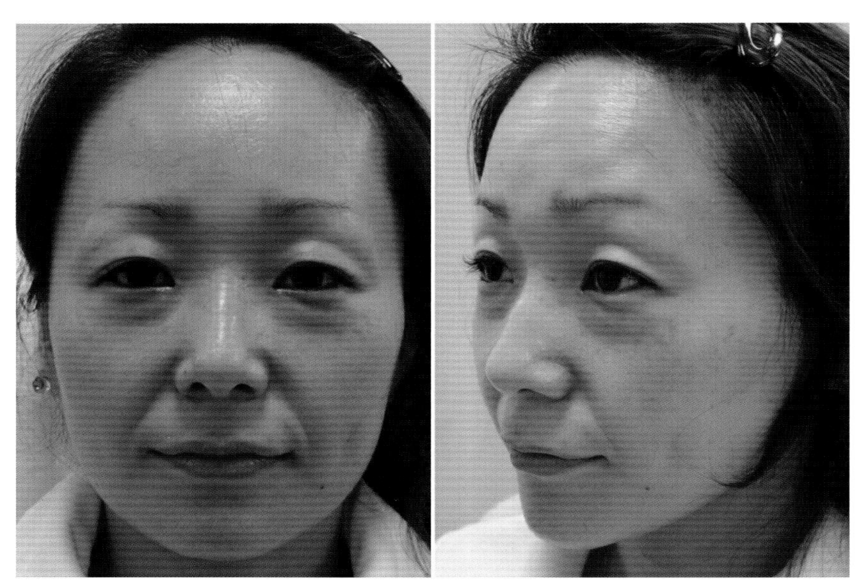

1 注射前评估

患者面部呈现整体组织容量缺失的状态，表现为从下睑到中面部（泪沟及中颊沟）的凹陷和法令纹，还有颞部（太阳穴）、侧面部的凹陷，以及下颌的扁平，导致面部轮廓不规则，看起来比实际年龄显老。为了矫正这些缺陷，选择分 3 次注射填充物，每次时间间隔为 3 周，总计注射了 9.7 mL 的填充物［Radiesse®（德国 Merz 公司）4.8 mL 和各种透明质酸制剂 4.9 mL］。

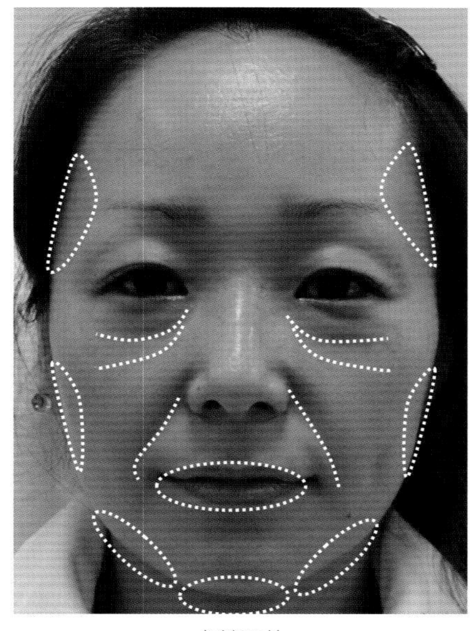

术前评估

2 使用填充物的种类和剂量（3 次合计）

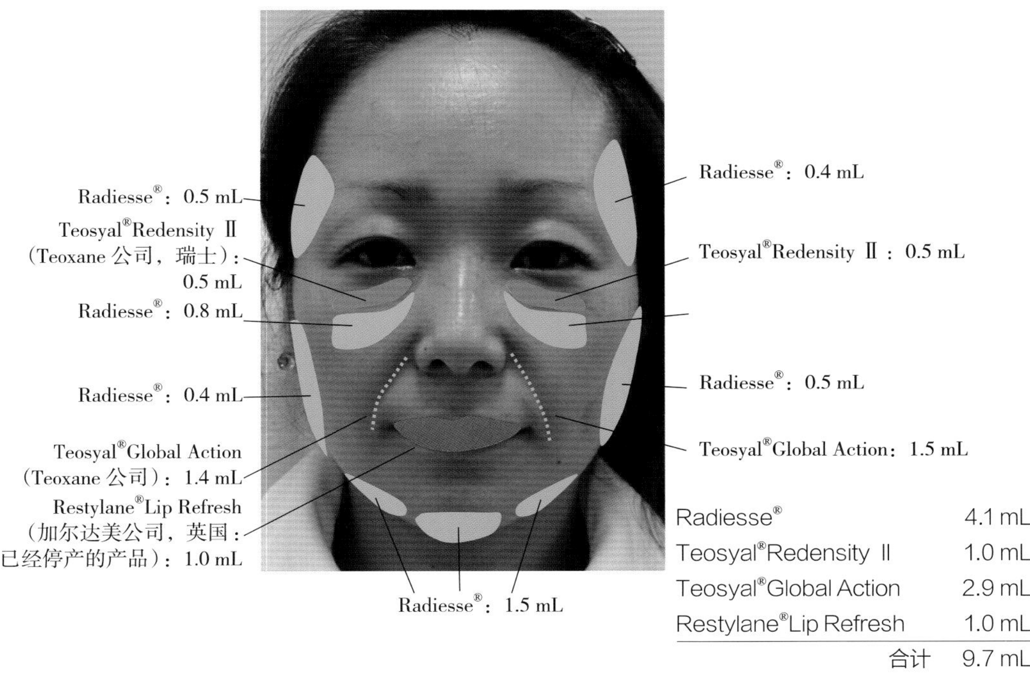

Radiesse®	4.1 mL
Teosyal®Redensity Ⅱ	1.0 mL
Teosyal®Global Action	2.9 mL
Restylane®Lip Refresh	1.0 mL
合计	9.7 mL

3 注射前和 3 次注射后不久

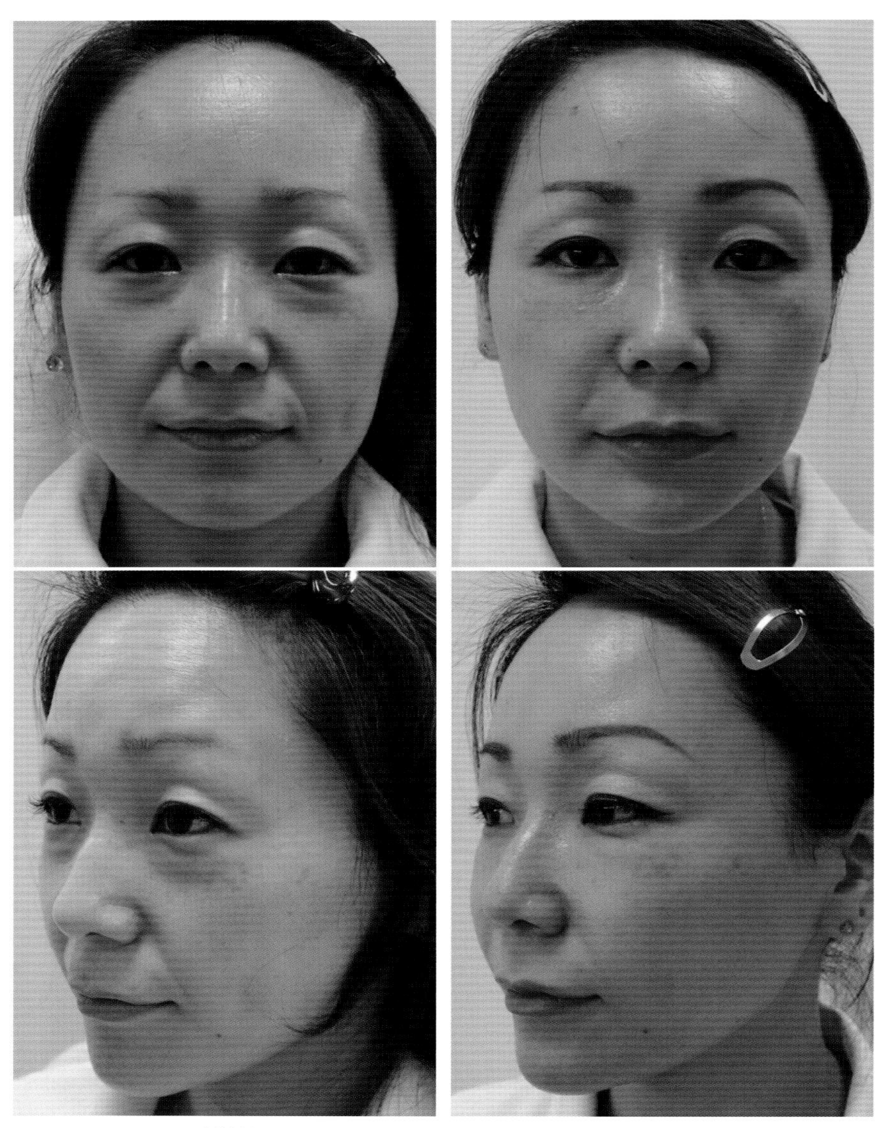

注射前　　3 次注射后不久

注射后，面部整体容量得到了恢复，脸部轮廓呈现倒卵圆形，使患者看起来年轻了许多。周围的人都说“变漂亮了”“变健康了”，患者对治疗效果非常满意。

在解剖学上适当的位置注射填充物，不仅可以恢复容量，还能对韧带产生提升作用，即使在没有刻意提升的情况下也可以实现年轻化。

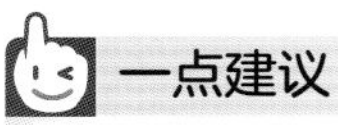

一点建议

在这个案例中，将注射前和注射后的照片进行对比，会发现面部发生了很大的变化，但是即使有了这么大的改善，周围的人也往往不会察觉到这是注射了填充物。相比之下，重睑术或隆鼻术等整形手术，经常会被问："做了什么美容整形项目？"但是，通过注射填充物，别人很难看出你接受了任何的美容整形治疗，只会感觉到你"最近变得年轻了"或"变得更漂亮了"。

4 关于效果的长期持久性

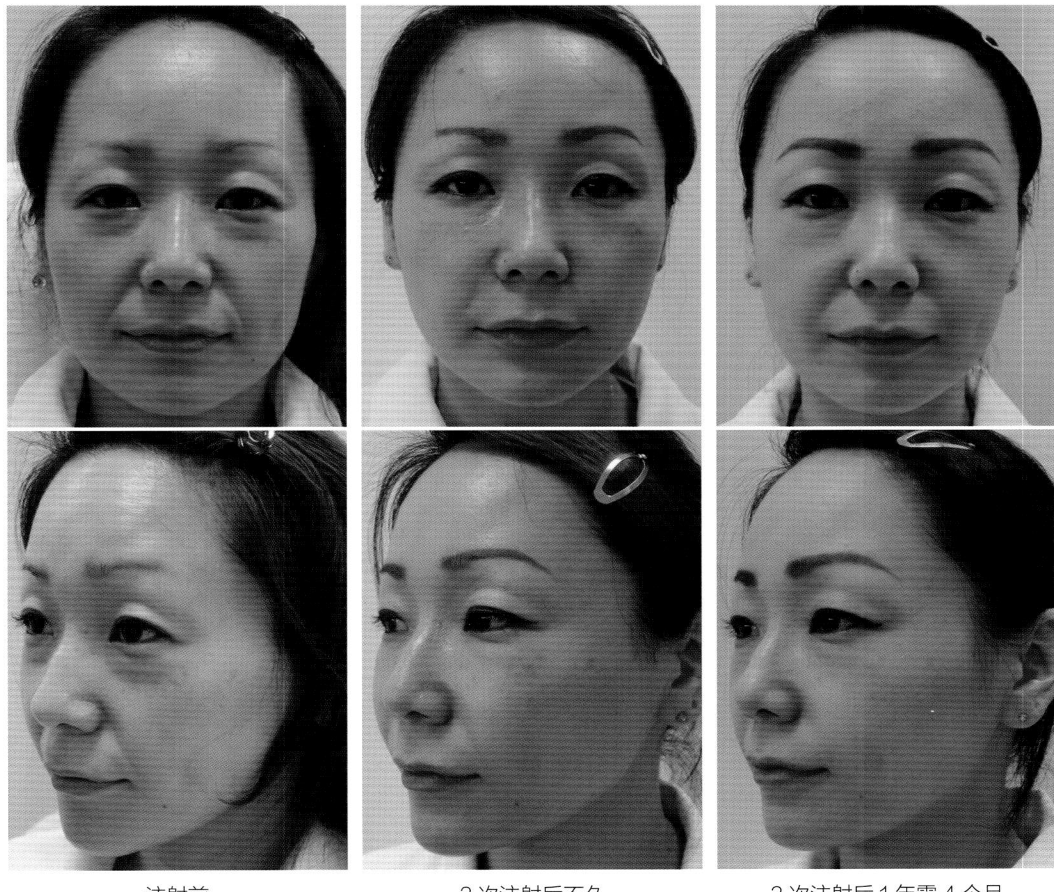

注射前　　3 次注射后不久　　3 次注射后 1 年零 4 个月

关于效果的持久性，在 3 次注射后的 1 年零 4 个月内，可能会出现一定程度的容量损失，但与治疗前相比，效果可能维持在 60% ~ 80%。尤其是从侧面观察，效果要明显得多。

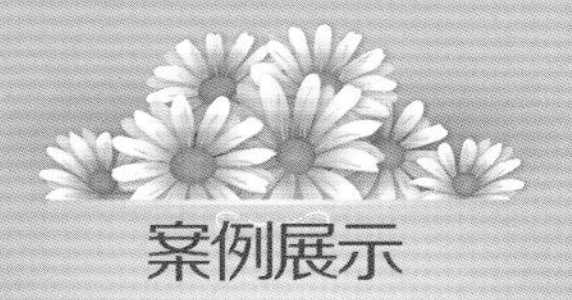

案例展示

Case Study 4 49 岁，女性

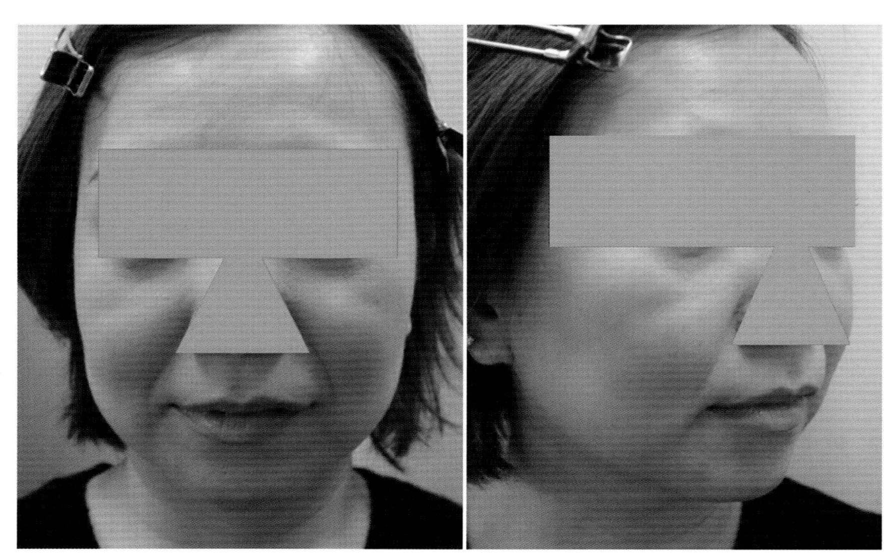

注射前

1 注射前评估

面部整体呈现明显的组织容量损失和下垂，衰老感明显。从下睑到中面部（泪沟和中颊沟）出现明显的凹陷和法令纹，下颌变平和后缩，脸颊下垂导致面部轮廓不规则。为了矫正这些问题，分 2 次注射了共计 10.8 mL 的填充物［Radiesse®（德国 Merz 公司）5.7 mL，各种透明质酸制剂 5.1 mL］。

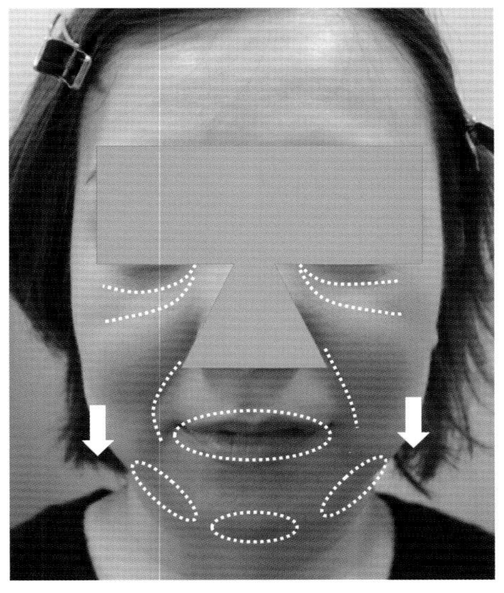

①泪沟及中颊沟
②法令纹
③脸颊松弛下垂
④嘴唇变薄
⑤下颌变平，轮廓不规则

2 使用填充物的种类和剂量（2 次合计）

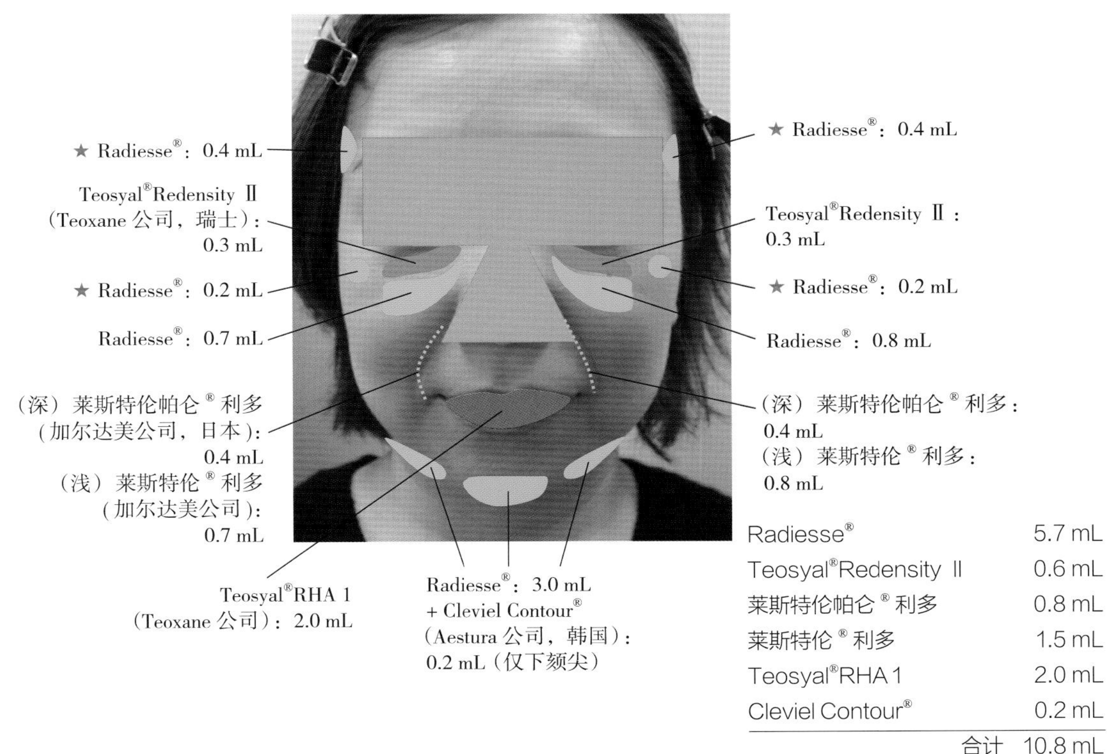

Radiesse®	5.7 mL
Teosyal®Redensity Ⅱ	0.6 mL
莱斯特伦帕仑®利多	0.8 mL
莱斯特伦®利多	1.5 mL
Teosyal®RHA 1	2.0 mL
Cleviel Contour®	0.2 mL
合计	10.8 mL

★标记的部位不是为了增加容量，而是为了提升支持韧带。

3 注射前、1 次注射后 6 个月和 2 次注射后不久

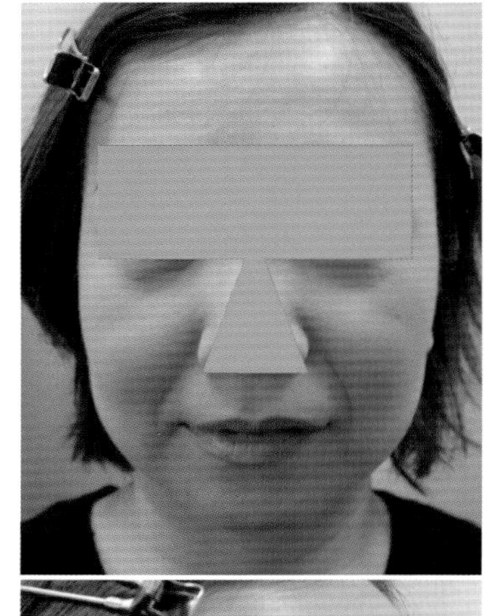

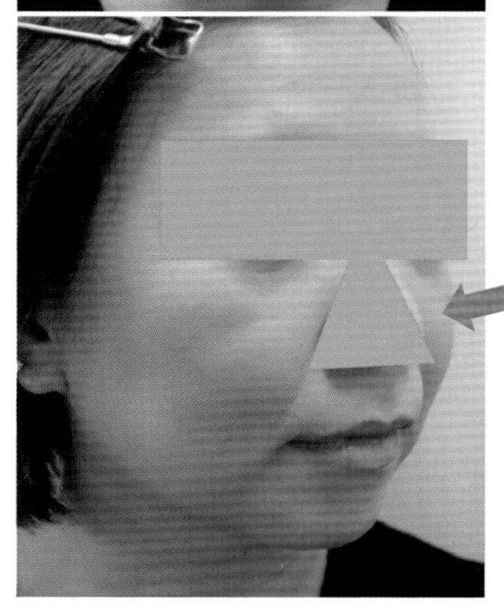

注射前（正面观和斜侧面观）
※ 有粉底

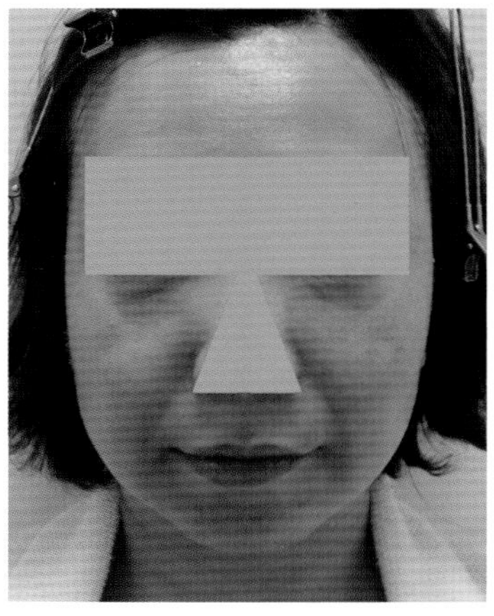

一次注射后 6 个月（正面观）
※ 没有粉底

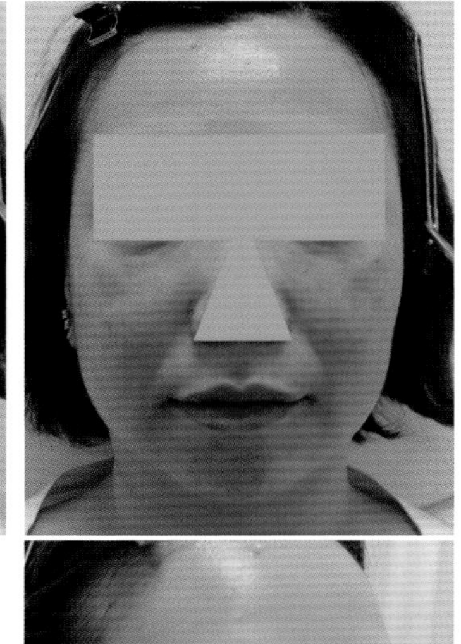

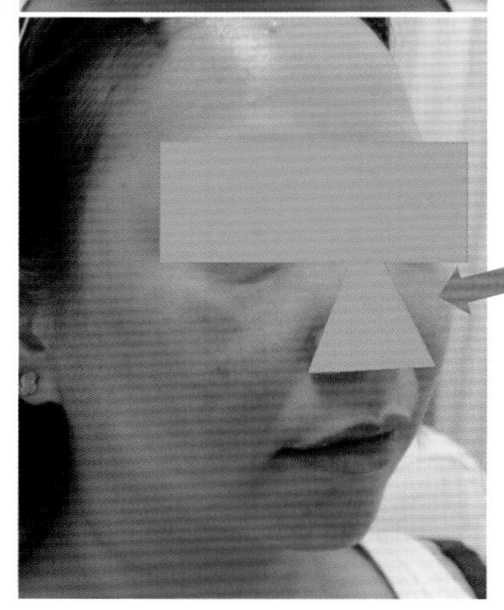

2 次注射后不久（正面观和斜侧面观）
※ 没有粉底

注射前，由于面部整体下垂，面部轮廓呈现方形。调整注射位置，使其呈现倒卵圆形，从而使面部看起来更年轻。在解剖学上适当的位置注射填充物，恢复缺失的容量，并同时提升支持韧带。由于该案例的下垂程度较为严重，所以在支持韧带被提升的位置上同时注射了填充物（前图中的★标记处），从而获得更好的提升效果。

在正面观照片中，尽管患者使用了粉底，但仍可看到面部存在很多阴影。注射 2 次后，即使没有粉底，阴影也几乎消失，整个面部看起来更加明亮。在斜侧面观照片中，术前下垂严重的脸颊位置得到了提升，形成了最佳的 S 形曲线（ogee curve）（箭头所示）。

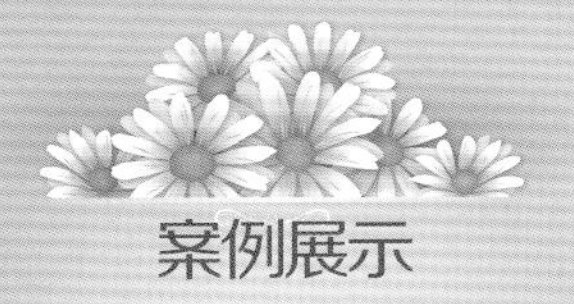

案例展示

5 51岁，女性

Case study

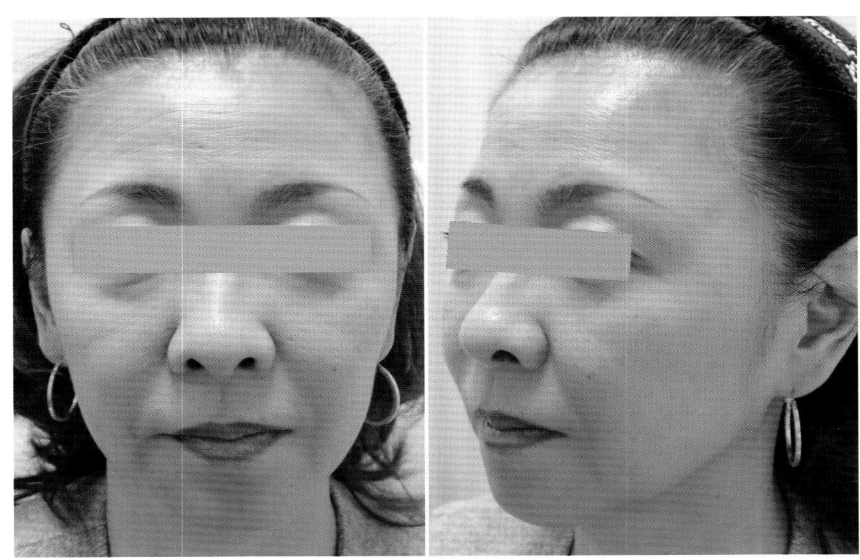

注射前（正面观和侧面观）

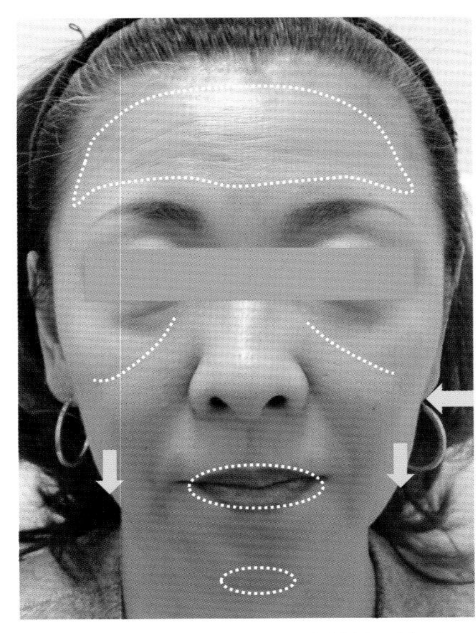

①额部消瘦和皱纹
②中颊沟
③脸颊轻度下垂
④唇部变薄、左右不对称
⑤下颌扁平
⑥左右轮廓不对称

注射前评估（正面观）

1 注射前评估

与面部下 2/3 部位相比，额部的消瘦和皱纹更为明显。中面部存在组织容量损失和下睑的凹陷，根据注射前的模拟实验发现，通过填充矫正中面部（中颊沟），下睑的凹陷也会得到改善（参照“精髓 12：印第安纹的治疗误区”），所以只在中面部注射填充物。

另外，由于面部的轮廓和唇部存在左右不对称，导致面部呈现扭曲的外观，因此也进行了矫正。并且根据患者的要求，在鼻背上也注射少量透明质酸。整个面部使用了共计 7.2 mL（仅各种透明质酸制剂）的填充物。

2 使用填充物的种类和剂量

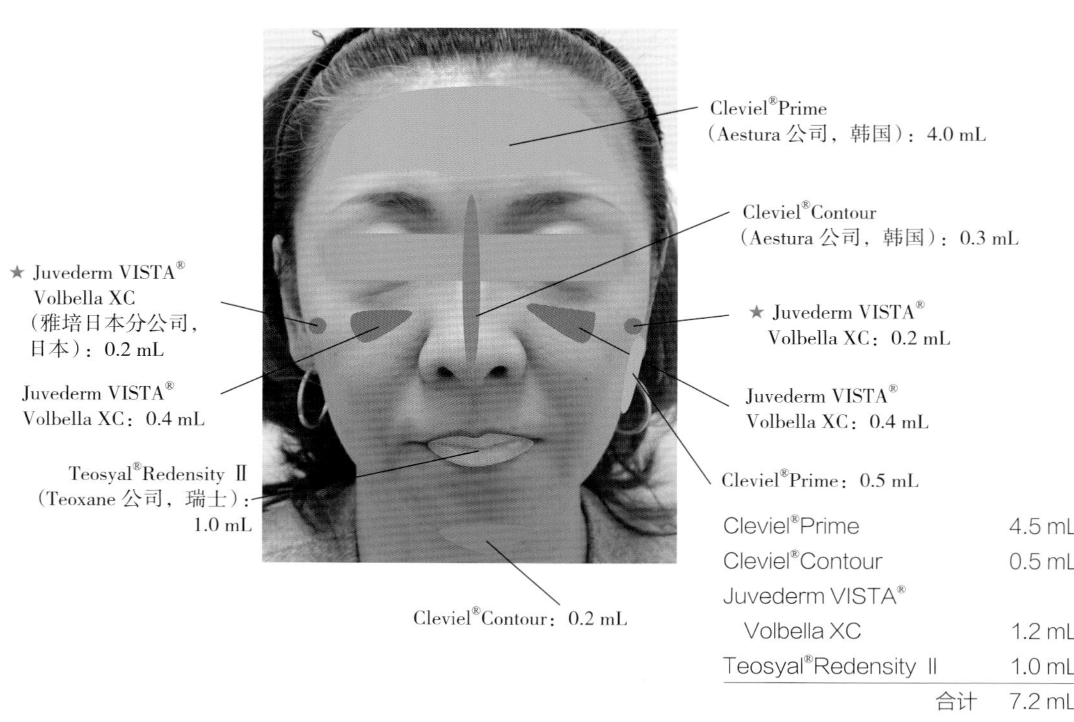

Cleviel®Prime	4.5 mL
Cleviel®Contour	0.5 mL
Juvederm VISTA® Volbella XC	1.2 mL
Teosyal®Redensity Ⅱ	1.0 mL
合计	7.2 mL

★标记的部位不是为了增加容量，而是为了提升支持韧带。

3 注射前和注射后 1 个月

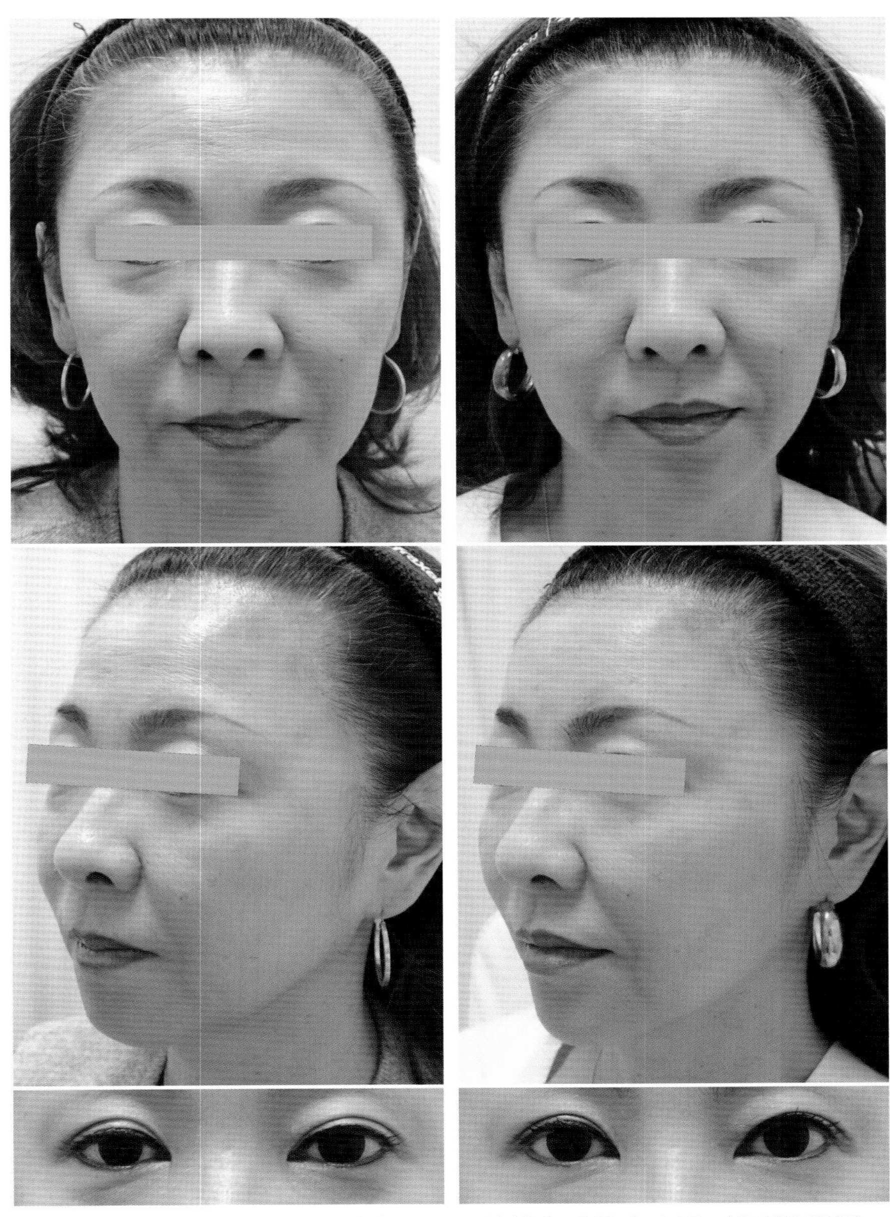

注射前（正面观、侧面观和眼部）　　注射后 1 个月（正面观、侧面观和眼部）

注射后获得了自然的提升效果，面部轮廓呈倒卵圆形，看起来更为年轻。轮廓的左右不对称问题也得到了改善。尽管法令纹略微明显，但考虑到患者的预算限制，这次没有对法令纹进行注射。虽然淡化法令纹通常被认为是注射的首选，但在年轻化治疗中，并非始终如此。此外，通过充分恢复额部的容量，眉部的位置抬高，患者的眼睛更容易睁开。

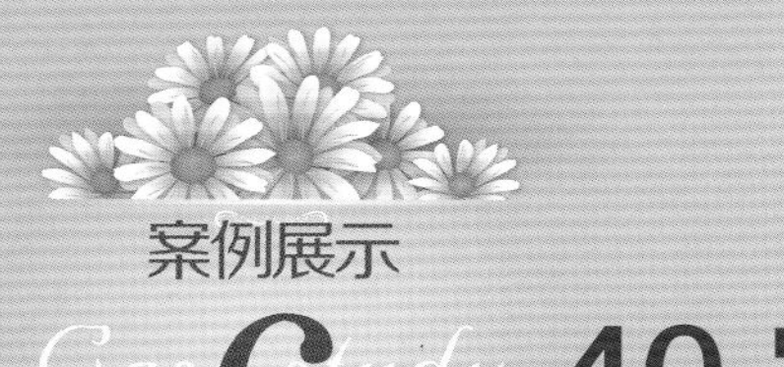

案例展示

Case Study 6 40 岁，女性

1 注射出美丽的侧脸

首先请观察注射前后的照片。患者本来就很美，在通过填充物修饰轮廓后，侧脸更加出色迷人。

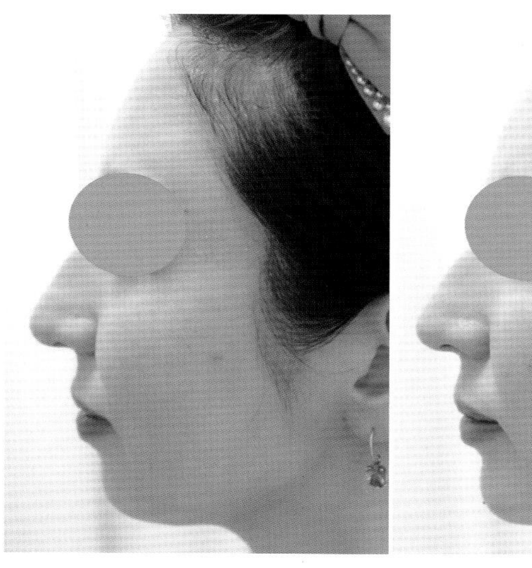

注射前（侧面观）　　注射后不久（侧面观）

2 注射前评估

注射前，额部因组织容量损失而显得扁平（①）。脸颊最高的位置下垂明显（②）。颏部也有些后缩（③）。通过注射填充物进行矫正，成功改善了 ① ~ ③ 的问题。

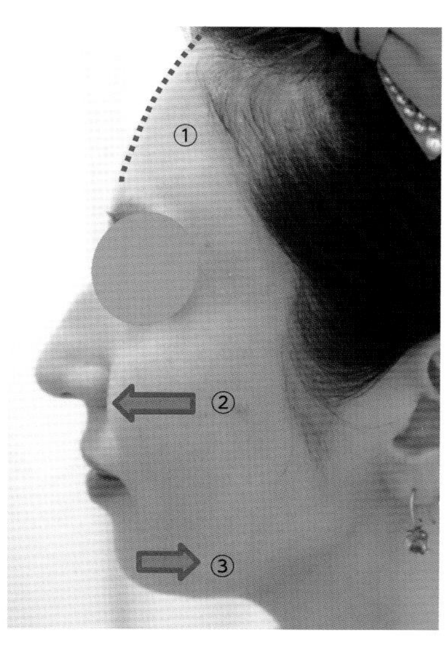

3 使用的填充物的种类和剂量

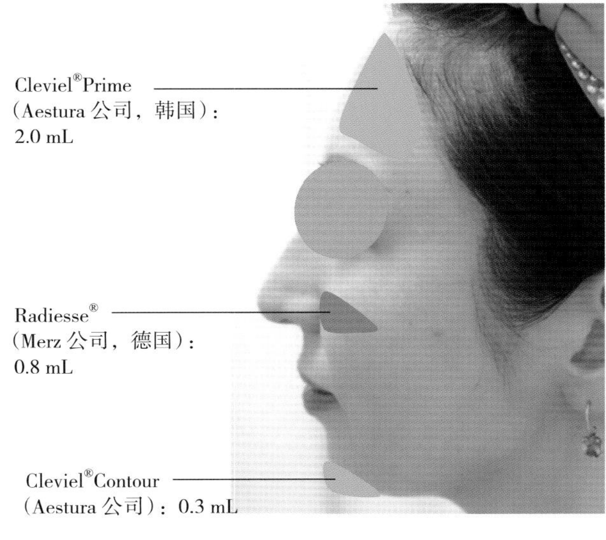

Cleviel®Prime	2.0 mL
Clevie®Contour	0.3 mL
Radiesse®	0.8 mL/ 左侧
	（两侧共计 1.5 mL）
合计	3.8 mL

4 注射前和注射后不久

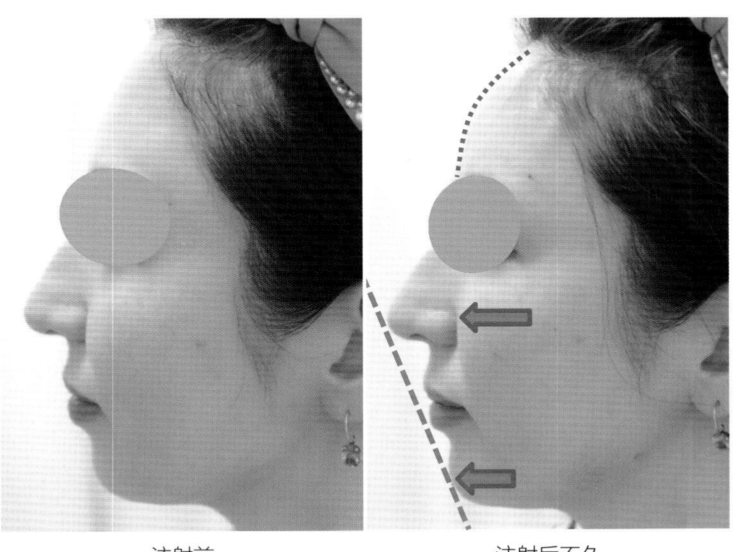

注射前　　　　注射后不久

注射后，额部更加饱满、圆润，原本下垂的脸颊位置也得到提升。另外，后缩的颏部也向前突出，形成了美丽的 E- 线。

※E- 线：这是一种软组织分析法，侧脸中“连接下颌软组织和鼻尖的线”被称为 E- 线，被视为美的标准之一。理想的侧面轮廓是上唇和下唇位于这条线的稍后方，但是对于鼻子较短的人来说，上、下唇在这条线上即可满足要求。

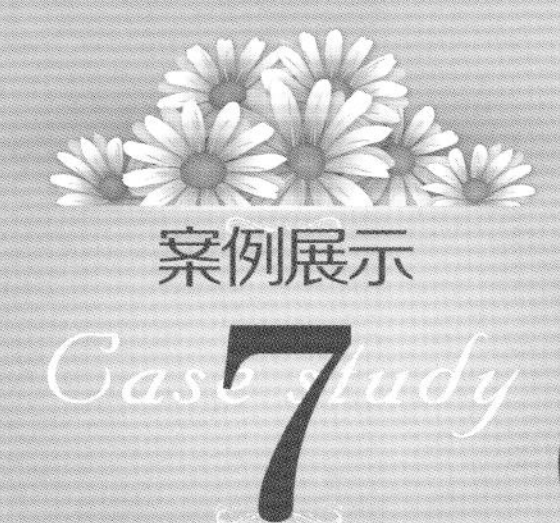

案例展示 Case study 7

52 岁，女性（面部骨骼严重萎缩变形案例）

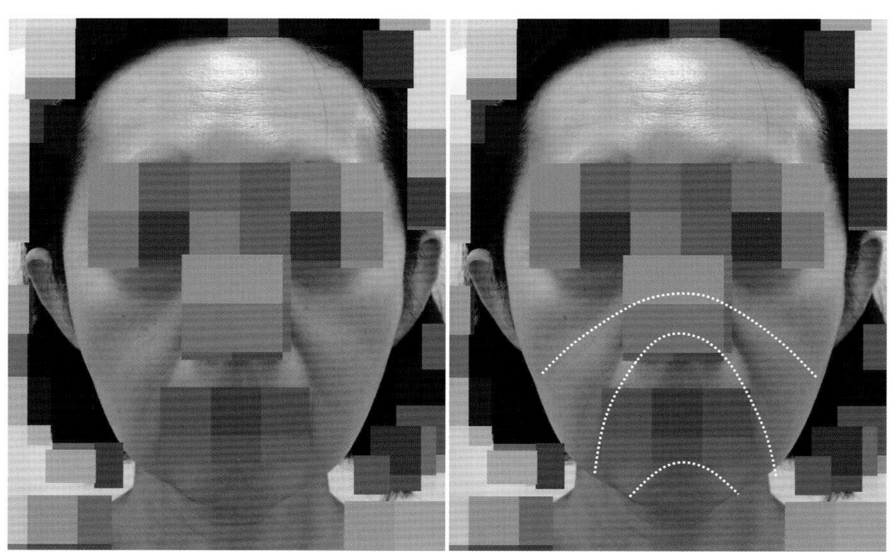

注射前　　注射前评估（下垂的面部）

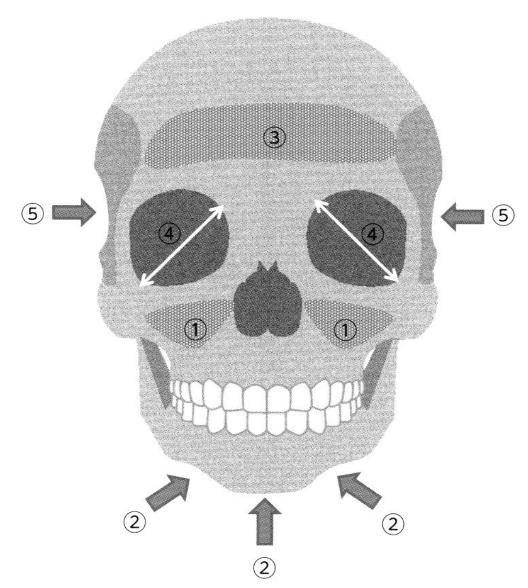

骨骼的萎缩变形

严重的骨骼萎缩变形主要发生在：①上颌骨；②下颌骨；③额骨；④眼眶；⑤颞骨。

1 注射前评估

由于各个部位的组织容量不足和下垂，使面部看起来比实际年龄衰老很多。根据触诊，确认了骨骼的严重萎缩变形。天生骨骼薄弱的人，在很早的年龄就开始出现骨吸收，导致迅速衰老。骨骼萎缩还会影响支持韧带的附着部位，进一步加剧松弛现象。面部整体松弛下垂被称为下垂脸，使面部呈现出疲惫、悲伤的外观。患者常被问到"你累了吗？""表情能否看起来更有活力？"

在这种情况下，注射时要注意恢复骨骼的体积和形状。咨询时制定的治疗目标有：

1）恢复和矫正骨骼的体积和形状，包括颞部、上颌骨、下颌骨。

2）恢复和矫正下睑到中面部的组织容量和形状。

3）恢复和矫正下颌的体积和形状。

4）淡化法令纹和口角纹的深度。

5）淡化抬头纹的深度（注射肉毒毒素）。

2 使用的填充物的种类和剂量

分 3 次进行注射。

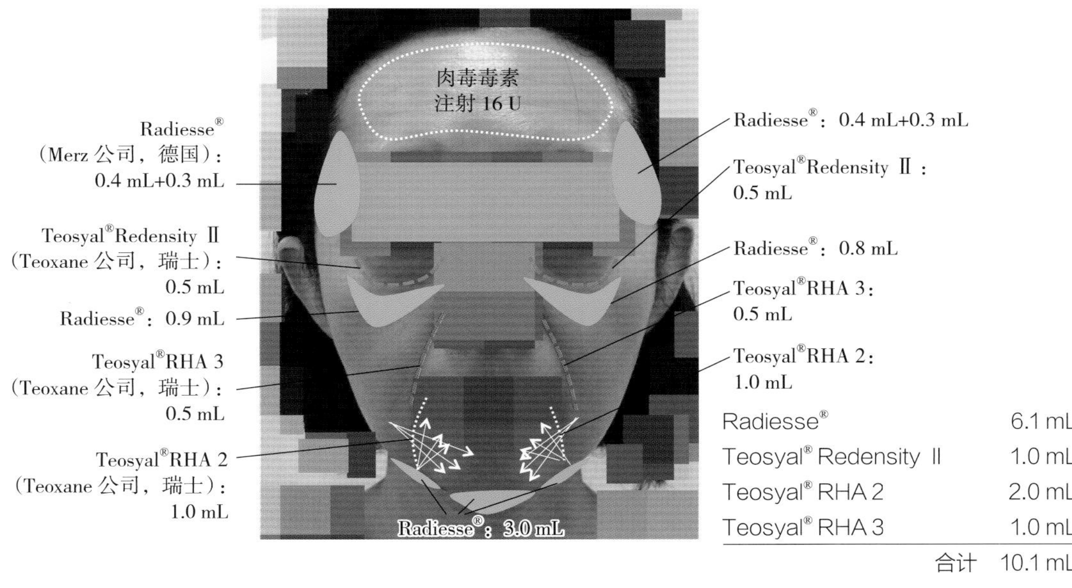

Radiesse®	6.1 mL
Teosyal® Redensity Ⅱ	1.0 mL
Teosyal® RHA 2	2.0 mL
Teosyal® RHA 3	1.0 mL
合计	10.1 mL

3 次手术的总注射量。太阳穴骨膜上注射 0.4 mL，皮下结缔组织层注射 0.3 mL。

3 术前和注射后 3 个月

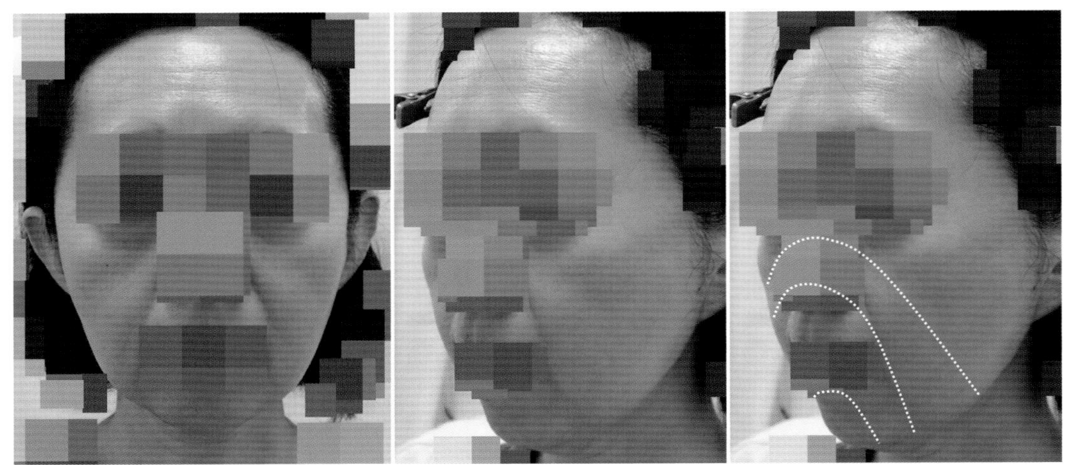

注射前（正面观和斜侧面观）

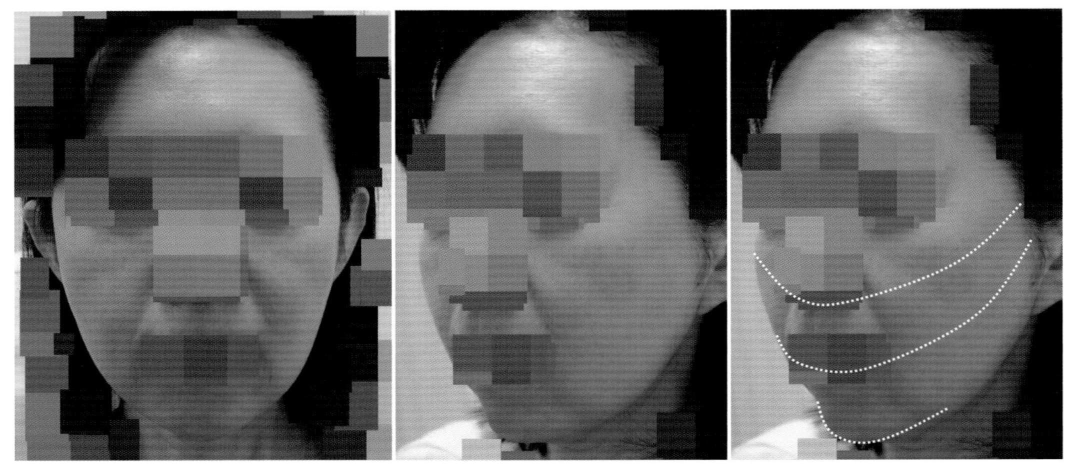

3 次注射后 3 个月（正面观和斜侧面观）

注射后，患者的面部看起来更加年轻，精神焕发。

注射前，患者的面部整体呈下垂状态，注射后面部呈现向上的微笑状态。另外，从斜侧面看，注射前凹凸不平的面部线条变成了美丽的弧形曲线（也被称为青春曲线）。治疗的关键在于能够塑造出这种美丽的弧形曲线，在必要的部位注射填充物，不仅可以提升面部形态，使支持韧带自然上提，同时也能获得提升效果。